안티에이징
레볼루션

THE GREAT AGE REBOOT

Originally published in the United States and Canada by National Geographic Partners, LLC as THE GREAT AGE REBOOT: Cracking the Longevity Code for a Younger Tomorrow by Michael F. Roizen, Peter Linneman, Albert Ratner

Copyright © 2022 by Micheal F. Roizen
All rights reserved.
This Korean edition is published by SangSangSquare in 2025 by arrangement with National Geographic Partners, LLC through KCC(Korea Copyright Center Inc.), Seoul.

이 책은 (주)한국저작권센터(KCC)를 통한 저작권자와의 독점계약으로 (주)상상스퀘어에서 출간되었습니다.
저작권법에 의해 한국 내에서 보호를 받는 저작물이므로 무단전재와 복제를 금합니다.

ANTIAGING

120세 시대가 온다!
안티에이징 레볼루션

THE
GREAT
AGE
REBOOT

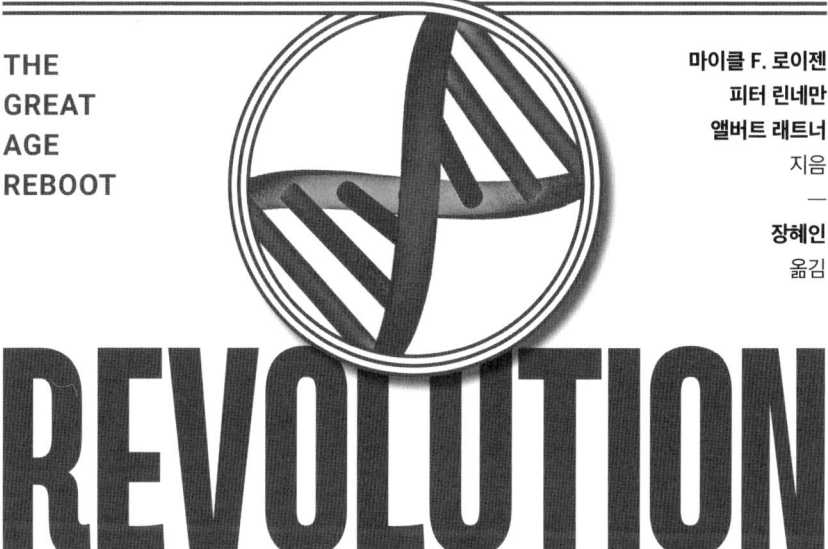

마이클 F. 로이젠
피터 린네만
앨버트 래트너
지음
—
장혜인
옮김

REVOLUTION

상상스퀘어

일러두기

- 이 책은 여기서 다루는 주제에 관해 유용하고 유익한 자료를 제공할 목적으로 연구 결과에 근거한 저자의 의견과 생각을 담고 있다. 저자와 출판사는 개별 독자에게 의료, 건강, 기타 전문적 조언을 해주지 않는다는 조건으로 이 책을 판매한다. 독자는 공인된 자격이 있는 의료진의 조언 대신 이 책의 정보를 이용하면 안 된다.
- 저자가 아는 한 이 책에서 제공하는 정보는 출판 당시 정확한 정보다.
- 저자와 출판사는 이 책의 활용으로 인한 직·간접적 손실, 부상, 손해에 관해 어떤 책임도 지지 않는다.

지은이 소개

이 책의 세 저자는 노화 대혁명, 즉 여기서 서술할 주요한 의학적 발전뿐 아니라 더 많은 수명 연장제와 노화 억제제가 개발되고 있다는 데 동의한다. 실제로 이 책을 집필하는 동안 우리는 단 14개 노화 연구 분야에서만 따져도 18가지가 넘는 중요한 의학적·과학적 발전을 확인했다. 진화와 진보는 매일 계속되고 있으니 이 숫자는 (그 이상으로) 달라질 것이다.

장수는 두려워할 일이 아니라 받아들이고 즐기며 성공해야 할 일이다. 우리는 후자를 선택했다. 이것이 우리의 주요 원칙이다.

피터 린네만 Peter Linneman: 2020년 71세인 피터는 상당히 건강하다. 그의 아버지는 49세에 심장마비로 돌아가셨고 평생 하루 두 갑씩 담배를 피웠다. 그의 어머니는 70세에 비만이었고 건강이 좋지 않았다. 95세에 돌아가실 때까지 최소 25년은 육체적으로, 8년은 정신적으로 건강하지 못하게 사셨다. 경제학 교수였던 피터는 은퇴 후 계속 자문, 이사회 활동, 강연, 저술, 투자, 매일 격렬한 운동, 여행을 하고 있다. 꽤 건강한 식단을 유지하고 있지만 여전히 어려운 일이긴 하다. 그의 신체나이(달력나이와 달리 생물학적 나이를 나타내는 지표로 17쪽에 설명)는 58세다. 관절염성 고관절 교체술을 성공적으로 마쳐 다소 부풀려졌다.

앨버트 래트너 Albert Ratner: 앨버트는 1927년에 태어났다. 100년 가까이 산 셈이다. 그의 10세와 12세 생일 사이 2년 동안 할머니, 할아버지, 삼촌이 모두 세상을 떠났다. 13세가 됐을 때 그는 자신이 1년 이상 살지 못하리라고 확신했다. 2020년 94세에 이른 그는 이 사실을 믿기 어렵다. 그가 태어났을 당시 기대수명은 57세였다. 지금 그는 이보다 36년 더 살았다. 수명이 63퍼센트 이상 늘어난 것이다.

16~17개의 스텐트를 박았고(정확히는 모른다) 매일 일하며 어렸을 때부터 사회보장연금을 납부해왔다. 수명(점점 길어졌다), 식단(점점 나빠졌다. 소금을 줄이자!), 운동(거의 비슷하다)에 큰 변화를 겪으며 누구나 자신의 건강은 물론 나라의 건강에 큰 역할을 한다는 사실을 깨달았다.

앨버트는 여전히 자신이 좋아하고 자신에게 중요한 일을 할 수 있다. 그는 이렇게 말한다. "이 책을 쓴 이유는 모두가 자신이 바라는 가장 큰 선물, 즉 더 행복하고 건강하고 생산적인 날들이라는 선물을 누릴 수 있다는 사실을 이해하도록 돕기 위해서다. 지난 수십 년간 의약품, 의료 기기, 의술이 발전하며 우리는 계속해서 주어지는 장수라는 선물을 받을 기회를 얻었다. 다른 모든 혁신자가 우리 삶의 일부를 바꿨다면 장수는 우리 삶 전체를 바꾼다. 따라서 장수는 가장 위대한 혁신자가 될 것이다."

마이클 F. 로이젠 Michael F. Roizen: 로이젠 박사는 의료계에 종사하며 (샌프란시스코 캘리포니아대학교를 졸업한 다음 중환자실을 운영하고 싶어 마취과와 내과 전문의 자격을 취득했다) 삶에서의 선택이 건강과 장수에 가장 큰 영향을 미친다는 사실을 사람들이 이해하도록 돕는 데 주력했다. 그는 신체나이(생체나이biological age와 유사한 개념으로 국내 출간된 저서에서는 건강나이로 번역되기도 했다-옮긴이)라는 개념을 개발하면서 연구 수천 건(1998년 기준 실제 집계에 따르면 5만 2000건 이상으로 이후 몇 배가 추가됐을 것이다)을 검토했고 살면서 내린 선택이 달력나이와 달리 몸이 실제로 느끼고 보이고 행동하는 나이에 어떤 영향을 미치는지 보여줬다. 클리블랜드클리닉 웰니스 최고 책임자인 마이클 박사는 생활 방식을 완전히 바꿔 경제적, 의료적으로 큰 영향을 받은 사람을 수없이 만났다. 그는 76세지만 신체나이는 56세다. "우리가 협력해야 하는 것은 바로 이 지점이다. 의학이 가장 잘할 수 있는 일인 질병 치료는 그들에게 맡기고 당신은 당신 자신과 특히 당신 뇌를 돌봐야 한다. 당신은 둘 다 할 수 있다. 당신은 자기 자신의 유전공학자로서 그 힘을 갖고 있으니 말이다. 이것이 바로 스스로 도전에 맞서 싸우고 훨씬 오랫동안 활기차게 젊음을 유지하는 비결이다."

뉴스로 보는 노화의 미래

헬스 보충제를 먹으면 건강하게 나이 들고 수명도 늘어난다,
적어도 쥐는 그렇다.
《사이언스 Science》

새로운 분자로 알츠하이머병과 유사한 기억력 감퇴를 복구하다.
《뉴로사이언스뉴스 Neuroscience News》

새로운 심장병 치료제 발견했나? 원숭이에 단회 투여로 성공.
《뉴욕타임스 New York Times》

뉴런으로 파킨슨병 치료할 희망 열려.
《파이낸셜타임스 Financial Times》

연구진, 살아 있는 세포에서 로봇 구현하다.
《이코노미스트 The Economist》

사라진 유전자로 시력을 회복하다.
《블룸버그 Bloomberg》

이스라엘 과학자, 노화 과정을 되돌릴 수 있다고 주장.
《예루살렘포스트 Jerusalem Post》

실험실 배양 심장 세포, 인간 환자에 최초 이식.
《뉴아틀라스 New Atlas》

생물학자, 수명을 500퍼센트 늘리는 경로 발견.
《파이스 Phys.org》

알츠하이머병을 억제할 후보 약물 실험 중.
《뉴사이언티스트 New Scientist》

우리는 그렇게 빨리 늙지 않을 수 있다.
《월스트리트저널 Wall Street Journal》

가까운 시일 내에 약물로 나이 관련 인지 저하를 되돌릴 수 있다.
《메디컬익스프레스 Medical Xpress》

예일대 과학자, 환자의 줄기세포로 척수손상 치료.
《임상신경학 및 신경외과학회지 Journal of Clinical Neurology and Neurosurgery》

머리말

2020년 말 뉴스 헤드라인은 그해 1년, 아니 어쩌면 10년 치는 될 건강 기사로 도배됐다. 전 세계가 백신과 인공호흡기, 사망률과 마스크 착용 지침에 주목했다. 코로나19 팬데믹이 우리를 집어삼키고 있었으니 그럴 만도 했다.

하지만 그해 대부분과 그 이전 2년 동안 (사실 의대를 졸업한 이후 쭉) 나는 그 영역의 반대편 끝, 다시 말해 수명을 줄이는 것이 아니라 오히려 엄청나게 늘릴, 깜짝 놀랄 만한 의학과 기술, 과학의 진보에 주목하며 많은 시간을 보냈다.

지금까지 경력을 쌓아오면서 나는 줄기세포, 유전학, 로봇 등의 연구에 몰두했다. 하지만 나는 이 새로운 게임 체인저game changer(기존 시장에 엄청난 변화를 야기할 혁신적 아이디어가 있는 사람이나 기업을 가리킨다-옮긴이)가 실제로 활약하는 모습을 보고 싶었다. 그래서 2020년

12월 어느 날, 클리블랜드클리닉^Cleveland Clinic의 내 사무실에서 연결 통로를 따라 800미터쯤 걸어 같은 클리닉에 있는 러너연구소^Lerner Research Institute 3D 프린트 연구실로 갔다. 거기서 나는 수석 연구 공학자이자 책임자인 라이언 클레이트^Ryan Klatte를 만났다. 공학박사인 그는 장기臟器 3D 프린트에 관해 기꺼이 얘기해줬다.

소박한 거실 크기의 연구실을 둘러보며 클레이트는 빼곡한 프린터와 그것으로 제작한 인체와 장기 모형 몇 개를 보여줬다. 복합적 선천기형이 있는 소아 심장, 담관 근처에 특이 종양이 있는 췌장, 동맥 이상이 있는 신장, 유방 재건을 위한 지방 조직, 동맥류 등이었다. 모두 실제 사람의 CT나 MRI 스캔을 모델로 제작했으며 문제 조직은 서로 다른 색의 합성수지로 프린트했다. 이렇게 하면 외과 의사가 수술에 들어가기 전 3차원으로 모형을 검사하고 각 환자의 독특한 해부학적 구조에 따라 결정을 내릴 수 있다.

클레이트는 한 장기 기증 희망자의 간 모형을 보여줬다. 색색의 합성수지로 정맥, 담관, 혈관 위치를 명확히 표시해 수술의가 순환계나 담도계 일부를 건드려 생명을 위협하는 손상을 입힐 가능성 없이 정확히 어디를 잘라야 할지 알 수 있게 했다.

모든 인간의 구조는 본질적으로 같지만 사람마다 지방 분포, 혈관이나 담도 배치는 조금씩 다르다. 의사가 수술 전에 장기(또는 종양이나 조직)를 3차원으로 볼 수 있으면 효율적이고 효과적이며 안전한 수술 전략(특히 구조가 까다롭거나 기형인 경우)을 세울 수 있다. 3D 모형은 전에는 불가능하던 방식으로 사람의 생명을 구하고 있었다.

하지만 이야기는 여기서 끝이 아니다. 사실 지금부터 시작이다.

같은 3D 프린터로 모형 장기뿐 아니라 진짜 장기를 제작할 수 있다면 어떨까? 지금은 플라스틱을 재활용한 합성수지로 3D 모형을 만든다. 하지만 지방흡입 수술에서 떼어낸 쓸모없는 지방으로 새 심장이나 유방을 '재프린트'할 수 있다면? 이 프린터로 어린 세포를 이용해 진짜 장기, 세포, 조직 등 필요한 건 뭐든 만들어 기능장애 장기를 대체할 수 있다면?

물론 상당히 복잡한 과정이긴 하다. 하지만 본질적으로는 다음 과정을 거치면 된다.

1. 생성할 조직이나 장기의 세포, 이를 몸에 연결하는 데 필요한 혈관과 신경을 형성하는 세포 등 세 가지 이상의 세포를 프린터 카트리지에 채운다.
2. 생분해성 재료로 장기 모양 형틀을 프린트한다. 이 틀은 세포가 자라 장기를 대체할 때까지 해당 장기를 대신한다.

이것이 바로 우리 미래다.

이런 기술은 지금 전 세계 곳곳에서 개발되고 있다. 의학과 건강에 접근하는 방식을 근본적으로 바꿀 여러 중요한 발전에 관한 연구도 진행 중이다.

이 책은 바로 우리 사회의 문을 두드리고 있는 '만약'을 둘러싼 이야기다.

만약 프린트한 새 장기로 낡은 장기를 대체할 수 있다면?

만약 죽어가는 세포를 젊은 세포로 재설정할 수 있다면?

만약 건강한 미래로 나아가도록 DNA를 수정할 수 있다면?

그러면 우리는 더 오래 살 뿐 아니라 더 젊게 살 것이다. 1998년에는 60세가 새로운 40세가 되리라 믿었다. 2030년에는 그 잠재력이 더욱 커져 90세가 새로운 40세가 될 것이다. 나이를 많이 먹더라도 그다지 늙진 않는 것이다.

점차 발전하고 있는 장수 관련 14가지 주요 연구 분야(64~65쪽 참고) 중 몇 가지 치료법이 보편화돼 우리가 더 젊게 오래 사는 데 도움을 줄 것이다(어떤 치료법이 유용할지는 예측할 수 없고 그저 짐작할 뿐이지만). 이 발전으로 사회와 경제가 격변하고 우리와 우리 미래도 달라질 것이다.

이 책의 공동 저자인 피터 린네만 박사, 앨버트 래트너와 나는 이런 변화를 '노화 대혁명Great Age Reboot'이라 부른다. 이 책에는 대혁명이 당신에게 어떤 의미인지 설명하는 연구 결과를 담았다. 어떤 혁신이 눈앞에 있는지, 다가올 변화를 대비해 뭘 할 수 있는지 설명한다.

이런 의학적 혁신으로 가능해진 장수는 더 건강하고 생산적인 삶이 될 것이며 경제 전반에도 큰 도움을 줄 것이다. 장수 인구가 엄청나게 늘면 생산적인 인적 자본도 늘어나므로 경제에서 인류는 물론 불평등 해소를 위한 더 많은 기회가 창출될 것이다. (물론 정부 정책도 이런 변화에 발맞춰야 한다. 90세가 새로운 40세가 되면 의회 예산처는 65세 이상 노인은 모두 사회적 비용만 발생시킬 뿐이라는 생각을 버려야 할 것이다.) 노화 대혁명이 다가온다. 그것도 빠르게 다가오고 있다. 여기에 따르는 중요한 결정 그리고 원하기만 하면 손에 쥘 수 있는 젊음과 기쁨을 위한 준비를 할 때는 바로 지금이다.

전례 없는 이 여정에 당신이 함께할 수 있길 바란다.

의학박사 마이클 F. 로이젠
(클리블랜드클리닉 명예 최고 웰니스 책임자)

들어가며 | **노화 대혁명이란 무엇인가**

그리 머지않은 미래에 우리 의료 환경은 이렇게 달라진다.

- 3D 프린터로 새 장기를 만들어 고장 난 장기를 대체할 수 있다.[1]
- 로봇으로 동맥의 플라크^{plaque}(혈관 내벽에 콜레스테롤이나 찌꺼기가 쌓여 섬유화한 퇴적물로 혈관이 좁아지게 한다—옮긴이)를 청소할 수 있어 스텐트 시술 따위는 필요 없어진다.[2]
- 당신에게 대장암에 걸리기 쉬운 유전자가 있다면 여기 싹둑, 저기 싹둑, DNA에서 그 유전자를 잘라낼 수 있다. 당신 인생에서 대장암은 안녕이다.[3,4]

100년 전만 해도 대다수 사람은 항생제나 예방주사가 있는 세상을 상상조차 할 수 없었다. 오하이오주 클리블랜드에 사는 의사가 테네시주 클리블랜드의 수술실에 누워 있는 환자에게 MRI 유도 로봇 수술을 실시하는 일은 말할 것도 없다. 하지만 현대 의학에서 이런 혁신은 바로 눈앞의 현실이며 점점 더 흔해지고 있다.

따라서 오늘 당신이 로봇 수술이나 유전자 편집, 우리 앞에 놓인 다른 놀라운 의학 발전을 가늠할 수 없을지라도 그것은 곧 가까워질 것이다.

사실 그중 몇몇은 이미 우리 곁에 있다.[5]

그 이유는 지금 우리가 노화 대혁명을 눈앞에 둔 시대에 살고 있기 때문이다. 우리가 살고 느끼고 행동하는 방식뿐 아니라 지금껏 알던 문화까지 바꿔놓을 과학적·지적 진보의 시대다. 믿기 힘들겠지만 앞으로 10년 이내에 세상은 새로운 노화 규범, 새로운 인구 증가, 새로운 수명, 새로운 생활 방식으로 돌변할 것이다. 변화는 급진적이며 빠르게 다가오고 있다.

오늘날 선진국 국민의 평균 기대수명은 약 81세로 110세 언저리까지 사는 사람도 있고 길게는 120세 넘게 사는 사람도 있다. 하지만 노화 연구 주요 분야에서의 과학적 진보를 토대로 예측해보면 2030년까지 노화 속도는 점차 느려져 지금 40세 이상인 사람의 평균 기대수명은 최소 108세가 될 것으로 보인다.

이에 따라 보통 115세까지, 심지어 130세까지 사는 사람도 드물지 않을 것이다. 겨우 10년 만에 기대수명이 81세에서 108세로 27년 이상 훌쩍 뛰는 것은 전례 없는 일이다. 지난 140년간 10년마다 평균 증가량이 2.5년이었던 데 비하면 11배나 증가한 수치다.

이게 다 무슨 소리냐고 반문할 수도 있다. 더 오래 산다는 게 그냥 더 늙은 채 사는 거라면 누가 그러고 싶겠는가?

아무도 없다.

하지만 좀 더 들어보라.

노화 대혁명은 사실 '노년'이라는 암흑기가 아니라 '전성기'를 더 오래 누리게 한다. 이렇게 생각하면 된다. 그냥 더 오래 사는 게 아니다. 30~60세 구간이 30~90세까지로 늘어나는 것이다.

이렇게 생각하는 방법도 있다. 20대 시절이 15~20년쯤 지속되는 것이다. 30대와 40대도 마찬가지다. 사실 2025~2035년쯤 되면 보통의 95세 노인도 외모나 활동 면에서 보통의 50세와 비슷할 가능성이 매우 높다.

좋은 건강 습관이나 생활 방식을 따른다고 가정할 때 한 사람의 생물학적 나이, 곧 '신체나이^{RealAge}'*는 날짜대로 셈한 나이인 달력나이$^{calendar\ age}$의 절반이 될 수도 있다는 말이다.[6]

잠깐, 아직 더 있다. 머지않은 미래에 95세는 연령 상한선이 아니라 표준이 된다. 물론 지금 당신의 나이가 많다면 그 가능성은 좀 더 낮다. 하지만 다행히도 우리 모두에게는 더 건강하게 오래 살 변화를 이끌 능력이 있다. 이 놀라운 숫자의 핵심은 달력나이가 아니라 당신이 어떻게 생활하고 느끼느냐에 있기 때문이다.

따라서 노화 대혁명에서 문제는 당신이 110세까지 혹은 그보다

---

* '신체나이'는 로이젠이 수천 편의 과학 연구를 바탕으로 고안한 용어로 다양한 생활 방식이나 생체 표지자로 본 나이가 달력나이와 다르면(많거나 적거나) 몸이 어떻게 기능하는지 보여준다.

더 오래 살고 싶은지 여부가 아니다. 당신의 20대를 70대까지 연장해 더 오랫동안 젊고 건강하게 살고 싶은지 여부다. 다른 여러 국가와 문화에서처럼 일본도 욜드^{YOLD}, 즉 나이로 보면 늙었지만 생각이나 외모, 기능은 젊은 '젊은^{young} 노인^{old}'이라는 개념을 수용했다.[7]

요컨대 장수는 차세대 혁신자^{disruptorTM}일 뿐 아니라 역사상 가장 위대한 혁신자. 60년 전 칩(감자칩이 아니라 마이크로 칩!)을 발명한 사건보다 훨씬 광범위하고 강력한 변화를 일으킬 잠재력이 있다.[8] 노화 대혁명은 놀라운 방식으로 수명을 연장하고 삶의 질을 향상할 것이다.

하지만 결국 더 오래 살면서 더 건강하고 풍요로운 삶을 누리는 일은 대체로 당신에게 달려 있다. 당신 스스로 지금 좋은 선택을 해야 한다. 당신 스스로 몸과 뇌를 챙겨야 한다. 당신 스스로 매일 현명하게 저축해야 한다. 혁신적인 변화가 다가왔을 때 건강한 사람일수록 더 큰 도움을 받을 수 있다.

그러므로 혜택을 한껏 누리려면 다가오는 대혁명 시대에 맞춰 스스로 준비해야 한다. 바로 이 책이 그 일을 도와줄 것이다. 우리는 앞으로 다가올 일을 보여주고 그것이 당신 삶을 어떻게 풍요롭게 할지 설명하며 미래를 준비해 즐겁고 기쁘게 살려면 지금 당장 뭘 해야 하는지 밝히려 한다.[9,10]

이 책은 노화 대혁명을 준비하는 당신을 돕기 위해 다음과 같은 4부로 구성돼 있다.

1부에서는 장수의 기원을 살펴보고 미래에 관한 몇 가지 예측을 제시한다.

2부에서는 가장 흥미롭고 유망한 의학적 혁신을 살펴본다.

3부에서는 한 걸음 물러나 이런 중요한 변화가 우리 몸과 경제, 사회 전반에 어떤 의미인지 폭넓게 살펴본다.

마지막으로 4부에서는 당신 스스로 노화 대혁명을 준비하고 받아들이며 즐길 수 있는 맞춤형 계획을 제안한다.

이제 현실을 제대로 바라보자. 거대한 변화가 눈앞에 있다. 이 글을 쓰는 지금도 우리는 수명에 영향을 미치는 엄청난 생물학적·사회적 혁명의 한가운데 있다. 물론 팔팔한 95세 노인을 상상하긴 어려울지 모른다. 하지만 그거 아는가? 1930년대에는 팔팔한 65세조차 떠올리기 힘들었다. 1900년대 초반에는 80세까지 사는 일을 상상조차 할 수 없었다.[11]

시대에 발맞춰 달라지기로 결심하겠는가? 당신의 전성기를 늘려 더 오래, 더 젊게 살 준비를 하겠는가? 사회 변화에 일조하겠는가?

노화 대혁명을 눈앞에 둔 지금, 결정은 당신 몫이다.

차례

저자 소개   005
뉴스로 보는 노화의 미래   008
머리말   010
들어가며: 노화 대혁명이란 무엇인가   015

PART 1 — 과거에서 미래로

01 과거를 살펴 미래를 보다   027
02 미래 당신의 몸, 우리의 세계   050

PART 2 — 매혹적인 과학

03 카멜레온 세포   066
04 세포의 마술   076
05 편집되는 DNA 운명   086
06 당신의 방어 체계   098
07 미래의 신체 에너지   111
08 생체공학 인간   122

PART 3 　부와 건강이 장수에 미치는 영향

09　노화 대혁명을 위한 저축　　　　　　　131
10　건강으로 향하는 새로운 차원　　　　　153

PART 4 　셀프엔지니어링의 과학

11　결정하고 정복하라　　　　　　　　　177
12　미래 셀프엔지니어링　　　　　　　　188
13　몸 셀프엔지니어링　　　　　　　　　203
14　인생 셀프엔지니어링　　　　　　　　228
15　노화 대혁명 셀프엔지니어링　　　　　278

나가며: 코로나19에 관한 짧은 이야기　　　297
2050년까지 일어날 농담 반 진담 반 14가지 예측　300
감사의 말　　　　　　　　　　　　　　　301
미주　　　　　　　　　　　　　　　　　307

PART
1

과거에서 미래로

의학 혁신의 역사가 보여주는 미래

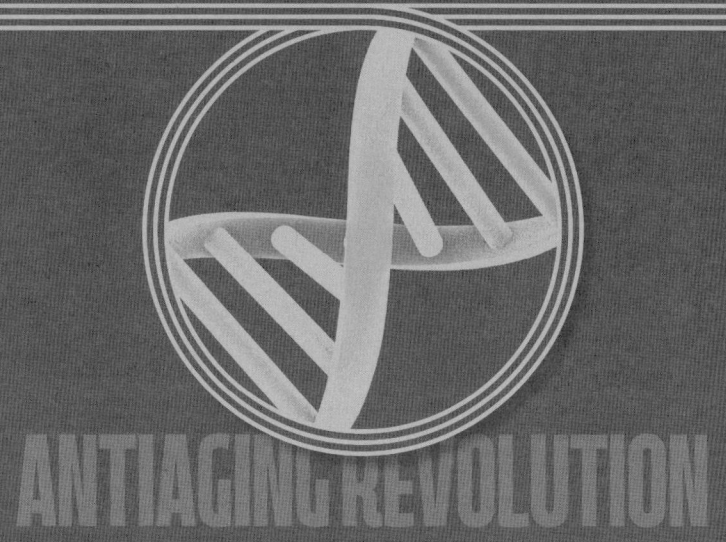

우리는 모두 전보다 더 오래 산다. 1800년대 이래 선진국 국민의 기대수명은 10년마다 몇 년씩 늘었다.[1] 하지만 과학이 혁신적으로 발전하고 더 많은 기술이 개발되고 있는 오늘날에는 빠르면 2030년대에 지금보다 20~30년 혹은 그 이상 즐겁고 건강하게 살 수 있을 것으로 보인다. 그때가 되면 120세를 넘어서까지 사는 사람도 흔해질 것이다.

2020년 이후 전 세계 수많은 사람을 죽음으로 내몬 코로나19 팬데믹도 전반적인 수명 증가세를 꺾진 못했다. 이 책을 집필할 당시 존스홉킨스대학교에서 발표한 자료에 따르면 미국에서는 이미 코로나바이러스로 인한 누적 사망자(100만 명 이상)가 2021년 출생 시 기대수명을 꼬박 1년 줄일 수 있는 숫자를 훨씬 초과해 2003년 이후 최저치를 기록했다.[2] 사실 2021년 초 연방 정부는 팬데믹 때문에 12개월도 채 되지 않는 기간 동안 미국인 평균수명이 2019년 78.8세에서 2020년 77.3세로 급격히 줄었다고 보고했다.[3]

이와 비교해 악명 높은 오피오이드 위기opioid crisis(마약성 진통제인 오피오이드 성분 약물 오남용으로 미국에서 수만 명이 사망한 사건—옮긴이)로는 출생 시 기대수명이 매년 평균 0.4년(153일) 줄었다. 에이즈HIV 전염이 절정에 이른 시기에는 미국인의 출생 시 기대수명이 1992~1993년 딱 한 해에만도 0.3년 줄었다.

물론 어떤 식으로든 기대수명이 단축되는 건 걱정스럽다. 하지만 일이 잘 풀려 2023년까지 전 세계 누구나 모든 제2형 중증급성호흡기증후군코로나바이러스SARS-CoV-2(이하 사스코로나바이러스-2) 변종에 효과를 보이는 백신을 접종받는다고 가정하면 미국 내 사망자가 400만 명(또는 전 세계 사망자가 8000만 명)을 넘지 않는 한 미국인의 출생 시 기대수명은 2025년 말에 2010년 수준으로 회복되리라 예상된다. 이렇게 되면 미국인의 출생 시 기대수명은 계속 상승할 것이다. 세계적인 팬데믹은 분명 위협적이며 이번 사태는 자기 자신을 돌보는 일이 얼마나 중요한지 잘 보여줬다.

그럼에도 코로나19를 통해 무엇을 경험했든 우리에게는 인체장기 3D 프린팅이나 생체공학 인간bionic human 제작 등 전에 없던 방식으로 수명을 연장할 엄청난 잠재력이 있다.

이런 시나리오를 상상하기가 왜 그렇게 어려울까? 인간은 선형적으로 생각하는 경향이 있기 때문이다. 1킬로미터를 가는데 직선으로 30보 걸었다면 거기까지 대략 30미터쯤 가까워진 셈이다. 마찬가지로 팬데믹 같은 비극이든 비만, 당뇨병, 관절염, 치매 같은 광범위하게 지속되는 위기든, 사회가 세대를 초월하는 의료 위기 한가운데 있다면 인류를 죽음으로 내모는 가장 위험한 살인마를 없애 버리는 데 한층 가까워졌다는 사실을 알기 어렵다.

하지만 기술과 과학이 항상 선형적으로 작용하진 않는다. 기하급수적으로 작용할 수도 있다. 즉, 하나의 발전이 꼭 두 번째, 그다음 세 번째 발전으로 한 단계씩 이어지는 것은 아니다. 한 계단에서 두 계단, 다음엔 네 계단, 그다음엔 여덟 계단을 올라갈 수도 있다. 걸음이 아니라 도약, 그것도 기하급수적 도약이다. 선형적으로 30걸음을 걸으면 30미터 정도 나아갈 뿐이지만 기하급수적으로 30걸음

걸으면 지구를 26바퀴 돌 수도 있다.[4] 노화의 과학은 바로 이렇게 발전해왔고 앞으로도 그럴 것이다.

우리는 의학 발전과 수명 연장이라는 **기하급수적** 변화를 눈앞에 두고 있다. 과학은 세포와 DNA 조작 방식도 바꾸고 있다. 하지만 이미 일어난 문제를 고치거나(예를 들면 항생제처럼) 문제가 커지기 전에 감지하는(예를 들면 MRI처럼) 방식은 아니다. 이 변화는 핵심적 수준에서 작동 방식을 바꿔 **우리 자체를** 달라지게 할 것이다.

급격한 발전을 살펴보기에 앞서 우리가 어디에 있는지, 어디로 향하고 있는지 알아보자.

01 | 과거를 살펴 미래를 보다

The Great Age Reboot

1900~2020년까지의 장수 지형을 토대로 미래를 설계하다

우리는 매일 다양한 형태의 역사를 만난다. 당신 책장에는 벤저민 프랭클린Benjamin Franklin의 전기가 꽂혀 있을 수도 있다. 내셔널지오그래픽 채널(히스토리 채널보다 더 많은 역사 이야기를 들려준다)에 빠지거나 PBS 방송, 넷플릭스 다큐멘터리를 좋아할 수도 있다. 아니면 진찰받을 때 가족력을 따지거나 스타벅스 애플리케이션(이하 앱)에서 주문 내역을 확인하는 것처럼 역사도 그저 일상의 일부일 뿐이라 별생각이 없을 수도 있다. 역사가 중요한 이유는 현재를 알려주고 미래를 예측하며 변화의 영감을 주고 우리 주변 세상의 맥락을 보여주기 때문이다.

이런 관찰은 장수에도 적용된다. 맞다. 이 책은 미래 전망에 관한 것이다. 젊고 가장 생산적인 시기를 가능한 한 오래, 즐겁고 활기차며 열정적이고 기쁘게 누리려면 뭘 해야 하는지 다룬다. 하지만

미래와 그 미래가 의미하는 바를 이해하려면 먼저 과거, 즉 장수의 연대기뿐 아니라 수명 연장과 나란히 해온 의학 발전도 돌아봐야 한다. 자동차에 백미러가 달린 데는 이유가 있다. 우리가 앞으로 달리는 동안에도 뒤에서 중요한 일이 일어나기 때문이다. 미래를 파악하려면 과거를 알아야 한다.

이 장에서는 개인사와 의학사 관점에서 장수를 고찰하며 과학 발전이 그것을 어떻게, 왜 가능하게 했는지 더 큰 맥락에서 살펴본다. 마지막으로 장수와 관련된 최근 과학적 개념과 이들이 미래에 지니는 의미를 설명하며 과거를 바탕으로 미래를 설계한다.

오해는 말라. 미래를 예측하기란 쉽지 않다. 사실 우리 앞에 어떤 미래가 기다리고 있을지 진정으로 알 순 없다(1930년대 대공황 시절 드론 배송을 상상할 수 있었겠는가?). 그래도 지금 우리가 어디에 있는지 살펴보면 앞으로 어디로 나아갈지 분명히 알 수 있다.

이런 이야기 전반에서 까다로운 지점은 나이가 움직이는 목표물이라는 사실이다. 이 책을 읽는 당신이 20세라면 50세나 80세인 독자와는 전혀 다른 시나리오를 생각할 수 있다. 하지만 반가운 소식도 있다. 이 책에는 당신 나이에 상관없이 노화 대혁명을 대비할 현명한 정보가 있다. 당신과 조상의 역사를 알면 인생과 몸을 완전히 재가동해 더 젊고 최적이던 시절로 되돌리고 과거 실수 대부분을 만회해 훨씬 젊게 다시 시작할 수 있다.

하지만 기억해둘 점이 있다. 당신이 태어난 때와 지금의 평균수명이 다르듯 당신이 나이 들면서 평균수명도 점점 늘어난다. 오른

● **노화 대혁명**Great Age Reboot, GAR**에 따른 미국인 기대수명**

2022년 나이	출생 당시 평균 기대수명(여성)*	2030년 평균 기대수명(GARP**)	2022년 기준 기대수명까지 남은 햇수
25세	79세	125세	100년
35세	78세	122세	87년
45세	77세	120세	75년
55세	74세	115세	60년
65세	73세	110세	45년
75세	68세	100세	25년

* 보통 남성의 기대수명은 이 수치에서 3년을 뺀다.[1]
** Great Age Reboot Predictions, 노화 대혁명 예측치

쪽 표는 앞으로 이뤄질 새로운 과학 발전을 바탕으로 한 당신의 미래를 보여준다.

이 책의 공동 저자인 세 사람을 예로 들면 위 표를 좀 더 구체적으로 이해할 수 있다. 앨버트는 1927년생으로 출생 시 기대수명은 57세에 불과했다.[2] 기대수명이 계속 여기에 머물렀다면 그는 조지 H. W. 부시, 조지 W. 부시, 클린턴, 오바마, 트럼프, 바이든 시대를 비롯해 심장 스텐트, 스타틴statin(체내 콜레스테롤 합성을 저해해 고지혈증 치료에 쓰이는 전문 의약품—옮긴이), 면역요법, 코로나19 사태를 모두 놓쳤을 것이다. 그가 항상 들고 다니는 아이패드, 아이폰, 시리나 알렉사는 말할 것도 없다. 앨버트는 2020년 이미 94세인데 이는 그가 태어날 때 예상한 수명보다 64퍼센트 늘어난 수치다. 한편 1946년생인 마이클의 출생 시 기대수명은 71세였으며 그도 이미 이 나이를

● 장수는 2050년까지 인구 변화의 차세대 혁신자다*   (인구 단위: 백만 명)

나이	2020년 GARP 인구	2030년 GARP 인구	2040년 GARP 인구	2050년 GARP 인구	미 인구조사국 예측 2050년 미국 인구
0~9세	40.7	41.5	42.4	**43.3**	43.3
10~19세	42.4	42.8	43.2	**43.9**	43.9
20~29세	45.4	46.1	46.8	**47.3**	47.3
30~39세	44.7	47.2	48.6	**49.7**	48.7
40~49세	40.7	43.9	47.2	**50.5**	49.0
50~59세	42.7	45.0	47.4	**50.8**	48.4
60~69세	39.4	41.7	43.9	**46.1**	43.1
70~79세	25.0	29.5	37.2	**37.6**	33.3
80~89세	10.3	18.8	29.3	**35.0**	23.6
90~99세	2.3	7.8	15.0	**29.1**	7.9
100~109세	0	1.8	6.2	**13.0**	0.4
110~119세	0	0	0.9	**4.1**	0
120세 이상	0	0	0	**0.5**	0
합계	333.6	366.1	408.1	450.9	388.9
10년 단위 증가 인구(2050년까지 총 1억 1730만 명)					
		32.5	42.0	42.8	
2020년 이후 GARP 누적치					
		32.5	74.5	117.3	

* 이 책에 인용한 미 인구조사국 데이터는 모두 2019년 데이터 및 예측이다.

넘겼다. 그는 2020년 71세인 피터와 마찬가지로 대혁명을 기다리고 있다.

장수 혁명으로 인한 이 같은 변화와 장수 혁신자가 우리에게 미칠 영향을 2050년까지 기다릴 필요는 없다. 그 일은 현재도 일어나고 있으며 왼쪽 표가 보여주듯 조만간(심지어 지금 이 순간에도) 미국 인구 변화에 영향을 미칠 것이다.

우리는 출생률 증가가 아니라 의학 발전에 따른 사망률 감소 때문에 인구가 늘 것이라 예상한다. 그럼 2050년 미국 인구 4억 5090만 명이라는 예측치는 어떻게 나왔을까? 이 중 3억 1650만 명은 이미 살고 있다고 추정된다. 즉, 2050년에 살아 있을 사람의 70퍼센트는 지금 살아 있는 사람이라는 뜻이다. 참고로 2020년 현재 미국 인구는 3억 3300만 명이다. 이 중 85퍼센트는 2050년에도 살아 있을 것이다. 바꿔 말하면 2050년까지의 인구 증가는 출생률보다 사망률 변화를 훨씬 더 많이 반영한다. 이를 좀 더 자세히 살펴보자.

2019년 미 인구조사국은 2050년 미국 인구가 현재보다 5530만 명 늘어 약 3억 9000만 명에 이를 것이라 예상했다. 출생률 변화 때문에 이보다 적을 것이라 보는 사람도 있다. 이들은 실제로 선진국에서 기대수명이 줄고 있다고 주장하기도 한다.

미국인은 코로나19 같은 전염병 외에도 오피오이드 남용, 우울증과 그에 따른 자살 증가, 비만과 그 의학적 문제가 만연한 시대에 살고 있다. 하지만 코로나19가 발생하기 전 1년 동안에도 의학, 공중보건, 개인행동은 다시 기대수명을 늘릴 만큼 충분히 변화했다.

이런 추세는 실제로 당신이 개인적 선택을 통해 기대수명에 여러모로 영향을 미칠 수 있다는 사실을 보여준다.

기대수명이 줄어드는 현상은 이전에 시행된 모든 팬데믹 연구에서 볼 수 있다(그리고 현재 미국은 오피오이드 중독 같은 유행병은 물론 코로나19라는 세계적 전염병도 겪고 있다). 하지만 과거에도 기대수명은 빠르게 뛰어올랐다. 예를 들어 1917년 남성 48세, 여성 54세였던 출생 시 평균 기대수명은 1918년(스페인 독감 팬데믹이 강타한 해) 말 남성 36세, 여성 42세로 12년씩 감소했지만 1920년에는 남성 54세, 여성 56세로 뛰어올랐다.[3,4]

이민자 수도 점점 반등할 것이고(마치 파도처럼 밀려온다) 출생률은 낮은 수준에서 정체될 것이다. 더 길어진 노화 대혁명 기대수명을 반영해 예측치를 조정하면 이런 증가 수는 (과거부터 틀리기만 해온) 미 인구조사국이 예측한 5530만 명이나 〈랜싯The Lancet〉이 최근 예측한 3600만 명이 될 것 같진 않다.[5] 우리는 미국 인구가 1억 1730만 명 가까이 늘어 4억 5090만 명에 이를 것이라 예상한다.

앞으로는 독자가 이해하기 쉽도록 우리 예측을 노화 대혁명 예측치Great Age Reboot Projections, GARP라고 부를 것이다. 인구조사국의 매우 보수적인 예측에 의문을 품는 것은 우리만이 아니다. 퓨리서치센터Pew Research Center는 주로 이민 증가를 근거로 우리와 비슷하게 2020년보다 1억 500명 늘어난 4억 3800명으로 예측했다.[6] 앞으로 어떤 일자리가 생길지 정확히 알 순 없지만 지금까지 모든 혁신자가 더 많은 기회를 창출했듯 일은 충분할 것이다(자동차가 마차를 대신하자 말을 돌보거나 거리에서 말 배설물을 치우는 일의 수요가 줄어 일자리가 부족해질지도 모른다고 걱정했지만 당연하게도 그 반대였음을 기억하자).

우리 이야기가 믿기지 않는다면 29쪽 표를 떠올려보라. 당신의 출생 시 기대수명과 앞으로 남은 수명을 비교해보자. 그리고 이어지는 내용을 보고 지난 세기 미국 가족의 장수 가능성과 당신의 장수 가능성을 비교해 생각해보자.

1900년 전형적인 미국 가족

40세 가장은 모든 면에서 1700년대부터 이어진 자신의 가계도를 따를 가능성이 있다. 첫 번째 아내는 출산하다 사망했고 자녀 중 한 명은 아기 때 류머티즘열로 세상을 떠났다. 그는 일주일 내내 하루도 빠짐없이 일하며 매년 1만 달러(현재 달러 기준, 약 1300만 원)를 번다. 7~22세인 자녀는 모두 일하며 가족을 먹여 살린다. 가장은 치료할 수 없는 감염병에 걸려 45세에 사망한다. 그는 성인이 될 때까지 조부모를 만난 적이 없다.

평균수명 백인 남성 47세, 백인 여성 49세, 흑인 남성 33세, 흑인 여성 34세.

1925년 전형적인 미국 가족

이 가족은 모두 일하며 다행히 자녀 모두 글을 읽고 쓸 수 있다. 이들은 상실에 익숙하다. 아이들의 삼촌은 1차세계대전 중 사망했고 이모는 독감 대유행 때 세상을 떴기 때문이다(현재 미국 인구의 약 1퍼센트에 해당하는 330만 명이 사망했다). 이번 달에는 홍역, 유행성이하선염, 수두, 성홍열이 이웃을 쓸어갔기 때문에 자녀들이 걱정된다. 갖가지 이유로 인한 돌연사가 흔하다.

평균수명 백인 남성 57세, 백인 여성 65세, 흑인 남성 46세, 흑인 여성 47세.

1950년 전형적인 미국 가족

이 가족의 어머니는 2차세계대전 중 폭탄 제조 공장에서 일했는데 설명할 수 없는 이유로 기억력 문제를 겪는다(오늘날에는 폭탄이나 총알 제조 시 발생하는 증기의 납 독성 때문으로 여겨진다). 아버지는 맨해튼 프로젝트Manhattan Project에 참여해 최초의 원자폭탄 무기를 만들다가 방사선에 노출돼 60세에 갑상샘암 진단을 받았다. 심장마비 등으로 인한 돌연사가 여전히 흔하다. 하지만 공중보건 정책과 새로운 의약품과 처치, 백신이 개발된 덕분에 기대수명은 늘었다(당시 백신을 개발하고 검사하는 데 10~20년이 걸렸다). 새로운 마취 기술과 수술 표준이 개발되면서 수술은 훨씬 안전해졌다.

평균수명 백인 남성 67세, 백인 여성 72세, 흑인 남성 59세, 흑인 여성 63세(1900년 이후 50년 새 20~29년 증가).

1975년 전형적인 미국 가족

이 가족의 어머니는 과거에는 남성만 들어갈 수 있었던 의과대학에 처음 입학한 여성 중 한 명이다. 그는 67세로 대규모 의료회사에서 시간제로 일한다. 고등학교를 졸업할 때보다 몸무게가 9킬로그램 불어 고관절과 무릎에 심한 관절염이 있다. 3개월 뒤 고관절 치환술을 받을 예정이다. 남편은 유나이티드테크놀로지United Technologies에서 엔지니어로 일하다 회사가 매각되면서 이직했는데 다음 세 회사도 모두 매각돼 직장을 네 번이나 옮겨야 했다. 2년 전 은퇴해 약간의 연금과 사회보장연금Social Security을 받고 있다. 고등학교를 졸업할 때보다 몸무게는 18킬로그램 불었고 2형 당뇨병을 앓고 있으며 관상동맥 질환으로 우회술bypass을 세 번 받았다. 93세인 어머니를 집 1층에 모시고 있다. 어머니는 기억력과 인지능력을 점차 잃고 있다. 자녀는 셋이고 2022년에 모두 40대가 된다.

평균수명 백인 남성 69.5세, 백인 여성 77세, 흑인 남성 62세, 흑인 여성 71세.

2000년 전형적인 미국 가족

이 가족의 부모는 둘 다 두 번째 결혼으로 혼합가족blended family을 이 뤘다. 혼합가족이 되면 가계도가 확장되지만 1970년대 초부터 출생률이 계속 감소한 탓에 일반적으로 대가족은 흔치 않다. 어머니는 무릎 연골 복구술을 네 번 받았고 아버지는 심장병 약을 먹는다. 돌연사는 드문 시대지만 나이 든 부모들은 가공식품이 점점 더 많아지고 비만율이 가파르게 오르는 사회가 건강에 해로운 영향을 미친다는 사실을 안다.

평균수명 백인 남성 75세, 백인 여성 80세, 흑인 남성 68세, 흑인 여성 75세(50년 새 8~12년 증가).

2020년 전형적인 미국 가족

부모는 모두 직장에 다닌다. 어머니는 로봇 제조 공장 인사 담당자이고 아버지는 페이스북 보안 담당자로 테러 관련 게시물이나 웹사이트를 차단하는 일을 한다. 두 사람은 2017년 보안 관련 직업을 소개하는 온라인 심포지엄에서 만났다. 둘 다 첫 번째 결혼에서 낳은 자녀와 15년 뒤 이 결혼으로 낳은 자녀까지 두 세대 자녀를 두고 있다. 자녀의 조부모는 대부분 살아계시고 증조부모가 살아계신 경우도 많다. 출생률은 계속 떨어지고 있으며 2008~2009년 경기침체 기간 큰 폭으로 떨어진 이래 회복되지 않고 있다. 총기 사건이나 심각한 약물중독으로 인한 돌연사가 흔하다. 현재 19세 이상 인구 43퍼센트 이상이 비만이고 그 비율은 급증하고 있다. 심장병이나 2형 당뇨병 소인도 급격히 늘었지만 약물로 그 영향을 완화할 수 있다.

평균수명 백인 남성 76세, 백인 여성 81세, 흑인 남성 72세, 흑인 여성 79세(두 남성 그룹 모두 젊은 남성의 오피오이드 사망으로 인해 증가율은 하락했다).

종합하면 지난 120년간 미국인의 기대수명은 평균 36년 이상 늘었다. 첫 번째 이유는 위생과 기타 공중보건 정책이 개선됐기 때문이고 그다음 이유는 소아질환 치료법이 발달했기 때문이다. 더 최근에는 주로 성인에게 발생하는 만성질환을 치료하고 관리한 덕분에 기대수명이 높아졌다.[7] 게다가 앞선 가족 사례에서 볼 수 있듯 웰빙과 생활수준이 30년 전에는 상상할 수 없을 만큼 꾸준히 향상됐다. 이런 향상은 계속될 것이며 가속될 것이다. 우리 문화가 사상 처음 노인 의료 문제와 노화의 기본 메커니즘에 주목하고 있기 때문이다. 지금까지 우리는 청장년층 문제에만 노력을 기울여 왔으며 이는 다음 단락에서 살펴볼 장수 연대기에서도 극명히 드러난다.

장수 연대기: 주요 의학적 발전

1920년 무렵 장수를 바라보는 세계적 관점이 완전히 바뀌었다. 그 전까지만 해도 인간의 활력에는 한계가 있다는 관점이 지배적이었다. 인간의 생명력은 제한돼 있고 심장박동수도 정해져 있어 이를 다 써버리는 때가 오면 죽는다는 것이다. 하지만 과학 발전을 통해 생명을 연장할 수 있다는 1920년대의 깨달음이 게임 체인저가 됐다. 이제 위생과 의학은 그저 죽음을 지연하는 것이 아니라 삶을 연장하고 개선하는 것이다. 이런 태도 변화는 오늘날 일어나고 있는 일, 즉 궁극적으로는 기하급수적 수명 증가로 이어질 발전의 기초가 됐다.

우리는 우리 몸을 사용 기한이 설정된 것처럼 취급하는 대신 의학적 인형술사처럼 자유자재로 움직일 수 있다는 사실도 깨달았다. 생명을 구할 수도 있고 연장할 수도 있으며 남은 날이 많지 않아도 그 기간을 늘리고 질을 높여 피할 수 없는 죽음에 맞설 수도 있다. 만성질환을 피할 수도 있고 심지어 이를 역전해 매년 '더 젊게' 살 수도 있다.

장수의 역사는 수명이 어떻게 백신이나 항생제 등의 발전에 힘입어 증가해왔는지 보여주는 흥미로운 기록이다. 이제 장수의 항로를 간략히 따라가보면서 우리가 어디까지 왔는지 확인하고 어디까지 갈 수 있을지 생각해보자.

● 장수 연대기: 주요 의학적 발전

1799년	평균수명 36세. 최초의 천연두 백신이 도입되다. 이는 예방의학으로 수명을 연장한 첫 번째 주요한 발전이다.
1800년대	아스피린이 탄생하다. 이는 고대 그리스에서 히포크라테스Hippocrates가 버드나무 껍질을 이용한 데서 유래했다. 수십 년이 지난 지금도 그 영향력은 통증은 물론 일부 감염의 영향을 줄이고 뇌졸중, 심장병, 치매, 최소 13가지 유형의 암을 예방하는 데까지 확장되고 있다.
1846년	마취제의 등장으로 수술 과정이 더 견딜 만해지고 더 복잡한 처치도 성공적으로 실시하게 되다. 길어야 10분밖에 걸리지 않는 수술을 하느라 집에서 건강한 남성 네 명이 환자를 붙잡고 있을 필요가 없어진 것이다.
1850년대	5대 사망 원인은 결핵, 이질, 콜레라, 말라리아, 장티푸스 같은 감염병이다.
1860년대	위생이 공중보건의 주목을 받다. 이는 수백만 명의 생명을 구할 것으로 보인다. 많은 조기 사망이 더러운 물과 환경으로 인해 발생했기 때문이다. 물이 깨끗하면 효과적으로 손을 씻을 수 있고 이 행동이 널리 퍼져 감염 전파가 줄어든다.
1890년대	심장 수술이 고안되다.
1900년	평균수명 47세. 사회에는 병원과 의료 시설이 부족하다. 마취와 수술은 여전히 위험하고 까다롭다. 5대 주요 사망 원인인 폐렴, 결핵, 설사, 심장병, 뇌졸중에는 여전히 감염병 세 가지가 포함돼 있다.
1907년	최초의 항생제가 개발되다. 페니실린 같은 약물의 항균력이 기대수명 연장과 장수에 이바지할 수 있다는 사실을 발견한다.
1917~1919년	스페인 독감이 전 세계에서 여섯 차례나 유행하며 인구 1퍼센트를 사망에 이르게 했고 기대수명은 8~12년 단축돼 40세 미만으로 떨어진다. 이는 3년 만에 회복돼 1923년 태어난 백인 여성의 기대수명은 55세에 이른다.
1920년대	백신으로 결핵과 백일해 등을 예방할 수 있다는 사실이 발견되다.

1921년	인슐린이 발견되다.
1928년	평균수명 55세.
1933년	대공황 시기 실험동물에게 줄 먹이가 부족해지면서 쥐에게 주는 열량을 제한하면 수명이 30퍼센트 이상 늘어난다는 사실이 밝혀지다.
1938년	미 연방 식품·의약품 및 화장품법^{The federal Food, Drug, and Cosmetic Act}이 통과되며 미국 의약품이 사용자와 그들의 수명에 해롭기보다는 이로울 가능성이 커지다.
1940년대	감염 치료 목적으로 페니실린이 도입되다.
1942년	심박조율기 시제품이 개발되다.
1947년	인공 신장 기계가 발명되다. 시카고 공무원 노조원(가스·전기·수도)의 건강 행태와 그 결과에 관한 연구의 참가자 등록이 한창이다. 노조원이 사망할 때까지 추적 연구한 결과, 퇴직하기 오래전부터 건강에 좋은 생체표지자와 행동을 보인 직원은 수명이 늘었고(30퍼센트) 의료비 지출도 적었다(남은 생애 동안 50퍼센트).
1954년	최초의 장기이식(신장)에 성공하다.
1955년	최초의 소아마비 백신이 사용되다.
1960년대	유행성이하선염과 홍역 백신이 도입되다.
1967년	CT 스캔을 통해 수술하지 않아도 신체 내부를 볼 수 있게 되다.
1975년	평균수명 72.6세.
1983년	간호사 건강 연구^{The Nurses Health Studies}와 의료인 추가 연구^{The Health Professionals Studies}가 시작되다. 이 연구는 식단이나 신체 활동량 같은 개인적 선택이 수명에 상당한 영향(각각 10년)을 미친다는 사실을 확인할 것이다.
1990년대	대부분의 종 연구에서 열량 제한이 수명 연장에 도움이 된다는 사실이 밝혀지다.
1990년대 중반	스타틴이 죽상경화증^{atherosclerosis}을 줄이는 것으로 확인되다.
2000년	평균수명 78세. 5대 주요 사망 원인은 심장병, 암, 뇌졸중, 폐질환, 사고다.

2002년	설탕이 염증성 질환의 주요 원인으로 밝혀지다.
2003년	인간 게놈 프로젝트 The Human Genome Project 완성이 선언되다. 질병 위험과 수명에 큰 영향을 미칠 유전적 발전의 토대가 마련된다.
2006~2009년	담배 관련 법과 세금이 암의 주요 원인인 흡연을 줄이는 데 효과 적임을 인정받다.
2016년	버클리, 뉴욕, 필라델피아 등 주요 도시에서 질병 위험을 키우는 가당 음료에 세금이 부과되기 시작하다.
2016년	평균수명 80세.
2020년	코로나19 팬데믹으로 70세 이상 및 비만, 당뇨병, 고혈압, 폐나 심장 질환 등 동반 질환이 있는 사람의 사망률이 늘기 시작하다. 향후 바이러스 침입에 더 빠르게 대처할 백신 플랫폼이 몇 달 만에 구축돼 이후 팬데믹이 사망률에 미치는 영향을 줄일 수 있으리라 전망된다. 줄기세포, 세놀리틱스 senolytics, 기타 노화 관련 주요 연구 분야에서의 발전을 이용해 동물 수명을 기하급수적으로 늘렸다(인간으로 치면 30~70년). 이런 접근법 중 일부가 사람 대상 안전성, 유효성 검사를 통과하면 향후 10년 안에 기대수명을 최소 30년 늘릴 수 있을 것이다.
2021년	코로나19 팬데믹으로 미국인의 기대수명이 78.8세에서 77.3세로 1년 이상 줄었지만 백신 접종률이 늘어남에 따라 감소세는 일시적일 것으로 예상된다.

'나이 듦'을 재정의하기

우리 믿음은 이렇다. 30년 뒤 인류의 삶은 이전 어떤 30년과 비교해도 상상할 수 없을 만큼 달라질 것이다. 지난 50년간 컴퓨터 생산성에 적용된 무어의 법칙 Moore's Law(즉, 마이크로 칩 속도는 증가하지만 그 생산 비용은 감소한다는 뜻)은 이제 향후 30년간 인적 자본 생산성(노동 기술, 교육, 역량과 특성으로 창출되는 경제적 가치 척도)에도 적용될 것이다. 지난 100년간 생산적인 노동수명은 25년 늘었고 향후 10~30년간 최소 25년 더 늘어날 것으로 예상된다.

  이 일이 가능해지려면 우리가 먼저 새로운 패러다임에 마음을 열어야 한다. 언뜻 보기에 130세 이후까지 산다는 전망은 그다지 매력적이지 않다. 저녁 식사에 완두콩 퓌레가 나왔는데 야간 당직 간호사가 그건 피스타치오 푸딩이 아니라 완두콩 퓌레라고 알려주는 말도 들리지 않고 심지어 당신이 완두콩을 좋아했는지조차 기억나지 않는다면 말이다. 자녀가 있다면 더 문제다.

  하지만 이건 장수가 보여주는 미래가 아니다.

  의료인이 "환자에게 해를 끼치지 않겠다"라고 맹세하는 히포크라테스 선서를 우리만의 방식으로 해석해 이 새로운 세상을 생각해보자. 당신은 다른 전문가를 돕는 당신 자신의 개인 전문가가 돼야 한다. 노화 대혁명 시대에 우리는 모두 같은 원칙을 지켜야 한다. "매일 일상생활 방식을 선택하고 결정할 때 나에게 해를 끼치지 않겠다"라고 일종의 노화 대혁명 선서를 하는 셈이다(이 주제는 4부에서 다시 살펴볼 것이다). 과거에는 기대수명이 늘면 1인 소득은 물론 개인과 사회의 웰빙(그리고 삶의 즐거움)이 늘고 사회적 불평등이 줄었다. 따라서 생산적 시기를 늘리는 일(전성기의 샘을 발견해 효과적으로)이 표준이 되면 우리와 세상은 신체적, 경제적으로 번영하며 사회적 불평등을 줄일 진정한 기회를 얻을 것이다.

의학 발전 연대기를 보면 그저 가만히 앉아 아무거나 먹고 운동하지 않아도 내 건강을 지켜줄 마법의 장치를 개발할 기술을 기다리고 싶어질지 모른다. 하지만 우리는 스스로를 지키기도 해야 한다. 이것이 이 책의 토대다. 구체적으로는 다음과 같은 뜻이다.

1. 개인의 결정(좋든 나쁘든)은 그 결과가 오래 지속될 때 더 중요하다. 기대수명이 50세였던 (혹은 그보다 짧던) 시절을 생각해보라. 나쁜 생활 습관 때문에 수명이 줄었을 순 있지만 사실 그다지 문제가 되진 않았다. 그 결과를 오랫동안 안고 살 일이 없었기 때문이다.

하지만 갖가지 의학 발전으로 수명이 연장됐는데 나쁜 생활 습관을 지녔다면 어떨까? 삶의 질이 저하된 채로 더 오래 살아야 한다는 뜻이 된다.

나쁜 식습관으로 과체중이 돼 활력이 저하됐다고 가정해보자. 이제 당신은 활력이 낮은 채로 10년이 아니라 80년을 더 살아야 한다. 아니면 노화에 따른 체중 증가를 생각해보자. 보통 사람은 나이가 들면서 1년에 0.6킬로그램씩 체중이 는다(이는 미국 평균이자 모든 선진국의 평균이기도 하다).[8,9,10] 45~75세 사이에는 그다지 문제가 되지 않을 수도 있다. 하지만 45~120세를 사는 동안 이렇다면 어떨까? 체중이 18킬로그램이 아니라 45킬로그램 더 늘면서 생활 방식과 의학적 부담도 더해진다. 평균 60세에 체중이 14킬로그램 늘면 코로나19로 인한 입원 위험이 3.6퍼센트에서 7.2퍼센트로 두 배 늘고 사망 가능성도 커진다.[11]

이제 이 시나리오를 뒤집어보자. 좋은 선택을 하면 늘어난 수명 동안 활기와 힘, 에너지, 기쁨이 가득한 삶을 살 수 있다. 올바른 결정의 효과가 더 오래 이어지고 길어진 삶이 더 젊어질 수 있다. 선택은 당신 몫이다.

2. 병원이 달라져야 한다. 병원은 한때 죽는 곳으로 여겨지다가 이후 치명적인 상처를 치료할 기회가 있는 곳이 됐고 다음에는 주요 감염은 항생제로, 주요 부상은 근본적 수술로 치료하는 곳이 됐으며 그다음에는 적은 약과 수술로도 큰 변화를 일으키는 곳이 됐다.

의학계를 포함해 우리는 사회적으로 웰니스에 접근하는 방식이 달라지고 있음을 직시해야 한다. 병원은 환자 보관소가 아니라 주요 문제를 되돌리는 치료나 회복 이후의 웰니스 센터가 돼야 한다. 즉, 병원은 예방과 건강 최적화, 우리 몸을 탈바꿈할 기회에 주목해야 한다. 병원이 이런 시설과 서비스를 더 적은 비용으로 개인에게 직접 제공하면 더 많은 사람이 집에서 질병을 회복할 것이다. 참고해두자. 출생률이 줄면 소아과와 분만실은 더 정체되고 수명이 늘면 성형수술과 미용 시술은 증가할 것이라 본다.

편의점이나 월그린스^{Walgreens} 같은 신개념 드러그스토어와 병원이 치료 센터가 아닌 웰니스 센터가 되면 의학 면에서 문제에 반응하는 문화에서 벗어나 문제에 선행해 진지하게 건강과 건강한 삶을 관리하는 문화가 될 것이다.

이런 사고와 실천의 전환은 노화 대혁명 전개에 필수적인 부분이다. 이를 토대로 개인과 의료계가 파트너십을 구축해 건강과 장수를 전반적으로 또 총체적으로 고민할 것이기 때문이다.

3. 이 거대한 사회 혁신자는 충돌을 일으키겠지만 일상에서 대체로는 사회에 긍정적 영향을 미칠 것이다. 모든 사회 혁신자에 익숙해지는 데는 어느 정도 시간이 필요하다(처음 휴대전화, 텔레비전, 컴퓨터가 나왔을 때를 기억하는가?). 노화 대혁명도 마찬가지다. 기대수명 변화는 경제, 의료 체계, 보험, 정부 정책, 가족 구조에 영향을 미친다("응, 현조할머니가 네 생일에 오신대. 할머니 모시고 운전해서 오실 거야"). 변화는 쉽지 않다. 하지만 사회가 이 거대한 변화에서 이득을 얻으리라는 사실을 기억하자. 인적 자본(사람의 생산력과 수입에 영향을 미치는 노동 기술, 교육, 역량, 특성을 가늠하는 척도)이 분명히 더 늘어나고 더 좋아져 제 몫을 할 것이기 때문이다.

어떻게 그럴까? 돈의 흐름을 따라가보자.

- 오늘날 미국 노동자 1억 5000만 명이 더 건강해져 1년에 하루를 더 일하면 노동자당 하루 국내총생산Gross Domestic Product, GDP이 약 600달러(약 78만 원) 늘어난다. 연간 GDP가 약 900억 달러(약 117조 원) 늘어나는 것이다. 이는 연방 세수가 150억 달러(약 19조 5000억 원), 주와 지방 정부에서 세금이 약 90억 달러(약 11조 7000억 원) 늘어난다는 뜻이다.
- 현재 일하는 55세 이상 노동자 2400만 명의 건강 상태가 개선돼

- 단 1년을 더 일하면(다시 말해 정년이 65세가 아닌 66세가 되면) 연간 GDP가 3400억 달러(약 442조 원), 연방 정부 수입은 약 600억 달러(78조 원) 늘어난다.
- 같은 노동자가 5년 더 일하면 그 효과는 연간 GDP 1조 5000억 달러(약 1950조 원)에 이른다. 노화 대혁명이 일어나면 달성하기 쉬운 목표다. 특히 더 건강해진다는 것은 지금 노동자가 조기 사망할 위험이 줄어든다는 뜻이다. 사실 성장률 2.5퍼센트라는 우리 예측은 보수적인 편이다.
- 이 발상을 다르게 이해해보자. 현재 보통 노동자의 평균 노동 기간은 약 40년이다. 1년 더 일하면 노동 기간이 2.5퍼센트 늘어나는 셈이다. 4년만 더 일해도 노동 기간이 10퍼센트 늘어난다. 게다가 이런 추가 노동 기간은 경력 후반기에 더해진다. 이들이 과거에 얻은 지식과 판단력을 바탕으로 가장 높은 생산성을 발휘하는 시기일 것이다. 노동 기간이 2.5~10퍼센트 늘면 평생 생산량은 (그들이 지불하는 세금과 함께) 훨씬 크게 늘어난다.

이렇게 더해지는 자원은 일방적으로 늘어난 기대수명에 따르는 추가 비용을 상쇄하고도 남는다.[11] 과거 어느 사회에서든 인구 전체가 장수하면 개인경제와 사회경제가 개선됐다(장수는 심지어 교육보다 더 강력한 영향을 미친다). 그리고 이 여분의 자원을 현명하게 사용하면 우리는 더 길고 건강한 삶을 감당할 수 있다. (실제로 25~30년을 더 건강하게 살려면 5~15년 더 일하는 편이 합리적이다.)

이 멋진 신세계에서 인적 자본은 창출하고 유지하고 거두는 우리 편이 될 것이다. 이는 우리가 장수를 감당할 수 있을 뿐 아니라 외면할 수 없다는 뜻이기도 하다. 물론 퇴직급여 같은 정부 정책도 달라져야 한다. 달력나이보다 훨씬 젊어져 계속 일하는 노년층으로 구성된 새로운 노동력은 생산성이 높으며 더 오래 일한다. 게다가 이들은 장애 없이 더 많은 시간을 누리고 소비 활동은 더 많이 하는 한편 높은 세수를 창출한다. 모두에게 이득이다.

설령 우리가 틀렸고 지금의 선형적 장수 추세가 이어진다 해도 지금의 20대는 90대 초반까지 건강하게 살 수 있다. 그리고 향후 15년간 노화 메커니즘과 관련된 새로운 의학 연구가 이어지면 지금의 20대는 분명 수명이 10년마다 3년씩 늘어 110세까지 살 것이다. 노동인구가 전체적으로 '전성기'를 더 길게 누리며 엄청난 경제 성장을 일으킨다는 뜻이다. 그리고 나머지 사람은 활력 있게 더 많이, 더 오래 소비하며 결국 새로운 일자리와 생산량 증가라는 수요를 창출할 것이다.

이 성장으로 장수 빚은 쉽게 갚을 수 있다. 인간의 수명이 늘기 시작한 1800년대 후반부터 그랬다. 1880년부터 신생아의 기대수명은 10년마다 평균 2.5년씩 늘었다. 새로 늘어난 인구는 사회에서 망가진 폐품이 아니었으며 앞으로도 그럴 것이다. 이들은 놀라운 생산자가 된다. 그렇다. 은퇴자와 초고령자의 비용을 부담할 65세 이하 인구는 줄겠지만 우리 모두는 이런 부담을 감당할 충분한 자원을 갖게 된다. 게다가 전성기인 사람이 두 배로 늘어난다. 이런 부담을 분담할 정확한 메커니즘은 분명 치열한 정치적 논쟁에 불을 지피겠지만 다가올 더 큰 변화에 비하면 사소한 일일 뿐이다.

장수는 문제가 아니다. 치료제다. 장수는 차세대 혁신자다.

4. 우리는 모두 생물학적으로뿐 아니라 정서적으로도 달라져야 한다. 장수의 개념을 재정의할 때는 생체공학 세포와 순환계, 기타 신체 기능을 고려해야 한다. 하지만 노화 패러다임에 도전하는 다른 요소도 있다. 은퇴는 어떻게 될까? 전통적 의미의 '은퇴'가 존재하긴 할까? 아니면 초기, 중기, 후기로 구분되는 새로운 경력 체계가 생길까? 가족 구조는 어떻게 될까? 더 혼합된 가족이나 새로운 노년 가족이 탄생할까?

우리는 DNA, 후성유전학 스위치, 배아 세포, 실질적으로 당신을 젊어지게 할 다른 방법 등 노화에 영향을 미치는 여러 생물학적 요소를 고려해야 하지만 우리가 어떻게 제대로 나이 들지에는 관계와 연결 또한 중요한 역할을 한다는 사실을 기억해야 한다.[13,14,15,16] 미래를 논할 때 첨단 기술과 의학 발전의 역할만 따지면 무엇이 가장 중요한지, 행복과 건강에서 무엇이 핵심인지 모호해질 수 있다.

우리는 인간이며 다른 사람과 서로 이어지도록 태어났다.

그리고 이것이 우리가 가능한 한 더 오래, 더 젊고 활기차게 살고 싶어 하는 이유다.

5. 주변 사람과 목적도 중요하다. 노화의 과학이 매우 빠르게 발전하

고 있다고 해서 건강과 장수에 영향을 미치는 다른 '더 소소한' 요소를 배제해야 한단 뜻은 아니다. 사회적 관계와 삶의 열정을 발전시키는 일도 우리가 얼마나 오래, 잘 살아갈지에 영향을 미친다.

사회적 연결이 줄기세포나 로봇 카메라처럼 뉴스 머리기사를 장식하진 않겠지만 노화가 바꿔놓을 삶의 모습을 생각할 때 이를 고려할 만한 가치는 있다. 이 책 뒷부분에서는 실제로 우리 뇌와 몸의 작용 방식을 바꾸는 이런 심리적·정서적·사회적 요인을 살펴보겠다.

02 | 미래 당신의 몸, 우리의 세계

The Great Age Reboot

2050년, 세계는 어떤 모습일까

몇 년 전만 해도 언젠가 방 안을 가득 채우는 크기의 1960년대식 IBM 360 컴퓨터보다 훨씬 강력한 컴퓨터를 손목에 차게 되리라고는 상상도 하지 못했을 것이다.[1] 수천 가지 오락물 영상을 골라 볼 수 있거나 3D 프린터로 신체 장기를 만들 수 있으리라는 상상은 말할 것도 없다. 그럼 앞으로 30년 뒤 우리 삶이 어떻게 바뀔지 상상할 수 있을까? 어떤 변화는 기하급수적으로 아주 급격하게 일어나 머릿속에 그려보기도 힘들 것이다. 공상과학만화에서나 보던 로봇 장기나 우주선 셔틀이 한발 가까워질까? 심장박동 하나하나를 바로바로 분석할 수 있을까? 휴대전화를 귀에 이식할까? 이런 상상이 현실이 될까?

개인 헬리콥터를 타고 다니고 모든 일은 로봇이 하며 모든 질병이 사라지고 잠재적인 팬데믹 바이러스에 맞설 백신을 하루 만에 비축해 널리 배포할 수 있으며 모든 사람이 조각 같은 건강한 몸을 갖게 되리라 상상하고 싶을 것이다. 하지만 그럴 가능성은 거의 없다. 사람들은 여전히 자신을 의심하고 과식하며 알코올 남용과 마약의 유혹에 무릎 꿇고 운동을 충분히 하지 않으며 제대로 관리하지 못한 스트레스에 시달리고 안전도 충분히 보장받지 못한다. 다시 말해 나쁜 선택은 여전히 어디에나 있을 것이다.

인간의 행동을 예측하기란 어렵다. 우리는 알코올 남용, 비만, 흡연, 마약, 장수를 위협하는 기타 여러 문제로 오랫동안 손상을 입었다. 하지만 지난 100년간 소아마비, 유행성이하선염, 홍역, 사스, 코로나19(도 그렇길 희망한다) 같은 여러 감염병이 대체로 해결됐듯 이런 문제도 마찬가지일 것이다.

이는 우리가 중대한 결정의 갈림길에 서 있다는 뜻이다. 더 건강해지고 그 상태를 유지할지, 아니면 예방할 수 있는 생활 습관성 만성질환이나 동반 질환이 초래한 결과를 관리해야 하는 부담을 떠안고 더 아픈 몸으로 살지 말이다. 건강한 삶을 선택하는 사람은 보람차고 재밌고 충만한 삶을 더 오래 누릴 수 있다.

우리는 미래를 내다보며 하늘을 나는 자동차나 초음속 엘리베이터, 다른 공상과학만화에나 나올 법한 것들을 떠올리진 않을 것이다. 대신 데이터, 시류, 현재 활용 가능한 최상의 증거를 바탕으로 30년 뒤 우리 삶이 어떤 모습일지 최선의 예측을 해보려고 한다.

출생률이 낮아져도 인구는 급증한다

출생률이 계속 감소해도 미국 인구는 매년 1.05퍼센트 성장세를 이어가 2050년까지 1억 1730만 명 늘어난다. (다른 여러 선진국 인구는 줄어든다.) 1인 가구가 계속 성장하고 집단 환경에서의 거주가 증가하면서 가구당 가족 수는 약 2.2명이 된다. 지금은 당신이 인구 감소에 관한 보고서를 읽고 있다 하더라도 향후 30년 동안에는 더 건강하게 오래 사는 인구가 크게 늘어날 것이라 예상한다.

미국 인구 4분의 1은 76세 이상이 된다

노화 대혁명으로 급격히 달라진 인구 지형도를 확인하게 될 것이다(30쪽 표를 참고하자). 현재 대략 4500만 명인 30대 미국인 대다수는 2050년에도 생존할 것이며 향후 30년에 걸친 순 이민자 유입으로 여기에 100만 명이 추가된다. 이와 비슷하게 현재 60대인 미국인 가운데 약 74퍼센트(순 이민자 포함)는 90대까지 살 것이다. 현재 살아 있는 90세 이상인 약 230만 명 중 대략 25만 명(이 연령대 이민자 포함)은 120세 이상까지 살 것이다.

오늘날 우리가 만나는 사람의 38퍼센트는 30세 미만이지만 2050년에는 30세 미만이 30퍼센트 미만으로 줄어든다. 반대로 지금 70세 이상 인구는 전체 인구의 11퍼센트에 불과하지만 2050년에는 26퍼센트 이상일 것으로 예상된다. 달력나이로 본 청년층은 상대적으로 희소해지고 노년층이 보편화된다는 뜻이다. 이는 점차 고령화되는 수요를 채울 젊은 신규 노동자가 충분할지 궁금해지게 한다. 또 신규 노동자가 자신들의 상대적 희소성 때문에 예상치 못한 소득 증가라는 수혜를 누리고 이에 따라 경제 규모가 더 커질 것이라는 사실도 주목할 만하다.

이런 인구통계학적 변화가 이어지면서 소비 경향도 달라진다. 2050년에는 70세 이상의 소비 욕구가 30대의 소비 욕구를 뛰어넘는다. 그 결과 70세 이상 인구의 소비 행동이 크게 증가함은 물론 전에 없이 커진 정치적 힘과 함께 경제적 자원을 활용할 신체적 능력도 갖춘다. (이들의 구매욕은 지금의 70~80대보다는 50대와 더 비슷할 것으로 예상된다.) 따라서 은퇴자가 지출하는 여행 경비는 분명 늘겠지만 많은 노년층이 여전히 활발하게 고용될 것이기 때문에 그 증가폭은 예상보다 훨씬 작을 수 있다. 성형수술이나 유전자 피부 재생genetic skin rebooting도 당연히 폭발적으로 늘어난다. 노화 대혁명은 소비 패턴은 물론 이들을 뒷받침할 소매업에도 혁명을 일으킨다.

다시 부동산 붐이 온다

대혁명 혜택이 본격화되고 고령 인구가 매년 늘면 신규 주택이 연당 약 200만 채 공급돼야 한다. 미국 주택 재고는 현재 1억 4000만

호보다 대략 40퍼센트 늘겠지만 이 재고는 젊은 층과 90세 이상에 편중된다. 사람들은 더 건강하게 오래 살면서 일도 더 오래한다. 이는 날씨가 따스한 지역으로 이사할지 고향 근처로 돌아가 은퇴할지 결정하기 전에 현재 집에서 7년 이상 더 산다는 뜻이다. 은퇴하고 다른 곳으로 이사하는 사람도 많겠지만 현재 거주지나 그 근처에 남아 건강한 친구, 가족과 만나며 사는 사람이 훨씬 많을 것이다. 풍요롭고 충만하며 의미 있는 사회생활을 바라는 욕구로 인해 선벨트Sun Belt뿐 아니라 지금의 주요 도시도 계속 성장한다. 침실 수는 적지만 방은 더 넓고 편의 시설도 더 많은 새로운 단독주택이 생긴다.

가구 형태도 다양해질 것으로 예상된다. 공동주택이 늘어난다. 미래 주거지는 6~12인용 주택으로 지금보다 침실과 욕실이 크고 개인 생활공간은 작을 것이다. 많은 사람이 여가, 식사, 교육, 돌봄이 제공되는 공동 소유의 공유 공간에서 대부분의 시간을 보낼 것이다. 뿐만 아니라 공유 공간 '임대'도 더 보편화된다(특히 선벨트 공동체나 노년층에서 그럴 것이다).

새로운 교육 모델이 네 번째 직업에 불을 지핀다

교육은 30세 이전에 완료된다. 하지만 기대수명이 늘면서 (고등학교, 대학교, 직업학교, 박사후과정 등 각자 목표에 따라) 18세, 22세, 27세까지 교육을 마쳐야 한다는 압박은 줄어든다. [더 부유하고 건강한 조부모의 지원을 받아 '갭이어$^{gap\ year}$'(고등학교 졸업 후 바로 대학에 진학하지 않고 다양한 경험을 쌓는 한 해-옮긴이)를 길게 누리며 더 많은 경험을 쌓는 청년이 늘어난다.]
기꺼이 '캠퍼스로 돌아가고 싶다' 하고 생각하는 50대는 거의 없겠지만 그래도 새로운 기술을 배워야 한다고 느낄 것이다. 지금까지는 성공적인 온라인 교육이 거의 없었지만 앞으로는 탄탄한 가상 교육제도가 발전할 것이라고 생각하는 편이 좋다. 배움은 재밌겠지만 노화 대혁명을 맞이한 70세 이상에서 진지한 배움 열풍이 일어날 것 같진 않다. 교육이 노년층에 언제나 매력적인 대상은 아니니 말이다. 하지만 두 번째, 세 번째, 네 번째 직업을 위한 재교육은 분명 존재할 것이다. 지도자들은 그 과정을 어떻게 흥미롭게 만들지 고민해야 한다.

가상 진료가 표준이 된다

여러 의료 문제를 가상공간에서 처리하는 세상을 상상할 수 있다. 신체 모니터를 의료 시설에 연결해 다양한 질병과 문제를 진단하고 치료한다. 실시간으로 응답받는 개인 맞춤형 진료다. 심장마비를 즉각 처치할 수도 있고 암이 커지기 전에 즉시 발견할 수도 있다. 하지만 식단, 신체 활동, 스트레스 관리, 사교, 취미를 비롯해 다른 유익한 선택은 여전히 당신이 통제할 일이다.

성형수술은 혁명의 혜택을 본다

이 분야는 향후 30년간 폭발적인 성장을 경험할 것이다. 내 나이가 70세라도 40세라고 느끼면 70세의 재정 자원을 활용해 40대처럼 보이고 행동하고 싶어진다. 얼굴 리프팅, 주름 제거 수술, 주사와 크림, 첨단 피트니스 센터 등을 활용한 체형 보정과 보완 성형수술이 풍부해질 것이다.

우리 대다수가 더 높은 생활수준을 누린다

과거 성장률을 고려할 때 가구당 실질 GDP는 지금보다 55퍼센트 높아진다. 소비자와 사회의 구매력이 상상할 수 없을 만큼 커진다는 뜻이다. 모든 사람의 구매력이 55퍼센트 늘어나면 오늘 우리가 뭘 할 수 있을지 한번 생각해보라. 게다가 건강 혁명으로 만성질환 부담이 사라지면 의료비 외에 다른 곳에 쓸 수 있는 돈이 8000억 달러(약 1040조 원) 이상 풀린다. 건강 혁명으로 절약되는 비용의 10퍼센트는 1인당 1600달러(약 200만 원)에 이른다. 의료비 절감과 더 길어진 노동 기간, 즉 인적 자본으로 얻는 놀라운 생산성 덕에 경제는 호황을 누린다.

하지만 모두가 그러진 못한다

건강과 부의 불평등은 그 어느 때보다 커진다. 길어진 생존 기간이 건강과 저축에 복합적 영향을 미치고 잘못된 결정이 불평등을 더욱 심화하는 까닭이다.[2] 더 건강한 생활 방식을 받아들이지 않은 사람은 더 많은 만성질환에 시달리지만 그러지 않은 사람은 더 높은 수준의 건강을 누린다. 이들은 건강한 세월 동안 더 많은 소득을 얻는다. 이는 더 많이 저축할 수 있단 뜻이다. 현명하게 저축하는 사람은 더 오랫동안 저축할 수 있고 건강하게 오래 일하는 사람은 복리의 '마법'으로 부의 수준을 엄청나게 키울 수 있다.

좋은 소식은 사회적 자원이 크게 증가할 것이며 현명하고 건강한 저축인은 길어진 삶을 편안하게 즐길 수 있다는 것이다. 하지만 나쁜 소식도 있다. 불가피한 불평등으로 인해 '우리'와 '그들'을 나누는 사고방식이 생길 위험이 있다는 것이다. 이런 가능성은 오늘날 호주를 비롯한 여러 나라에서 경제적 불평등을 최소화하기 위해 시행하려는 의무 저축 제도의 타당성을 높이고 있다(미국 하원에서도 최근 초당파적 지지를 받으며 통과됐다). 이 같은 제도는 미국(그리고 전 세계)으로 확산될 것이며 수명과 전성기 증가에 따른 사회적 불평등을 줄이는 데 도움이 될 것이다. 의무 저축 제도가 직면한 문제는 '사회'가 국민의 은퇴를 지원해야 한다고 믿는 정치적 좌파와 개인에게 저축을 강요해선 안 된다고 믿는 정치적 우파 모두의 지지를 받지 못한다는 것이다. 그 결과 매우 효과적일 수 있는 의무 저축 제도가 이렇다 할 국민적 지지를 얻지 못하고 있다. 우리는 양측 주장에 어느 정도 공감하지만 의무 연금저축 제도는 많은 국민을 괴롭히는 자제력 부족이나 재정적 어려움을 극복하게 한다는 점에서 유익하리라 생각한다. 하지만 정치적으로 여러 과제가 있는 정책이라는 점도 인정한다.

건강 혁명은 2010년대 후반에서 2020년대 초반의 엄청난 지출 증가와 세법 개정, 팬데믹 완화로 불어난 연방 재정 적자를 해결할 대책이다. 재향군인, 공무원, 노인과 저소득층을 위한 의료보험인 메디케이드Medicaid와 메디케어Medicare 수혜자를 위한 재정지출을 크게 줄일 수 있기 때문이다(오래 살면서도 건강하면 질병 치료를 지연할 수 있으므로 개인에게 들어가는 비용이 줄어든다).

특히 만성질환으로 인한 합병증 없이 더 건강하게 오래 사는 사람이 늘어 의료비 지출 증가폭은 GDP 성장폭에 크게 뒤처질 것이다. 이는 실제로 인구 고령화 때문에 연방 적자가 폭발적으로 증가할지 모른다는 두려움이 결코 사실이 아님을 의미한다. 고령자를 위한 의료비 지출이 최소 20년 이상 미뤄져 이 비용을 퇴직연금 제도나 기타 생산적 활동에 투입할 수 있기 때문이다. 건강이 개선되면 50세, 60세, 70세에 의료비로 나갈 돈이 20~30년은 더 필요 없어진다. 이 돈은 비의료적 부분(여가, 주택, 교육, 기술 등)에 투자되고 소비된다.

현재 누적된 미국 연방 정부 재정 적자는 미국 국민 순자산의 20퍼센트 정도에 불과하다. 즉, 우리 사회는 사실 미래 세대에 기

● 인구통계학적 차이

사회가 변하면서 나이와 삶의 단계를 바라보는 태도와 접근법도 변한다. 몇 가지 예측을 살펴보자.

2050년의 30대	2050년 30대의 주요 관심사는 지금 30대의 관심사와 거의 비슷하다. 배우자 찾기, 가족 이루기, 경력 개발, 일과 삶의 균형 추구, 친구나 사랑하는 가족(상당수는 혈연관계가 아닌)과 깊은 관계 맺기 등이다. 이들은 여전히 일하고 세금을 내며 계속 불어나는 가족을 보며 기뻐하면서도 한편으로는 걱정한다. 이들의 자녀는 이전 어떤 젊은 세대보다 병에 덜 걸리고 더 원기 왕성하며 건강할 것이다. 이들의 부모는 전통 의학 발전의 혜택을 누릴 뿐 아니라 유전적 재탄생을 통해 만성질환으로 인한 피해를 적게 받는다.
2050년의 60~70대	이 인구 집단의 60~70퍼센트는 여전히 일한다. 더 건강하게 오래 살려면 더 오랜 경제활동이 필요하단 사실을 깨달았기 때문이다. 이들의 자녀와 손주는 역사상 가장 건강한 인구다. 60~70대는 손상된 심장 조직을 수축 기능이 제대로 작동하는 심근 세포로 대체하는 것부터 만성질환 발병률과 중증도를 크게 낮추는 것까지 15~30년간 이뤄진 유전적 재탄생 기술의 혜택을 받는다. 유전공학으로 흡연, 약물, 알코올 관련 손상을 되돌리진 못해도 크게 줄일 수 있다. 이 집단은 나이에 걸맞게 지혜로우면서도 지금 35세 정도로 건강하며 신체적으로 활력 있다. 젊은 시절이 길어지는 것이다.
2050년의 90~100대	현재 75세 이하인 오늘날 베이비붐 세대는 대략 100세까지 산다. 계속 일하는 사람도 있고 지금의 50~65세만큼 건강한 사람도 있다. 자신의 생활 방식을 유지하도록 도와줄 더 큰 부를 누리고 유전공학 혁명의 혜택으로 건강이 좋아져 재정 자원에 상당한 여유가 생긴다. 90대에도 여전히 부모와 만나는 사람도 있고 일부는 120세 생일을 앞둔 부모를 돌본다. 건강 상태와 이동성이 향상돼 더 활동적인 삶을 영위하며 자녀, 손자, 심지어 증손자와 함께 사는 삶을 즐기기도 한다. 새로운 직업이나 사업을 꿈꾸는 사람도 많다.

부자인 셈이다. 달리 보면 현재 24조 달러(약 3경 1200조 원)에 이르는 연방 부채는 겨우 1년 치 GDP에 불과하다. 게다가 이런 부채는 120조 달러(약 15경 6000조 원)에 이르는 가계 자산에 비하면 새 발의 피다. 1년 치 소득이나 자산으로 빚을 갚아도 96조 달러(약 12경 4800조 원)에 이르는 유형자산이 남는다는 뜻이다. 심지어 현재 미국 경제가치(현재 자산에 GDP의 미래 가치를 더한 값)는 약 800조 달러(약 104경 원)이므로 현재 연방 부채는 현재 미국 경제가치의 3퍼센트에 불과하다. 우리가 감당할 수 있는지는 문제가 아니다. 누가 감당할 것인지가 정치적으로 훨씬 까다로운 문제다. 그리고 언제나 그랬듯 대다수는 다른 사람이 비용을 냈으면 한다. 재탄생한다고 인간 본성까지 달라지진 않는다.

　연금 제도는 확정급여형defined benefit, DB 연금이 사라지고 확정기여형defined contribution, DC 연금으로 완전히 재편될 것이다. 이는 노동자의 저축액을 늘려 재정 안정성을 높인다. 언제나 그랬듯 노년층은 호화로운 은퇴 생활을 누리진 못하더라도 이전 어떤 은퇴 세대보다 훨씬 나은 삶을 산다. 오늘날 베이비붐 세대 대다수가 이전 세대의 유산을 물려받아 혜택을 보리라는 점에는 의심의 여지가 없다.

PART

2

매혹적인 과학

곧 빠르게 다가올 주요 의학 발전 살펴보기

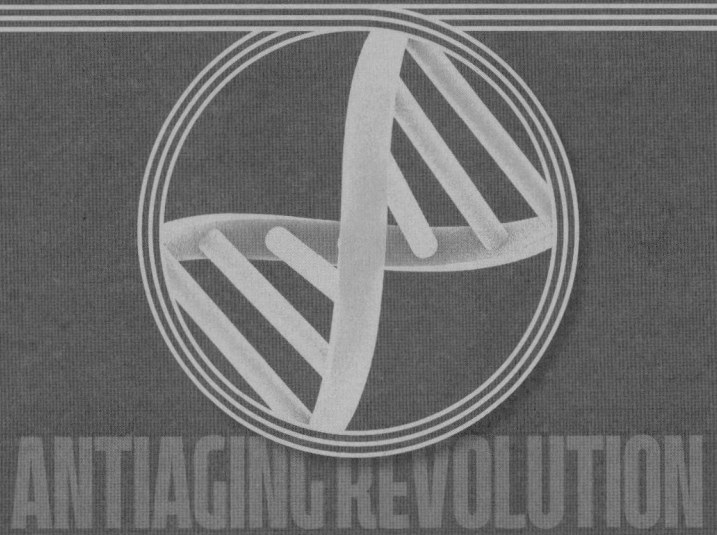

요즘은 자율주행 자동차나 달에 지은 호텔 같은 미래 현상 이야기를 흔히 볼 수 있다. 그래서 앞으로 여러 장에 걸쳐 다룰 내용은 별로 충격적이지 않고 그저 신기한 이야기 정도로 치부될지 모른다. 왜일까? 생체공학 인간의 시대가 바로 눈앞에 있기 때문이다. 노화 메커니즘을 밝히는 연구에 연방 정부의 지원(지원 대부분이 여기서 시작된다)이 늘고 있다. 2012년 18억 700만 달러(약 2조 3500억 원)였던 지원은 2020년 37억 3800만 달러(약 4조 8600억 원)로 증가했다.[1] 다른 출처의 자금을 포함하면 이보다 훨씬 많다. 장수 관련 특허는 2009~2014년 사이 400퍼센트 이상, 2014~2019년 사이 다시 네 배가 늘었다.[2]

국립노화연구소National Institute on Aging, 민간 재단, 제약회사의 지원을 받는 의학, 생물학, 공학 연합의 장수 과학자 3인방은 더 건강하고 회복력 높은 신체를 만들어내고 있다. 이 같은 연구는 전 세계에서 이어진다. 이들은 우리 몸을 어떻게 조작해야 몸이 손상을 복구하고 더 잘 작동해 궁극적으로 젊음을 더 오래 유지할 수 있을지에 특히 주목한다.

모든 과정은 우리 몸의 구성 요소인 세포에서 시작된다. 수조 개 세포 각각에는 DNA가 들어 있다. DNA에는 우리 몸이 기능하는 방식을 제어하는(저마다의 공통점과 차이점도 결정한다) 유전정보가 담겨 있다.

신경세포, 피부 세포, 백혈구 등 다양한 세포는 생물학적 위치와 임무에 따라 서로 다른 목적으로 쓰인다. 세포의 발전소라 할 수 있는 미토콘드리아는 음식을 에너지로 전환해 몸이 제대로 작동하도록 돕는다.

이렇게 복잡한 생물학적 기반 구조가 수없이 많은 오류를 일으킬 수 있다는 사실은 쉽게 짐작할 것이다. 세포는 바이러스나 박테리아에 감염될 수 있다. 외부 독소의 공격으로 변형돼 암이 될 수도 있다. (몸이 녹스는 것 같은) 노화 문제 대부분이 그렇듯 시간이 지나며 닳아 못 쓰게 될 수도 있다. 대체로 의학 발전은 이런 문제를 해결하는 데 도움을 줬다.

오늘날의 발전은 흥미진진한 부분이다. 지금 연구자들은 세포에 영향을 미치는 회춘rejuvenation과 재생regeneration이라는 두 가지 다른 방식의 발전에 집중한다.³ 이들이 어떻게 광범위하게 쓰이는지 살펴보자.

회춘: 이 기술 발전은 신체 체계가 더 젊게 '움직이게' 해 노화 과정을 늦출 수 있다. 마사지로 뭉친 근육을 풀거나 자동차 엔진오일을 교체해 엔진에 활력을 불어넣는 것처럼 신체 기반에 영향을 미친다. 이런 처치로 실제로 새로운 근육이나 엔진이 생기진 않지만 노화 과정이 늦춰져 기존 시스템의 성능이 더 오래가고 좋아진다.

세포 수준에서도 비슷한 과정이 일어난다. 특정 시술이나 치료를 받으면 마사지를 받거나 엔진오일을 교체한 것처럼 세포의 유효수명이 연장된다. 회춘하면 세포가 더 오랫동안 젊게 '움직여' 노화가 직접적으로 늦춰진다.

재생: 세포가 젊은 시절처럼 기능하는 것보다 더 좋은 일은 뭘까? 실제로 젊어지는 것이다. 이것이 바로 세포 재생이다. 과학자들이 실제로 세포와 미토콘드리아, DNA 제어 스위치를 바꿔 당신을 초기화할 수 있다면, 즉 '더 젊게' 설정할 수 있다면 어떨까? 현재 쥐와 개를 모델로 나이 든 세포를 젊은 세포로 바꾸는 조작이 시행되고 있다.

하지만 이 과정은 단지 노화를 늦추거나 건강하게 나이 드는 일을 넘어선다. 우리는 노화 메커니즘에서의 새로운 연구 발전으로 장수 분야에 큰 도약이 있으리라 믿는다. 다음은 앞으로 노화에 영향을 미칠 여러 발전 가운데 중요한 몇 가지다.

- 면역원성 없는 줄기세포 생산
- 간헐적 단식을 통한 자가포식 autophagy
- 치료용 혈장교환 plasma exchange을 포함한 세놀리틱스
- 유전자 편집
- 조직 재생 유도 induced tissue regeneration
- 후성유전학적 혁명
- 비만 제거, 특히 백색지방을 갈색지방으로 전환
- 면역요법과 면역 표적 치료
- 건강에 도움이 되는 고압산소요법 hyperbaric oxygen therapy
- 광역학 및 에너지 요법
- 미토콘드리아 복원

- 마이크로바이옴 재조정
- 생체공학 신체
- 단백질 항상성 조절

  이런 혁신은 자동차 엔진이나 집 배관을 새로 교체하는 것과 마찬가지다. 다시 말해 그저 장기 하나를 바꾸는 것이 아니라 몸 전체를 바꾸는 셈이다. 기계 내부를 제어하는 스위치를 바꾸면 실제로 기계 수명이 훨씬 길어진다. 기존 엔진의 주행거리를 최대한 늘리는 것이 아니라 실제로 새로운 엔진을 장착하는 것이기 때문이다. 이 과정이 실현되면 수명을 선형적이 아니라 기하급수적으로 늘릴 수 있다.

  다음 몇 장에 걸쳐 우리 삶과 몸이 움직이는 방식을 바꿀 가장 큰 잠재력을 지닌 발전을 살펴보자.

03 | 카멜레온 세포

The Great Age Reboot | 줄기세포는 왜 더 건강하게 오래 살기 위한 가장 큰 희망인가

 몇 차례 심장마비를 일으킨 후 심부전을 앓는 사람은 살면서 심각한 위기를 겪는다. 운동도 할 수 없고 염분 섭취도 훨씬 줄여야 하며 식단도 평소보다 더 세심하게 관리해야 한다.

 이런 지침을 따르지 않으면 어떻게 될까? 혈액을 효과적으로 내보낼 심장 세포가 없으므로 결국 응급실(혹은 더 최악의 곳)에 가는 상황에 처할 수 있다. 이 질병은 심장 세포를 파괴하고 조직을 섬유화하거나 심근 손상으로 세포가 수축할 수 없게 하며 이런 세포는 아직 정상인 이웃 세포가 조금씩 타이밍을 벗어나 비효율적으로 혈액을 내보내게 한다. 심장이 손상되면 그 영향은 심각하다. 폐에 물이 차서 호흡이 불가능하진 않더라도 몹시 힘들어진다.

 이 단계까지 간 심부전 환자는 기대수명이 18개월 정도인 데다 이 기간마저 건강하지 못한 상태로 보내야 한다.[1]

2020년 1월 일본 오사카대학교 의사들은 특정 심근 줄기세포를 이식하는 수술을 최초로 실시했다. 수술 대상 환자는 사망 선고를 앞둔 심장병 환자들을 살리기 위한 연구에 참여하고 있었다.[2]

줄기세포는 인체의 모체다. 심장, 뇌, 기타 모든 특정 세포가 여기서 파생된다.

해당 연구의 과학자들은 유도만능줄기세포induced pluripotent stem cell, iPSC라는 특수한 줄기세포를 이용했다. 이는 낡은 세포에서 채취해 줄기세포로 퇴행시킨 세포로 분열과 발달을 통해 스스로 재생하는 능력이 있다. 연구자들은 노벨상을 받은 기술(역시 일본에서 개발됐다)을 이용해 기증받은 조직에서 iPSC를 채취하고 미성숙한 상태로 되돌린 다음 환자에게 이식했다. 이 세포는 어떤 세포 유형으로든 발달해 손상된 세포를 복구하는 데 도움을 준다. 심장에 이식하면 건강한 혈관을 형성하고 심장 기능을 향상하는 데 도움이 되는 화학 물질을 분비할 수 있다.

이 실험에서는 젊고 건강하고 튼튼한 세포 2000만~2500만 개가 손상되고 고장 난 피험자 심장에 미세 수술로 이식됐다.

과학자들은 줄기세포를 조작하고 배양해 어린 심장 세포를 생산했다. 이 심장 세포에는 놀랍게도 거부반응을 일으킬 수 있는 면역 표지자immune marker가 없었다.

6주 만에 이 세포들은 기능을 대체하고 실제로 기능이 저하된 세포의 단백질을 재활용했다.

6개월이 지나자 첫 두 환자에서 이 기술이 근본적으로 손상을 되돌리고 심장의 젊은 기능을 회복했다는 초기 징후가 나타났다. 현재 이 치료법을 모든 환자에게 적용할 수 있을지, 그 효과가 얼마나 지속될지 알 수 없다는 사실은 분명히 해두자. 이 줄기세포가 심장 세포로 바뀔까? 이웃 세포와 동기화될까? 이 기술이 모든 심부전에 효과를 보일까?

대답은 명확하지 않지만 줄기세포 회춘으로 수명을 몇 달이 아니라 몇 년, 그것도 20년 이상 연장할 수 있으리라는 희망은 있다.

몇몇 의학 과학자는 2030년이면 뇌를 제외한 모든 장기나 조직, 구조에 이 대체 과정을 적용할 수 있을 것이라 내다본다. (물론 뇌 일부에도 적용할 수 있다. 2020년 말 바르셀로나대학교를 비롯한 여러 기관 연구진은 줄기세포에서 신경세포인 뉴런을 추출해 뇌에 주입하는 기술을 개발했다.[3, 4]) 지금 우리는 사망 선고를 생명 연장, 그것도 30년 전 활력을 지닌 생명 연장으로 바꿀 수 있는 세상에 살고 있다.

이것이 바로 줄기세포를 둘러싼 의학 발전의 약속이자 희망이다.

⌛

줄기세포는 1000가지 목소리를 흉내 낼 수 있는 성대모사의 달인이다. 초기(또는 배아) 줄기세포는 본질상 몸속 다른 어떤 세포로도 바뀔 수 있기 때문이다. 이제 과학자들은 좀 더 발달하고 한 가지 조직에 특화된 줄기세포를 가져와 인간이 고작 8개 세포로만 이뤄진 유기체였을 때처럼 되돌려놓을 수 있다. 이런 세포는 하나 이상의 어떤 조직으로든 발전할 수 있어 '만능' 세포로 알려져 있다. 이 만능 세포는 세포를 거부하는 특성(면역원성이라고 한다)이 없어 한 사람에서 다른 여러 사람에게로 이식할 수 있고 심장, 간, 신장 세포 같은 특정 세포로 변형할 수도 있다.[5]

줄기세포는 필요하다면 어떤 상황에든 적응하는 카멜레온 같다. 지금까지 우리가 아는 사실은 이 정도다. 하지만 줄기세포를 이용해 어떻게 세포 시계 전체를 되감는지, 즉 심장뿐 아니라 모든 신체 부위를 30년 젊어지게 하는지는 아직 밝혀지지 않았다.

지금까지는 두 방향에서 이 방법이 가능하리라 생각된다.

첫째, 당신 자신의 줄기세포를 채취하면 된다. 당신의 골수에서 줄기세포를 채취해 특정 세포로 배양한 다음 질병이 있는 부위에 주사하면 거기서 이 줄기세포가 성장해 건강한 새 조직을 형성한다. 하지만 여기에는 몇 가지 문제가 있다. 우리 몸에서 평생 생산되는 줄기세포 수는 한정돼 있을 뿐 아니라 현재는 채취한 줄기세포가 다른 조직의 일부가 될 세포로 발달하는 데 오랜 시간이 걸린다(지금은 대략 3주 정도 걸리는데 점점 짧아지고 있긴 하다).

둘째, 기증자에게 건강한 줄기세포를 받을 수 있다. 기증받은 세포를 문제 부위에 주사하면 당신 몸이 이를 받아들여 건강해질 수 있다. 이런 가능성에는 한계가 없다. 심장, 폐, 무릎에 문제가 있는가? 대량생산된 줄기세포를 주문해 손상된 조직을 제거하고 건강한 조직으로 교체하면 끝이다. 너무 좋은 이야기라 믿기지 않는다고? 현재는 그렇다. 면역이라는 큰 장애물이 가로막고 있기 때문이다. 줄기세포라고 다 새롭고 건강한 세포처럼 기능할 수 있는 것은 아니다. 당신 몸에서 받아들여야 한다. 즉, 당신 몸이 줄기세포를 외부 침입자로 인식해 거부하지 않아야 한다. 게다가 문제를 효과적으로 치료하려면 세포 수가 충분해야 하는데 목적 부위에 따라 필요한 줄기세포는 1억 개가 넘을 수도 있다(소동물은 심장 조직이나 연골을 재생하는 데 줄기세포 1000만~3000만 개가 필요하다). 세포를 아주 많이 개발하고 대량생산해 사용할 수 있어야 한다는 뜻이다(게다가 모두 몸이 지닌 선천적 면역 거부반응을 우회할 수 있어야 한다).

하지만 전 세계 연구자들이 바로 이런 성대모사의 달인 같은 세포의 특성을 활용해 손상되고 노화된 신체 부위를 치유할 수 있는지 알아보기 위해 엄격하게 연구 중이다.

⌛

한 걸음 물러나 과학이 실제로 어떻게 작용하는지 보자. 당신의 고유 줄기세포에서 혈액세포나 뇌세포 등 다른 모든 세포가 나온다. 줄기세포는 분열하고 증식해 새로운 줄기세포가 될 수도 있다.

줄기세포가 모체인 또 다른 이유가 있다. 이들은 다른 것을 받아들이고 고친다. 하지만 포용하거나 지혜의 정수를 전하는 것이 아니라 신체 손상을 복구하고 손상된 세포를 대체하거나 새로운 세포로 성장함으로써 목적을 달성한다. 사실 당신 몸의 모든 부위가 이렇게 치유된다.

무릎이 까졌거나 햇볕에 그을렸을 때 당신을 구하는 것은 주변 피부 세포가 아니다. 그건 바로 줄기세포다(혈액이 건강하고 원활하게 공급된다는 가정 아래 그렇다). 심장마비, 감염, 기타 신체 내 위협을 겪을 때도 마찬가지다.

엑소좀exosomes(세포 내에서 생성된 다음 외부로 방출돼 세포 간 신호를 전달하는 세포외소포체extracellular vesicles의 일종-옮긴이)은 줄기세포에 영양을 공급해 성장을 촉진하고 줄기세포가 심근, 피부, 뇌 등 우리에게 필요한 어떤 새로운 형태로든 발달하도록 돕는다.[6] 여기서 핵심은 혈류가 건강해야 이런 일이 가능하다는 점이다. 심장에서든 뇌에서든 줄기세포가 어디로 가야 하는지 알려주는 메시지는 혈류를 통해 전달되기 때문이다. 남성 환자에게 여성 심장을 이식한 사례를 보면 혈류가 줄기세포에 얼마나 중요한지 잘 알 수 있다.[7] 여성에게 받은 심장이 심장마비를 일으켜도 혈류만 빨리 복구된다면 심장은 6주에 걸쳐 남성의 줄기세포로 스스로 회복해 새로운 심근 수축 세포를 형성한다. 그렇다. 처음에는 신체 곳곳으로 혈액을 보내는 능력이 부족한 심장이었지만 6주가 지나면 여성의 심장에 문제가 있어도 남성 몸의 줄기세포를 통해 새로운 심근 세포가 성장해 더 많은 혈류를 생성한다.

과거에는 줄기세포가 불멸이라고 생각했지만 이는 사실이 아니다. 연구자들은 줄기세포가 딱 40~60회만 복제되도록 미리 설정돼 있다는 사실을 발견했다(이를 헤이플릭 한계Hayflick limit라고 한다).[8] (죽음이 가까워졌다는 징후 중 하나는 줄기세포 염색체 끝인 텔로미어telomere가 너무 짧아져 복제할 수 없게 되는 것이다.) 따라서 젊음과 장수를 위해 스스로 복구하고 또 복구하고 싶다면 줄기세포를 끊임없이 새로 공급해 보충해야 한다.

여기에는 또 다른 장애물도 있다. 줄기세포가 조직을 너무 많이 재생산해야 하면 그중 일부가 끝없이 분화해 암이 될 가능성도 커진다는 것이다.

> **┤ 놀라운 소식 ├**
>
> 최근 한 연구에 따르면 고압산소실에서 산소마스크를 쓰고 호흡한(90분씩 주 5일) 노인의 텔로미어가 20퍼센트나 길어졌다고 한다. 이는 중요한 발견이다. 텔로미어는 전반적인 노화 억제와 관련 있기 때문이다. 텔로미어가 길수록 당신 삶도 더 길어진다.[9] 또 다른 발견도 있다. 염증을 일으키고 면역계를 약화해 노화의 또 다른 지표로 알려진 세포 수도 줄였다. 이 연구는 검증을 위한 반복 실험이 필요하다. 하지만 재현 연구가 이미 진행 중이니 언론이나 우리 노화 대혁명 웹사이트 (longevityplaybook.com)에 결과가 업데이트되는지 주목하자.

줄기세포 분야에서는 몇 가지 성공과 발전이 확인되고 있다. 예를 들어 스탠퍼드대학교 연구진과 신경외과 의사들은 운동 기능을 제어하는 뇌 영역 일부를 5년 이상 잃은 환자 18명을 대상으로 회복할 뇌 부위에 줄기세포를 주입했다. 이들은 18명 중 7명의 운동 기능이 상당히 돌아왔다고 보고했다. 이는 줄기세포가 기능을 회복

시켰음을 보여줬다. (처음 뇌졸중이나 뇌 손상을 입었을 때는 혈류가 빨리 복구되지 않아 환자의 줄기세포가 뇌를 고칠 수 없었거나 그럴 줄기세포가 충분하지 않았던 것으로 보인다.[10])

따라서 한 가지 이론은 엑소좀 성장인자와 결합할 줄기세포를 더 많이 생성할 수 있다면 우리 몸의 회복 과정을 개선할 수 있다는 것이다.[11]

일부 연구는 열량 제한이 도움이 된다고 지적한다. 서던캘리포니아대학교 발터 롱고Valter Longo와 연구진은 참가자가 저단백, 저단순당 특별 식단으로 실험 1일 차에는 하루 1000킬로칼로리, 이어 4일간 하루 750킬로칼로리를 섭취한 다음 지중해 식단으로 돌아갔을 때 일부 줄기세포 요소가 상당히 늘었음을 발견했다.[12,13] 흥미로운 점은 이것이 우연한 발견이었다는 사실이다. 한 실험실 직원이 열량 제한 중인 실험동물에 실수로 사료를 먹인 것이다. 롱고는 데이터를 버리는 대신 열량을 제한한 다음 다시 먹이면 쥐가 어떻게 되는지 살폈다. 이런 실험은 해본 적이 없었다. 보통 한 번 열량을 제한하면 영원히 제한해야 한다고 생각했기 때문이다. 하지만 열량을 제한한 다음 다시 먹이를 주자 줄기세포가 더 많이 생성돼 회복이 필요한 신체 부위를 회춘할 수 있었다.

심지어 열량 제한만으로 수명을 연장할 수 있다는 사실도 우연히 발견됐다. 1933년 대공황 시기 코넬대학교 과학자 클라이브 매케이Clive McCay는 실험실을 계속 운영하려고 했지만 실험동물 사료를 살 돈이 충분하지 않았다. 그래서 쥐 절반에 열량을 35퍼센트 줄여 사료를 급여했다. 강제로 열량을 적게 섭취한 쥐는 원래대로 사료를 먹은 쥐보다 30퍼센트 더 오래 살았다.[14]

이런 면에서 배양한 줄기세포를 통한 신체 회춘은 특정 부위에 한정된 해결책으로 보인다. 즉, 줄기세포는 신체 전반이나 시스템을 재생하는 것이 아니라 심장 수축 세포나 관절연골, 뼈 같은 특정 부위를 표적으로 삼는다.

당신 주변에도 '줄기세포 치료'를 받은 사람이 있을지 모른다. 미국 식품의약국Food and Drug Administration, FDA은 미국에서 줄기세포 클리닉이 30억 달러(약 3조 9000억 원) 이상의 매출을 올리던 2020년 그해 4월까지 문을 닫으라고 통보했으며 클리닉의 약속이 입증되지 않았고 잠재적으로 해로울 수 있다고 오랫동안 경고했다.

무릎 통증이나 관절염이 있는 사람에게 이런 클리닉은 매력적이다. 환자들은 클리닉에 가서 혈소판풍부혈장platelet-rich plasma, PRP과 자기 줄기세포(골수에서 채취한)를 주입받고 일시적으로 통증이 완화됐다고 느낀다. 문제는 뭘까? 보통은 사용할 수 있는 줄기세포 양이 극히 적다는 점이다. 예를 들어 진짜 회춘하려면 세포가 수천만 개는 필요하지만 정작 얻을 수 있는 세포는 수백 개밖에 되지 않는다. 하지만 PRP 주사를 맞으면 염증이 낫고 통증이 줄어든다.[15] 기분이 나아진 환자는 줄기세포가 효과 있다고 느낀다. 혹은 환자들이 점차 나아지고 있었는데 마침 주사를 맞아 주사가 효과를 발휘한 것처럼 느껴졌을 수도 있다.

환자들이 느끼는 완화 효과는 흔히 염증 감소에서 기인한다. 이는 대체로 일시적 현상일 뿐이다(운 좋게도 4장에서 살펴볼 세놀리틱스 효과를 본 것이 아니라면 말이다). 따라서 '줄기세포' 치료는 보통 당신이 지갑을 열 만한 사람인지 알아보는 수단에 불과하다. 회사는 이런 치료를 제공하고 환자의 돈을 긁어모은다. 치료 한 회당 수천 달러에 이르기도 한다.

하지만 줄기세포를 이용한 장기적인 노화 방지 치료법이 나오리라는 희망도 눈앞에 있다. 줄기세포를 충분히 채취하거나 공여받아 손상된 세포를 치유하고 회춘하면 된다. 그러면 일시적이 아닌 장기적 완화가 가능하다.

> **┤ 놀라운 소식 ├**
>
> 현재 혈액 줄기세포를 얻어 장수에 활용하려면 문제가 하나 있다. 여기에는 많은 줄기세포와 특정 세포(조혈모세포 hematopoietic stem cells라고 한다)가 필요한데 이 세포가 희소하다는 것이다. 바르셀로나 게놈조절센터 Centre for Genomic Regulation와 컬럼비아 대학교 연구진은 이런 줄기세포를 체내에서뿐 아니라 체외에서도 다량 배양하는 데 도움이 될 수 있는 단백질을 발견했다.[16] 이 혈액 줄기세포는 암이나 자가면역 질환 등을 치료하는 데 도움이 된다. 흥미롭게도 연구진은 일부 혈액세포를 특정 세포로 재설정하는 단백질을 알아내기 위해 알고리즘을 이용했다.

04 | 세포의 마술

The Great Age Reboot

노화된 세포를 재설정하는 장수의 약속

마치 톰 행크스$^{Tom\ Hanks}$가 출연한 영화의 한 장면 같다. 주인공은 나이 드는 게 싫다. 시간을 늦춰 완전히 멈추고 싶다. 그래서 마법사와 협상해 젊음의 묘약을 얻는다. 마법사는 말한다. 이걸 마시면 다시 젊어질 것이다. 주인공은 주문을 외우고 물약을 꿀꺽꿀꺽 마신다. "아브라카다브라, 나이를 없애주세요." 그렇게 그는 다시 젊어진다. 희끗하던 머리가 다시 검어지고 자세도 곧아지며 근육도 탄탄해진다. 뱃살은 온데간데없고 병도 깨끗이 나았다. 노인이던 사람이 이제 젊은이가 됐다. 마법의 묘약은 늙은 세포를 쓸어내고 젊은 세포를 재생해줬다.

2010년대 초 메이요클리닉$^{Mayo\ Clinic}$ 연구실에서 바로 이런 일이 일어났다.[1] 이곳 과학자들은 오래된 세포를 제거하는 유전자 기술을 이용해 쥐의 노화 관련 질병을 개선하거나 없애려 했다. 하지만 의학 발전이 언제나 그렇듯 생쥐와(나) 쥐에 어떤 현상이 나타나는 것과 인간에게 이를 그대로 재현하는 것은 별개다. 그 도약 거리는 흔히 그랜드캐니언만큼 넓으며 이 과정에서 많은 의학 발전이 실망스러운 죽음의 나락으로 떨어지기도 한다. 오렌지 주스를 적당량 먹이면 어떤 생쥐는 암이 생기고 어떤 생쥐는 암이 치료되듯 특정 기술이나 치료법이 생쥐나 쥐에 효과가 있다고 해서 사람에게 똑같은 효과가 나타나리라고 예측할 순 없다.

하지만 2020년 5월 메이요클리닉 분사인 유니티바이오테크놀로지Unity Biotechnology에서 네드 데이비드Ned David와 주디스 캠피시Judith Campisi의 지휘 아래 같은 기술과 방식으로 인체 대상 임상 1상을 실시했고 현재는 임상 2상을 진행하고 있다는 소식이 들려왔다.[2] (임상 2상은 실패했지만 임상 1상에서 보여준 성공으로 회사가 연구를 이어나갈 만큼 고무된 상태다.)

연구는 이렇게 진행됐다. MRI를 찍어 골관절염osteoarthritis 통증이 있다고 판명된 환자의 무릎에 약물 또는 위약을 주사했다. 가장 고용량을 투여받은 환자 12명은 위약을 투여받은 환자와 달리 통증이 80퍼센트 이상 줄고 최소 3개월 동안 기능이 80퍼센트 이상 회복됐다고 보고됐다.

통증, 염증, 골관절염이 거의 사라진 것이다.

표본이 아주 작긴 하지만 상당히 놀라운 결과였다. 특히 노화의 불가피한 부분으로 여겨지는 질환이라는 점에서 그렇다. 연골과 완충재가 닳아 없어지면 당신 무릎에는 관절염이 생기고 당신은 더는 통증을 참을 수 없을 때까지 견디다가 선진국에 산다면 무릎 치환술을 받는다. 질병이 결국 승리하고 인간은 새로운 인공 무릎을 만들어 대응한다. 인공 무릎도 잘 움직이긴 한다. 하지만 원래 우리 몸의 일부가 아니다 보니 애초 기능의 80퍼센트는커녕 일부라도 발휘하려면 수술이나 힘든 재활을 거쳐야 한다. 하지만 단 한 번의 시술로 통증을 없앨 수 있다면 어떨까? 시계를 늦추고 원래 우리 몸의 일부를 유지할 수 있다면? 여기에는 분명 서커스 바람잡이처럼 '눈길을 끄는' 매력이 있다. 실로 젊음의 묘약인 셈이다.

현재 이 약물은 임상 2상에서 실패했다. 하지만 이 분야의 다른 접근법은 검증을 거쳐 인체 대상으로 유망한 초기 결과를 내놓기도 한다. 쥐나 무릎 대상이 아니라 다른 대상에서 가능성을 보이는 실험도 있다. 이런 약물과 접근법을 우리 몸 여러 부위와 시스템에 적용하면 어떻게 될까?

심장을 새것처럼 좋게 만든다면? 뇌는 어떤가? 척추는? 몸의 다른 모든 부위를 옛 시절로 되돌린다면?

이것이 바로 장수 경쟁의 주요 선두 주자 가운데 하나인 세놀리틱스가 내놓는 약속이다. 세놀리틱스senolytics는 '노화'를 의미하는 'senescence'와 '반대, 항抗'이라는 의미의 'lytics'의 합성어. 세놀리틱스란 항노화제인 셈이다(노화를 억제하는 물질로 노화 세포 제거제라고도 한다-옮긴이).

2008년부터 노화 역전 세놀리틱스 가설에 점점 더 많은 관심과 연구비가 쏟아지고 있다. 기본 임무는 항노화제를 이용해 노화 세포$^{senescent\ cell}$ 또는 노인성 세포$^{senile\ cell}$라 불리는 낡고 손상된 세포를 회수해서 노화 과정을 늦추는 것이다. 예를 들어 샌프란시스코 캘리포니아대학교 과학자들은 젊은 생쥐 혈액을 늙은 생쥐에 계속 주입하면 늙은 생쥐가 젊은 생쥐처럼 기능할 수 있다는 사실을 발견했다.[3] 효과 중 하나로 늙은 생쥐의 줄기세포와 줄기세포 성장인자 수가 증가했다.

몸속에 돌아다니는 노화 세포는 나이가 들면서 그 수와 영향력이 점차 증가해 전반적으로 큰 파괴력을 발휘한다는 이론이 있다. (실제로 노화 세포는 유아기에도 형성되지만 몸속에서 재활용돼 30세 무렵까지는 축적되지 않는다.) 이 세포들은 염증을 일으키는 한편 더 파괴적으로 주변 건강한 세포를 노화시키는 물질을 분비하기도 한다.[4]

'친구를 보면 그 사람을 알 수 있다'는 말이 있다. 노화 세포는 나쁜 영향을 미친다. 주변 강한 세포를 늙게 한다. 과일이 상하는 과정에 빗대 생각해볼 수도 있다. 처음에는 작은 썩은 부위던 것이 점점 다른 부위로 퍼지다 결국 주변 과일까지 퍼져 바구니에 든 모든 과일이 갈색으로 변하면서 상해버린다.

이것이 바로 세놀리틱스가 유망한 이유다. 세놀리틱스는 건강한 세포를 나쁜 세포로 물들이는 불량배 세포를 제거한다.

메이요클리닉 연구진이 발전된 세놀리틱스 기술을 쥐에 적용해 입증한 효과는 매우 중요하고 낙관적으로 보인다. 이들은 같은 우리에서 키웠고 나이도 같은 늙은 설치류 두 마리 사진을 공개했다. 자연스럽게 나이 든 쥐는 주름지고 늙어 보였지만 세놀리틱스 치료를 받은 쥐는 고등학교 치어리더처럼 활기차 보였다. 겉보기에도 차이가 확연하지만 몸속에서 일어난 변화는 이루 말할 수 없다.

다른 연구자들은 세놀리틱스 치료로 태어난 지 109주 된 나이 든 쥐 혈액이 30주밖에 안 된 젊은 쥐 혈액처럼 확연히 달라진다고 보고했다.[5]

유니티바이오테크놀로지의 무릎 관절 실험이 흥미로운 이유는 인체 특정 부위에서 나이 든 세포를 걷어내고 약물을 주입하면 주사 단 한 번으로 주변 세포의 염증이 줄어든다는 사실을 밝힌 최초의 보고였기 때문이다. 통증은 대부분 사라졌고 염증도 줄었다(실제로 관절연골이 더 많이 생성됐는지는 알 수 없다.)

요즘에는 세놀리틱스를 몸의 모든 부분에 적용하는 유망한 실험이 진행 중이다.

예를 들어 나이 든 사람에게 찾아오는 시력 저하의 가장 흔한 형태인 습성 황반변성 wet macular degeneration을 실험동물에 일으키고 세놀리틱스 병용 치료를 실시하자 시력이 회복됐다.[6] 사람으로 치면 노인인 생쥐가 젊은이의 시력을 다시 얻은 것이다. 당신이 85세에 세놀리틱스를 맞아 시력 손상을 막은 다음 눈과 안구 근육을 재설정해 20대만큼 시력이 좋아진다고 상상해보자.

또 다른 실험은 세놀리틱스로 척추 디스크에 수분을 복원할 수 있다는 사실을 밝혔다. 수분은 척추가 제대로 기능하게 하고 허리 통증(미국에서 주된 통증 원인 중 하나이자 미국인이 병원에 가거나 직장에 결근하는 주요 이유 중 하나다)을 줄이거나 예방하는 데 중요하다.[7]

하지만 가장 흥미로운 부분은 세놀리틱스가 심장과 뇌에 미칠 수 있는 영향이다.

심장을 펌프질하는 세포는 서로 협력해 최대한 효율적으로 몸 곳곳에 혈액을 보낸다. 나이가 들어 세포가 늙으면 그 타이밍이 점점 늦어진다.

심근 세포가 완벽한 타이밍으로 수축하고 이완하지 않으면 혈액을 제대로 내보내지 못한다. 마치 듀오 피아니스트 연주가 1초씩 어긋나는 것과 비슷하다. 그 연주는 시끄럽기만 할 것이다. 심장 세포 타이밍이 조금 어긋났다는 것은 심부전이 생기고 폐에 물이 찬다는 뜻이다.[8]

혈류가 약해지면 몸은 효율적으로 기능하지 못한다. 예를 들어 식사 후 피곤해지는 것은 혈액이 소화에 사용되면서 몸 다른 곳으로는 혈액이 덜 가기 때문이다. 나이가 들면 혈류 체계가 점차 손상되기 때문에 이런 일이 더 자주 생긴다. 따라서 세놀리틱스는 심장을 가동하는 세포의 젊은 기능을 회복해 심장 기능을 전반적으로 개선하겠다는 전망을 제시한다.

메이요클리닉 연구진에 따르면 다른 용도로 승인된 약물 중 세놀리틱 효과가 있는 약물이 두 가지 있다. 이 약물들은 결합해 노화한 세포를 수거하고 제거함으로써 주변 세포가 정상 기능을 회복하게 하고 심장에서 혈액을 퍼 올리는 기능을 개선한다.[9] 게다가 더 효율적인 세놀리틱스도 연구 중이다. 과학자들은 심장마비에 걸린 쥐를 연구해 세놀리틱스 치료를 받은 쥐가 받지 않은 쥐보다 심장

기능이 35퍼센트 더 회복됐고 20퍼센트 더 오래 산다는 사실을 발견했다.[10]

더 많은 연구가 세놀리틱스 분야로 나아간다

세포의 구조, 과정, 기능을 어떻게 바꿔야 노화와 질병의 스위치를 끌 수 있을까? 세포에서 일어나는 자가포식이라는 과정이 이와 관련 있다.

이 과정은 그 역할을 이해하는 사람이 점점 더 많아지면서 더욱 주류로 부각되고 있다. 자가포식은 매우 복잡한 과정으로 일종의 신체 재활용이라 할 수 있다.[11] 손상된 세포를 분해하고 불필요한 세포 일부를 (먹어)치우면서도 세포 자체는 그대로 유지해 몸이 스스로 청소하고 복구하도록 돕는다('자가포식'이란 단어는 '스스로 먹는다'는 뜻이다).

여기서 우리 몸이 항상 자가포식 상태는 아니라는 점을 기억해야 한다. 켜지고 꺼진다. 최근 연구에 따르면 규칙적 단식으로 이를 어느 정도 조절할 수 있다.[12] 자가포식이 염증을 가라앉히고 면역계 구축을 도움으로써 노화를 늦추는 데 한몫한다는 증거도 상당히 많다. 세포 쓰레기를 청소하고 장수 혜택을 얻으라.

하지만 여기서부터 문제가 복잡해진다. 연구자들은 자가포식이 암에 어떤 역할을 하는지 살폈다. 자가포식은 어떤 단계에서는 암을 예방하지만 화학요법으로 손상된 종양을 다시 커지게 한다는 증거도 있다. 말이 되긴 한다. 그렇지 않은가? 자가포식이 손상된 세포를 재생한다면 같은 과정을 통해 화학요법으로 손상된 암세포도 복구할 수 있을 것이다. 자가포식은 암의 좋은 친구가 될 수도 있다.

이제 과학자들은 자가포식 과정 조작이 암세포 성장에 영향을 미쳐 약물 개발의 풍요로운 개척지가 될 수 있음을 보여주고 있다. 그래서 우리는 자가포식 억제제, 즉 자가포식 과정을 멈추고 종양 성장을 멈출 수도 있는 약물의 등장을 보게 될 것이다. 이는 장수와 관련해 많은 의미를 지닌다. 암 성장을 막을 방법을 알아낼 수 있다면 수명을 연장할 가능성도 커진다.[13]

럿거스대학교 아일린 화이트Eileen White는 암을 죽이는 자가포식 억제제를 주로 연구했다. 자가포식을 억제해 암이 몸속에 숨어 스스로 재생하지 못하게 함으로써 다른 암 치료제가 더 효과적으로 암을 죽이게 한다.[14] 따라서 화학요법을 받을 때는 단식하지 않는 편이 좋다. 단식은 자가포식을 유도하며 암세포가 잠시 칩거했다가 더 강해져 돌아올 수 있기 때문이다. 하지만 암 치료 후에는 간헐적 단식이나 먹는 시간을 제한하는 시간제한 식이요법을 시도해볼 수 있다. 초기 데이터에 따르면 이처럼 간단하고 부작용이 없으며 약물을 사용하지 않는 방법도 손상된 기능을 회복하고 암 생존자의 삶의 질을 개선하는 데 도움이 된다.

> **│ 놀라운 소식 │**
>
> 버클리 캘리포니아대학교 연구진은 혈장교환이라는 과정을 통해 나이 들면서 늘어나는 전(前)염증 단백질을 줄여 노화를 막을 수 있다는 사실을 발견했다.[15] 혈장교환은 근육과 뇌세포 회춘 과정으로 이미 FDA 승인을 받았다. 이 과정은 늙은 세포를 젊은 세포로 바꾸는 스위치처럼 작용해 세놀리틱스와 비슷한 효과를 낸다. 연구에 따르면 알츠하이머 환자에게 혈장교환을 실시하면 인지기능 저하를 50퍼센트까지 늦추는 데 도움이 된다고 한다. 감탄의 연속이다.

노화를 연구할 때 가장 큰 난제는 이것이다. 노화는 종착지가 있는 질병이 아니다. 결국 죽음이 종착지긴 하지만 노화는 사실 시간과 삶의 질을 잃게 하는 질환, 과정, 상태, 시스템 오류의 총체다.

하지만 어떤 치료법이든 연구하려면 구체적 종착지 또는 성공이나 실패의 지표가 필요하다. 무릎 관절염이나 허리 통증 같은 질환을 대상으로 세놀리틱스를 연구하고 심부전 환자를 대상으로 줄기세포를 연구하는 이유가 바로 이것이다. 분명하고 구체적인 결과로 연구 성과를 측정할 수 있기 때문이다.[16] 한 사람의 사망 시점을 측정할 순 없다. 치료받거나 받지 않았을 때 사망 시점이 어떻게 달라지는지 정확히 알 방법이 없기 때문이다. 인구 집단을 대상으로 사망을 연구하려면 어떤 약물이나 치료, 간헐적 단식 같은 생활 방식 변화가 실제로 그 사람의 사망 나이에 영향을 주는지 기다렸다가 확인해야 한다. 이는 과학자 대부분에게 주어진 시간보다 훨씬 긴 세월이다.

따라서 당분간은 외삽해 볼 수밖에 없다. 세놀리틱스가 관절염에 효과가 있다면 전반적인 노화에도 적용될 수 있지 않을까 추정해보는 것이다. 세놀리틱스가 무릎 염증과 통증을 없앤다면 뇌에 주사해 기억력 악화를 예방할 수도 있지 않을까?

이것이 세놀리틱스의 전망이다. 이 치료법이 효과가 있다면 2026년 무렵에는 FDA 승인을 받아 사용할 수 있을 것이다. 세놀리틱스 치료가 척추, 무릎 관절, 심장이나 폐, 뇌나 눈에도 적용되면 우리는 2030년까지 12년은 더 젊어질 수 있다.

┤ 놀라운 소식 ├

암 표적 치료에는 화학요법이나 면역요법 외의 치료법도 있다. 새로운 치료법은 암세포 성장이나 확산을 촉진하는 단백질 또는 유전자 등 암세포 특정 부분에 초점을 맞춘다. 림프구성백혈병 세포의 특정 효소를 억제하는 획기적 약물인 이브루티닙ibrutinib이 한 예다.

05 | 편집되는 DNA 운명

The Great Age Reboot

DNA 조작은 유전공학과 후성유전학적 혁명의
차세대 선두 주자다

2020년 여름, 전 세계가 코로나19 팬데믹에 맞서느라 분주할 때 버지니아대학교 연구진은 치명적인 암을 치료할 중요한 열쇠를 발견했다.[1]

연구진은 공격적이고 환자 대부분을 죽음으로 몰아가는 뇌암인 교모세포종glioblastoma을 일으키는 유전자를 찾았다. 이 종양유전자(암 유발 유전자)는 교모세포종이 살아남는 데 필수적이다. 교모세포종이 생기면 암세포가 그 유전자에 들러붙어 증식하고 퍼지며 보통 매우 빠르게 환자를 사망으로 몰아간다. 버지니아대학교 연구진은 생쥐 모델 실험에서 교모세포종에 특효가 있는 유전자를 발견하고 그 활동을 차단했다. 결과는 어땠을까? 암은 죽었지만 건강한 세포는 전혀 손상되지 않았다.

이 유전자 치료법으로 사람의 교모세포종을 성공적으로 치료할 수 있을지 확인하려면 아직 갈 길이 멀지만 이 연구는 장수 영역에서 또 다른 유망 분야인 유전자 치료와 유전자 편집에 주목하게 한다.

이 지식은 모두 **당신**을 당신이게 하는 것을 규명하는 인간 게놈 프로젝트에서 얻었다. A, C, G, T 네 개 문자로 표현되는 네 가지 화학물질이 DNA 염기쌍을 이뤄 머리 색깔부터 질병에 걸리기 쉬운 성향까지 당신의 모든 것을 결정한다. 개인의 염기서열은 어떨까? 2만 2500개 유전자에는 약 32억 개 문자가 있다. 이것이 바로 당신의 개인 암호다. 이 암호는 부모에게서 각각 물려받아 쌍을 이룬 염색체 23쌍에 들어 있다. 각 염색체에는 단백질 생산을 지시하고 세포의 성장, 기능, 생존을 제어하는 암호를 포함한 수백수천 개 유전자가 들어 있다.

병원에서 가족력을 얼마나 자주 묻는지 보면 유전이 건강에 영향을 미친다는 사실을 잘 알 수 있다. 당신이 남성인지 여성인지, 암이나 심장병 또는 기타 질병에 걸릴 확률이 높은지 아닌지가 바로 유전에 달렸다. 하지만 여기에는 흥미로운 점이 있다. DNA 유전자 2만 2500개 중 항상 '활동하는' 것은 1500개 정도뿐이다. 우리에게는 생물학적 스위치가 있다. 그래서 우리가 어떤 생활 습관(식단이나 스트레스 관리 같은)을 선택하느냐에 따라 이 중 약 80퍼센트 유전자를 켤지 끌지 통제할 수 있다.[2] 이런 '후성유전학적' 스위치는 우리의 유전자 제어 능력을 둘러싼 다양한 논의와 혼란의 근원이다. 하지만 많은 생활 습관이 이 스위치에 영향을 미친다고 알려졌다. 기억해보자. 건강한 세포는 건강한 세포를 재생산하고 건강하지 않은 세포는 건강하지 않은 세포를 생산한다.[3,4]

그럼 우리가 유전자를 켜거나 꺼야 하는 이유는 뭘까? 일부 유전자는 우리가 태어날 때부터 결함이 있기도 하고 시간이 지나며 DNA 일부가 손상되기도 한다. 나이가 듦에 따라 환경과 정상 세포 과정도 유전자와 그 스위치(후성유전자)를 손상한다. 이런 손상은 평생 동안 점차 심각해지며 노화를 가속한다고 알려져 있다.

모든 암은 유전자 하나 이상의 돌연변이 때문에 생긴다. 이런 돌연변이는 보통 후천적으로 생기지만 간혹 유전되기도 한다. 지금까지 인간 암 유전자는 약 560개 확인됐다.[5] 후천적으로 암을 유발하는 유전자 돌연변이의 가장 흔한 원인은 세포분열 중 무작위로 일어나는 DNA '오류'다. 다른 원인으로는 흡연, 노화, 엑스레이, 자외선, 방사성물질, 화학물질(예를 들어 고엽제나 석면), 호르몬, 비만, 바이러스 등이 있다.

그러므로 유전자 오류가 암이나 기타 질병을 일으키는 주요 원인이라는 사실은 유전자가 다시 정상적으로 기능하도록 유전자를 수정할 가능성이 많다는 뜻이기도 하다. 이런 방법 중 가장 주목받는 것은 크리스퍼-카스9 CRISPR-Cas9 이라는 기술이다.

크리스퍼는 연구자에게 노벨상을 안긴 기술로 일종의 생물학적 가위처럼 작용한다. 먼저 결함 있는 유전자 암호를 탐지하는 임무를 띤 바이러스 운반체 vector를 몸에 삽입한다. RNA와 단백질 카스9이 실린 바이러스 운반체가 정확한 지점을 찾으면 단백질이 해당 부위를 잘라내 잘못된 메시지를 유발하는 암호를 근본적으로 제거한다. 자르고 파괴하는 것이다.[6] 가장 멋진 부분은 여기다. 이 기술은 잘라낸 부분을 표시해 기억해뒀다가 나중에 발생할지 모를 발현이나 DNA 돌연변이를 막고 이를 제거하거나 바꿀 수 있다.

지금까지 이 방법으로 생쥐의 코카인 저항성 증가, 유전성 난청 감소, 개의 근이영양증 역전, 인간의 심부전 역전과 암세포 사멸 유도 등 다양한 해결책을 설계했다.[7] 게다가 이 기술이 알츠하이머 등 기타 뇌 관련 질환에도 도움이 될 수 있다는 희망도 보인다. 중국 연구자들은 이 기술을 이용해 유전자 조작 아기를 만들어 세포가 HIV 바이러스를 쉽게 복제할 수 없도록 조작함으로써 에이즈 발병 위험을 훨씬 낮췄다고 보고했다.[8]

우울증, 알츠하이머, 중독, 관절염 관련 유전자뿐 아니라 노화, 건강 악화, 사망 유발 질환과 관련된 유전자를 편집할 가능성도 있다. 사회는 이미 논쟁을 시작했다. 유전자 조작의 한계는 어디까지인가? 부모는 태어날 아기의 건강과는 무관하지만 마음에 들지 않는 어떤 특성이 있는 유전자를 골라 끌 수 있을까? 현재는 이런 논쟁이 노화 과정을 늦추는 메커니즘 연구를 방해하지 않겠지만 곧 중요한 사회적 논의로 이어질 것이다.

지난 몇 년간 DNA와 관련된 획기적 분야에서 과학적 사고방식이 뒤집혔다. 다시 말해 이제 우리는 타고난 유전자에 영원히 종속됐다고 믿지 않는다. 오히려 미래에는 우리가 일부 유전자의 기능을 바꾸거나 우리에게 해를 입힐지 모를 유전자를 제거할 수 있을 것이라고 예상한다. 우리는 생물학적 삭제 버튼으로 미래 의학을 근본적으로 바꿀 수도 있다.

이는 사람에게도 일부 적용된다. 예를 들어 아프리카계 미국인에게 흔한 혈액질환인 낫적혈구병$^{sickle\ cell\ disease}$을 해결할 유전자 치료법이 인체 대상으로 임상시험 중이다.[9] 낫적혈구병은 유전자 돌연변이로 적혈구 모양이 바뀌어 적혈구에서 신체 일부로 산소가 전달되지 못하는 질병이다. 하지만 유전자 치료를 받으면 해당 유전자가 차단돼 조직에 산소를 운반할 수 있는 정상 또는 정상에 가까운 적혈구가 더 많이 생성된다. 이렇게 유전자를 편집하면 특정 유전자를 제거해 비정상 단백질, 낫적혈구병이라면 비정상 S형 혈색소$^{Hemoglobin-S}$가 생성되지 않게 할 수 있다.

유전자를 이용해 노화를 방지하는 세 가지 방법

- **유전자 치료**: 낡은 기능장애 유전자를 조작해 젊고 기능적으로 움직이게 한다.
- **유전자 편집**: 건강 문제의 원인이 되는 유전자를 제거한다.
- **후성유전학적 편집**: 유전자 자체는 바꾸지 않고 특정 유전자를 제어하는 스위치를 켜거나 끈다.

노화 제어에서의 큰 진전은 인체의 모든 유전자를 지도화하고 식별할 목적으로 시작된 국가 간 연구 협력체, 바로 인간 게놈 프로젝트 덕분이라는 사실을 기억할 것이다. 프로젝트에 참여한 연구팀은 당초 유전자가 대략 30만 개 발견될 것이라 예상했지만 실제로 발견된 유전자는 약 2만 2500개였다.

1990년대~2000년대 초반 게놈 염기서열 분석에는 27억 달러(약 3조 5100억 원)가 들었다[지금은 월마트에서 고작 100달러(약 13만 원) 조금 넘는 돈을 내면 앤서스트리Ancestry나 23앤드미23andMe 같은 회사를 통해 개인의 게놈 주요 부분을 지도화하고 식별하는 서비스를 받을 수 있다]. 이 프로젝트로 연구자들은 유전자 치료와 유전자 편집으로 질병과 노화를 치료할 수 있다는 큰 기대를 품었다. (하지만 1999년 유전자 편집 실험 도중 한 청소년이 사망하면서 이 획기적 기술은 큰 좌절에 빠졌다.)[10]

모든 작업, 개발, 연구의 큰 희망과 질문도 이것이었다. 우리가 몸에서 생물학적 범죄를 저지르는 가해 유전자를 식별할 수 있다면 이들이 올바른 세포가 되도록 교화해야 할까 아니면 사형 선고를 해야 할까?

둘 중 하나를 할 수 있다면 질병을 치료하거나 예방하는 데 상당한 도움이 될 것이다. 유전자의 기능을 바꿀 수 있다는 뜻이기 때문이다. 처음에는 그저 숙명이라 믿던 것을 실제로 편집하거나 심지어는 원래 상태로 되돌릴 수 있는 셈이다.

데이비스와 샌디에이고 캘리포니아대학교, 하버드대학교, MIT와 기타 기관 연구진은 동물실험으로 이런 성과를 달성했다.[11,12] 데이비스와 샌디에이고 캘리포니아대학교 출신 과학자들이 세운 한 회사가 생쥐 유전자 리셋genetic reset에 성공한 것이다. 연구진은 생쥐가 빨리 노화하도록 기른 다음 유전자를 재설정했다. 젊은 생쥐라니 상상하기 조금 어렵지만 당신의 17세 반려견을 세 살 강아지로 되돌리거나 60세인 당신 몸의 운영 체계를 좀 더 젊게 재조정해 28세로 되돌리는 일과 마찬가지다. 연구는 젊을 때처럼 단백질 생산을 조절하는 상태로 간단히 (적어도 이론적으로는 간단히) 생쥐를 복구했다.

젊을 때(당신의 공장 초기화 상태)와 같은 제어 방식을 되돌려 단백질을 더 젊게 구성하면 젊어진다. 네 가지 유전자를 켜고 끄는 스위치만 변경하면 된다. 그 유전자를 찾기가 어렵지만 말이다(일본 과학자 야마나카 신야山中伸弥는 이 유전자를 찾아낸 공로로 노벨상을 받았다[13]). 하지만 각 단백질 생산량을 적당한 수준으로 조절하기는 훨씬 어렵다. 이 유전자를 켜면 생쥐가 다시 젊어지지만 유전자가 통제 불능으로 성장해 금방 암이 생긴다. 그래서 실험실에서 암 발생 위험을 높이지 않으면서 젊음을 되찾을 물질과 그 물질의 적당한 양을 찾는 데도 거의 14년이 걸렸다. 이는 후성유전자를 재설정해 당신을 초기화한다는 개념(후성유전학적 재탄생 또는 어떤 유전자를 켜거나 끌지 결정하는 스위치 리셋)으로 이 발전이 상당히 유망해 보이는 이유다.

2019년 과학자들은 노화 관련 유전자 하나를 끄면 회충의 수명을 두 배 늘릴 수 있다고 보고했다.[14] 이 이론에 따르면 생애 초기에는 유전자가 유기체의 성장과 발달을 돕는 화학물질을 분비하지만 특정 시점이 되면 그 화학물질이 오히려 역효과를 일으켜 노화 관련 손상을 유발한다.[16] 더는 도움이 되는 기능을 하지 않는 유전자를 끄면 손상을 줄이고 수명을 연장할 수 있다. 다른 이점도 있었다. 회충은 더 건강한 자손을 낳기도 했다. 회충의 수명은 3주에서 6주로 두 배밖에 늘지 않았지만 회충의 DNA는 인간의 DNA와 21퍼센트 일치하고 회충의 특성과 인간 생물학에서 중심이 되는 필수 생물학적 특성에도 비슷한 점이 많으므로 이런 결과는 앞으로 탐구할 만한 매우 유망한 경로다. 현재 미국 메인주 MDI생물학연구소MDI Biological Laboratory, 캘리포니아 벅노화연구소Buck Institute for Research on Aging, 중국 난징대학교가 연합해 유전자 두 개(IIS와 TOR)를 꺼서 회충의 수명을 정상 수명보다 다섯 배나 연장하는 데 성공했다. 인간이 이렇게 장수한다면 언젠가는 400살까지 살 수 있을지도 모른다.[17]

유전자 편집과 후성유전학적 스위치 온오프 기술은 완벽하진 않지만 점차 개선되고 있다. 대략 1만 가지 질병이 단일 유전자에서

┤ 놀라운 소식 ├

2020년 말, 연구진은 유전자가 노화 증상을 일으키는 후성유전학적 변화를 방해해 세포가 스스로 복구되게 함으로써 눈의 노화를 역전할 수 있다는 사실을 발견했다.[15] 하버드대학교 노화 연구자인 데이비드 싱클레어David Sinclair와 그의 연구진, 예일대학교, 로스앤젤레스 캘리포니아대학교, 호주 뉴사우스웨일스대학교 연구진은 생쥐 눈을 이용해 이 유전자가 젊은 시절처럼 DNA 메틸화를 복구하고 시력 손실을 역전할 수 있음을 보여줬다. 눈 망막과 시신경은 스스로 재생됐다. 하지만 이 결과에는 더 많은, 훨씬 많은 의미가 있다. 바로 세포의 메틸화 과정을 재설정하면 세포가 스스로 복구되거나 대체할 수 있다는 것이다.

생긴 단 하나의 오류로 인해 발생한다. 이론적으로는 유전자 편집을 통해 모든 질병을 없앨 수 있다. 유전자와 그에 따른 오류를 알면 없앨 수도 있는 것이다.

또 다른 중요한 점은 생활 방식 결정을 통해 유전자를 켤지 끌지 제어하는 스위치를 조작할 수 있다는 유전자 셀프엔지니어링self-engineering 아이디어다. 우리는 언제나 유전자가 기능하고 발현하는 방식을 바꾸고 있다. 운동이나 식습관 같은 행동이 유전자가 어떻게 작용할지, 1500개 유전자 중 무엇이 발현될지(단백질을 생성할지)에 영향을 미친다는 사실도 이제 잘 안다. 사실 인간은 이 중 약 1200개 유전자를 조작할 수 있다. 당신은 세계에서 가장 뛰어난 셀프엔지니어인 셈이다(생물학과 화학 성적은 꼴찌라도 말이다).**18**

이것이 바로 우리가 유전자를 '켜서' 단백질을 만든다고 하는 것이다. 이는 어떤 특성이나 기능도 고정돼 있지 않고 유동적이라 외부 요인에 영향받을 수 있다는 뜻이다. 특히 많은 생활 습관이 어떤 유전자를 켤지에 영향을 미치며 이는 당신이 미래 가족력을 바꿀 수도 있음을 나타낸다. 믿기 어렵겠지만 당신이 항상 물려받은 유전자의 결과물이 될 운명인 것은 아니다.

노화, 특히 노화를 유발하는 유전자는 메틸화methylation와 탈메틸화demethylation라고 하는 과정을 통해 꺼지거나 켜진다.**19** 즉, 유전자 발현을 억제해 활성화하지 못하게 하거나(메틸화) 억제를 풀어 활성화한다(탈메틸화). 이게 왜 중요할까? 노화가 유전자 자체의 손상이 아닌 유전자 발현에 따른 결과라면 환경 요인의 영향을 받는 DNA

를 조작해 이 단백질 생산 제어를 젊은 시절로 되돌릴 수 있어야 한다. 이런 가설을 후성유전학적 노화 모델이라고 한다.[20]

당신의 선택을 스마트폰, 태블릿, 컴퓨터의 '설정' 스위치라고 생각해보자. 기기 성능을 조작할 방법은 무수히 많지만 그중 당신이 선택하거나 활용하는 기능은 몇 가지에 불과하다. 유전자 성능에 영향을 미치는 활동도 마찬가지다. 단지 모니터 밝기를 조절하거나 블루투스 설정을 바꾸는 것이 아니라 생활 방식을 선택해 유전자를 켜거나 꺼서 당신이라는 기계의 작동과 노화에 영향을 미치는 것이다. 물론 기기처럼 당신이 제어하는 스위치로 DNA 설정을 완벽하게 제어할 순 없다. 적어도 현재 의료 기술로는 이런 설정 일부가 DNA 설정으로 잠겨 있다. 이 부분은 앞으로 더 밝혀져야 할 유전학 연구의 초점이다.

유전자를 메틸화, 탈메틸화하는 스위치를 제어하는 능력이 있으면 유전자를 끄고 켤 수 있다. 가스버너의 불을 켜고 끄거나 휴대전화 또는 태블릿 앱을 여닫는 것처럼 유전자가 특정 방식으로 발현

┤ 놀라운 소식 ├

연구진은 유전자 편집 도구를 표적 세포에 직접 주입하는 데 도움이 될 새로운 물질을 개발하고 있다. 현재의 바이러스 전달 모델보다 더 안전하고 저렴한 방법이다. 새로운 방법은 '금속유기골격체metal-organic framework, MOF'라고 불리는 것을 이용한다. 녹차의 파이토케미컬phytochemical(건강에 도움을 주는 생리활성을 지닌 식물성 화학물질-옮긴이)로 코팅해 보강한 것이다.[21] 이는 DNA를 편집하는 크리스퍼 기술을 상용화하는 데 가장 큰 걸림돌인 전달에 도움이 되는 중요한 기술이다.

되도록 제어할 수 있다고 생각해보라. 예를 들어 해로운 염증을 촉진하는 유전자를 끄거나 염증을 줄이는 유전자를 켤 수 있다.

어떤 면에서 이 과정은 생물학적 인공지능artificial intelligence, AI이나 다름없다. 유전자가 원하는 방식으로 움직이도록 조절하고 최적이 아닌 유전자 이력을 바꿀 수 있다. 이런 능력을 마다할 사람이 있을까? 이건 그저 기분만 좋아지는 일이 아니다(그것도 나름 좋은 보상이긴 하지만). 당신의 전성기가 진짜 황금기가 돼 젊음이 연장된다. 달력 나이와 상관없이 젊음을 느끼고 젊게 행동하며 젊은 상태로 더 오래 살 수 있다.

유전자 엔지니어링은 당신이 일상적인 결정을 내리는 평생 동안 일어난다. 오늘 먹은 음식과 그전 수천 일 동안 먹은 음식 때문에 일어난다. 이 선택으로 당신은 건강해질 수 있고 때가 되면 스스로 회복할 수도 있다. 그러므로 규칙적으로 운동하는지, 흡연하는지, 스트레스받는지 등 평생에 걸쳐 내리는 결정은 경사면을 가볍게 뛰어 올라갈지, 무겁게 한 걸음씩 옮길지, 아니면 아예 피할지를 가른다(스위치를 켜고 끄는 방법은 4부에서 다루겠다).

┤ 놀라운 소식 ├

버지니아대학교 연구진은 심장마비를 예방하는 데 큰 도움이 될 유전자를 발견했다.[22] 유전이 심장병에 영향을 미친다는 사실은 오래전 알려졌지만 이 연구진이 발견한 것은 심장을 보호하는 효과가 있는 유전자다. 잠재적으로 해당 유전자를 발현해 심장을 보호하도록 돕는 새로운 방법을 개발할 길이 열린 셈이다.

그리고 이는 젊음을 얼마나 연장하고 만성질환을 어떻게 예방해 더 젊고 오래 살지 판가름하는 중요한 요소다. 이 혁명적 발전에서 제기되는 윤리적 딜레마는 주요 과학 연구와 선정적인 언론의 머리기사 모두에 영향을 미칠 것이다. 그래도 유전자 셀프엔지니어링은 질병과 기능장애를 줄이거나 없앨 수 있다는 실로 흥미진진한 가능성을 보여준다.

06 당신의 방어 체계

The Great Age Reboot

면역요법 발전은 암과 팬데믹을 해결할 열쇠가 될 수 있을까

토론토에 사는 조니라는 58세 남성이 2019년 췌장암 진단을 받았을 때 그에게 주어진 삶은 6개월뿐이었다. 사실상 사망 선고였다. 생명을 연장할 유일한 방법은 아마도 화학요법뿐이겠지만 너무 힘들어 남은 시간 동안 극심한 고통에 시달릴 것이었다.

다른 암도 마찬가지지만 췌장암은 인간의 면역계를 속여 암세포와 싸우지 않게 하고 독성 세포가 자라게 놔두는 한편 건강한 세포를 죽인다. 결국 몸과 장기가 망가져 더는 기능하지 못하고 죽는다.

아마도 유전자 돌연변이에서 생겼을 암은 이처럼 고난도로 자신을 위장하고 우리가 원치 않는 부위에 침입한다. 반갑지 않은 침입자를 제거하는 임무를 지닌 경보 면역계에 발각되거나 떠나라는 명령을 받지도 않는다.

치료에 그다지 희망을 걸 수 없었던 조니는 진단을 받자마자 임

상시험 웹사이트(ClinicalTrials.gov, 미국 국립보건원National Institutes of Health, NIH 산하 국립의학도서관이 운영하는 웹사이트로 전 세계에서 수행되는 임상시험 정보를 확인할 수 있다-옮긴이)를 검색해 휴스턴(MD앤더슨암센터MD Anderson Cancer Center)에서 진행 중인 연구 실험에 참여했다. 그러기 위해 열띤 토론을 거쳐야 했지만 조니는 그의 주치의처럼 임상시험을 열렬히 옹호했다. 연구진은 실험을 진행하기 위해 조니의 혈액을 1리터가량 뽑아 면역 세포만 채취한 다음 다시 그의 몸에 넣었다.

그다음 연구진은 세포를 편집해(5장에서 설명한 크리스퍼 기술을 이용했다) 특정 췌장암을 공격하는 항체를 만들 유전자를 삽입했다.

효과가 있었다.

조니는 2주 정도 심한 독감과 비슷한 증상을 느꼈고(면역계가 종양과 싸우는 과정이었다) 종양은 사라졌다. 아주 말끔히 사라져 재발하지도 않았다. 조니는 완치됐다.

면역 세포 유전자 조작은 암 치료의 최전선이다. 이는 일종의 유전자 체스 게임이다. 암이 면역계를 능가하면 우리는 암을 능가하기 위해 면역계를 조작하는 수를 둬야 한다. 이제 체크메이트를 외쳐도 될까?

아직 초기 단계에 불과하지만 몇몇 연구는 큰 성공을 거뒀다. 예를 들어 전이성악성흑색종metastatic malignant melanoma의 생존율은 1~5퍼센트에 불과했지만 지금은 완치율이 60퍼센트가 넘는다. 임상시험뿐 아니라 실제 임상 데이터로도 확인된 결과다. 종양과 함께 사는 삶은 이제 안녕이다!

면역요법 발전으로 암 치료에 관한 생각이 바뀌면서 이는 가장 유망한 과학 분야 중 일부가 됐다.[1] 암을 죽이는 방사선요법이나 화학요법 같은 무자비한 전투 모델이나 암세포 근처 정상 조직까지 죽이는 아군 공격법을 사용하는 대신 앞으로는 건강한 세포를 보호하면서 암세포만 파괴하도록 면역계를 가르치는 치료법을 이용할 것이다.

암세포는 왜 침입하고 파괴하길 원할까? 은행 강도와 같은 이유다. 타인의 노동에 얹혀 이익을 강탈하는 것이다. 가해자는 당신 세포의 에너지를 강탈해 증식하고 번성한다.

그럼 우리에게 강한 면역계가 있는데도 어떻게 문제가 되는 세포, 암세포가 들어올 수 있을까? 암세포는 면역계가 자신을 공격하지 못하도록 자신이 건강하고 착한 세포라는 신호를 보내 신분을 위장한다.

면역계에는 여러 단계의 방어 체계가 있다. 일부 면역 세포는 싸운다. 일부 세포는 싸우다 죽고 일부는 최근 전투 목록을 작성해 미래의 잠재적 위협을 더 잘 식별할 수 있게 함으로써 지능적으로 방어한다. 면역계의 다른 일부 세포는 레졸빈^{resolvins}이라는 단백질의 도움을 받아 전투에서 생긴 잔해를 제거한다.[2]

일반적인 방어 시나리오에서 모든 일이 잘 풀리면 침입자가 들어왔을 때 이를 식별해 싸우고 면역계는 승리하며 잔해는 림프계를 통해 그 부위에서 몸 밖으로 배출된다. 그다음 면역계는 휴식을 취하며(실제로는 계속 생기고 있는 나쁜 암세포를 뿌리 뽑는 중이긴 하지만 말이

> **┤ 놀라운 소식 ├**
>
> 유니버시티칼리지런던 연구자들은 사람 면역계의 핵심 기관인 가슴샘^{thymus}을 만드는 데까지 한 걸음 더 나아갔다. 가슴샘기능장애가 있으면 질병과 감염에 제대로 맞설 수 없다. 가슴샘을 이식해 완전히 기능하게 하면 다양한 질병을 피할 수 있다. 연구진은 줄기세포를 이용해 가슴샘을 재건했다.[3]

다) 다음 경보에 대비한다. 흔한 감기에도 이와 비슷한 일이 일어난다. 예를 들어 감기 증상(기침이나 재채기 같은)은 감기가 아니라 면역계에서 일어난 전투 결과다. 이런 증상은 당신 몸이 침입자를 쫓아내기 위해 애쓰고 있다는 사실을 보여준다.

하지만 일부 암세포는 똑똑해져서 면역계에 자기가 진짜 정상 세포라는 신호를 보내고 신호는 관문^{checkpoint}에 전달된다("이봐 면역계, 나는 진짜 정상 세포니까 잘 생각해"). 암세포는 검문을 피해 보안 체계를 우회한 다음 스스로 복제하고 성장한다.

면역계는 이 암세포를 위협이라고 인지하지 못한다. 그러면 암은 아군을 먹어치우며 몸의 세포와 장기를 파괴하기 시작할 때까지 자라나고 또 자라난다(그리고 흔히 퍼져나간다).

지금까지 암 치료 대부분은 수술, 방사선요법, 화학요법 등을 통해 암세포를 직접 파괴하는 데 중점을 뒀다(그 과정에서 건강한 세포도 파괴된다). 하지만 오늘날 암 연구와 치료에서 가장 유망한 발전은 면역요법에 중점을 둔다. 몸 자체의 면역계를 강화하고 활성화해 암세포를 식별하고 공격하는 것이다.

적어도 지금과 가까운 미래에는 이 방법이 표준이 될 것으로 보인다. 면역계가 감기나 계절성 독감에 대처할 때와 마찬가지로 암세포를 공격하게 하는 것이다. 장기적 부작용이 없는 단기적 공격이다. 최근 연구자들은 여기서 좀 더 나아가 조니가 췌장암과 싸워 성공적으로 이길 수 있었던 바로 그 방법을 사용한다. 림프구에 항종양과 세포 살상 효과를 높이는 유전자를 삽입해 면역계가 종양세포를 더 잘 찾아서 죽이도록 돕는 것이다.

면역요법은 몸의 면역계를 자극해 암세포와 더 잘 싸우게 하고 면역계 일부를 강화해 암 형성을 예방한다(백신과 비슷하게 작용한다).

다섯 가지 암 치료 면역요법 기술

- **일반적 면역력 강화 행동**: 푹 자고 미량영양소를 충분히 섭취하는 식이다(이론적으로 신체 체계가 암과 더 잘 싸우도록 돕는다).[4,5,6]
- **인공 항체**: 특정 세포를 공격하도록 설계됐다.
- **백신**: 몸에 백신을 투여해 면역반응을 유발하는 것으로 특정 암을 예방하는 데 도움이 된다.
- **면역관문억제제**immune checkpoint inhibitors: 면역계가 암세포에 속아 넘어가지 않고 암세포를 더 잘 인식해 싸우게 한다.
- **면역 세포에 유전자 삽입**: 암세포를 표적화해 더 효과적으로 죽일 수 있다(조니에게도 사용됐다).

이런 접근법은 다양한 개발 단계에 있으며 일부 암 치료에도 사용되기도 한다. 특히 면역계 작용 방식에 적용한다는 점에서 면역관문억제제와 유전자 삽입술, 두 가지가 가장 흥미롭다.

1970년대 대학원생이던 짐 앨리슨Jim Allison은 중요한 의문을 제기했다. 면역계가 암을 공격하지 않는 데는 분명 이유가 있을 것이며 일부 암세포가 면역계를 근본적으로 불활성화하는 신호를 보내기 때문이라는 것이다. 어떤가?

앨리슨은 〈면역요법 비가悲歌〉를 불러젖혔다(참고: 구글에서 앨리슨이 《롤링스톤》 스타일로 나온 2001년 잡지 표지 사진을 찾아보라). 여러 임상시험에서 면역요법의 1년 유효율이 0이었기 때문이다. 화학요법만 시도했을 때와 아무 차이가 없었다. 그리고 그는 면역요법이 동물에는 효과가 있는데 사람에게는 왜 효과가 없는지 궁금해졌다.

그래도 그는 3년간 화학요법과 면역요법을 병행한 치료와 화학요법 단독 치료를 일대일로 비교하며 끝까지 연구를 이어나갔다. 3년 뒤, 면역요법과 화학요법 병행 치료 효과는 화학요법만 사용한 치료 효과보다 훨씬 더 좋게 나타났다. 면역계가 암세포와 싸운 결과였다.[7]

앨리슨은 질병이 아니라 면역계를 치료해 암을 공격하는 방법을 개발한 공로를 인정받아 2018년 노벨 생리의학상을 받았다(MD 앤더슨암센터 면역요법 소장도 됐다). 통찰의 핵심은 T세포라는 면역 세포에 제동을 거는 암세포 단백질을 차단하는 것이었다. 그러면 T세포는 '체크포인트', 즉 관문을 통과해 암을 공격할 수 있다. 앨리슨의 연구는 최초의 면역관문억제제 개발로 이어졌다(그중 첫 번째 약물은 전이성 악성흑색종에 쓰였다). 앨리슨의 밴드 이름도 '체크포인트'다.

다른 연구자들도 이 '면역관문 연구'에 상당한 공을 들였고 우리가 암에서 자유로워지는 데 중요한 기여를 했다. 주목할 만한 연구는 다나파버암연구소Dana-Farber Cancer Institute 연구진이 두 번째로 개발한 면역관문억제제인 PD-L1 억제제programmed death-ligand 1 inhibitors(면역계의 T세포 공격을 피하도록 암세포가 과발현하는 단백질인 1형 세포 예정사 리간드를 차단해 면역반응을 회복하는 약물—옮긴이)다.[8] 지금의 면역관문억제제는 빠르게 분열하는 고형암(전이성악성흑색종 같은)에 효과적이지만 앞으로는 혈액에서 형성돼 천천히 진행되는 만성림프구성백혈병chronic lymphocytic leukemias 같은 다른 암에도 초점을 맞출 것이다.

요점은 이렇다. 면역요법은 건강과 여러모로 비슷하다. 효과가 나타나려면 어느 정도 시간(위 사례에서는 3년)이 필요하며 초기 결과(위 사례에서는 1년짜리 임상시험 수차례)가 희망적이지 않다고 낙담해선 안 된다.

면역요법은 일부 기존 모델보다 암을 치료하는 데 훨씬 나은 해답이다. 건강한 세포를 죽이지 않기 때문이다. 면역요법은 방어 체계 기능을 개선할 방법을 찾아 그들이 본연의 임무를 더 잘 수행하게 한다. 원래 몸에 속하지 않은 것은 죽이면서도 그 과정에서 아무것도 다치지 않게 하는 것이다. 연구자들이 면역계가 더 효과적으로 암을 공격할 방법을 찾고 있으므로 2030년이면 많은 암의 치료율이 향상될 것으로 기대된다.

바이러스와 백신

건강과 장수를 생각하면 면역계가 가장 먼저 떠오를 것이다. 분명 우리는 2020년 시작된 코로나19 팬데믹으로 바이러스 침입자의 공격에 대처해 어떻게 싸워 생존할지 생각하게 됐다.[9]

당신 몸은 똑똑하게도 뛰어난 방어 전략을 지니고 태어났다. 몸은 미래에 번성하기 위해 가장 소중한 것을 보호한다. 바로 자기 자신이다. 코로나19 팬데믹 첫해 동안 미국에서 중환자실 치료가 필요한 70세 미만 환자의 80퍼센트 이상(그리고 사망자의 90퍼센트 이상)은 비만, 제대로 치료되지 않은 고혈압이나 심혈관 질환, 2형 당뇨병, 면역기능장애, 흡연(또는 전자담배 사용)으로 인한 폐질환 등 예방 가능한 동반 질환 여섯 가지 중 하나가 있었다.[10]

이런 질환은 모두 방어력을 떨어트린다. 선진국에 산다면 간단한 선택(규칙적으로 자거나 특정 영양소를 섭취하고 스트레스를 관리하며 운동하는 등)으로 사스코로나바이러스-2나 다른 침입자 또는 나쁜 세포에 대한 면역 방어력을 키울 수 있다.[11] 백신과 바이러스를 둘러싸고 개인과 사회의 장수를 위해 어떻게 하면 대규모 위협의 확산을 둔화할 수 있을지 많은 논의가 이뤄졌다는 뜻이다. 이에 관한 몇 가지 중요한 질문을 살펴보자.

▶ **코로나바이러스는 어떻게 침입하는가?**

사스코로나바이러스-2는 비강(섬모 세포 ciliary cells)과 폐(2형 폐포

pneumocyte-2s)에 있는 특정 세포를 공격한다.[12] 2형 폐포는 폐의 공기 주머니를 열어 몸에 산소를 공급하도록 돕는 화학물질을 생성한다. 코로나바이러스와 싸울 때 면역계가 때로 과잉 반응해 염증이 생기면 동맥에서 플라크가 떨어지거나 심지어는 폐렴처럼 다른 익숙한 염증을 일으킬 수 있다. 이는 산소 공급 능력을 더욱 망가뜨려 산소 흡입에 두 배로 타격을 입힌다. 면역계가 강하고 충분히 휴식하면 (맞다, 면역계 역량에는 질 좋은 수면, 명상, 운동, 음식 선택이 중요하다) 당신이 이긴다. 일이 다 잘 풀리면 면역계는 한숨 돌리고 나서 다음 경보에 대비한다. 코로나19가 치명적인 이유는 면역력이 낮은 사람을 노리기 때문이다(그리고 이 바이러스는 코 외벽 섬모에서 복제되기 때문에 폐에서만 복제되고 비강 섬모 세포에서는 잘 복제되지 않는 사스바이러스보다 더 쉽게 퍼진다). 다른 뚜렷한 문제도 있다. 후유증을 오래 겪는 사람 일부는 바이러스에 대적할 항체를 만들어 자기 조직을 파괴하거나 공격한다. 바이러스가 사라진 지 한참 뒤에도 병이 유발될 수 있다는 뜻이다. 따라서 신체 다른 부위를 공격해 면역반응을 일으키지 않는 백신이 필요하다. 과학자들은 건강한 조직을 파괴하는 부작용이 거의 없으면서(가장 취약한 10만 명에서 한 명 이하로 발생) 코로나바이러스를 막을 항체를 생성하는 백신을 여럿 발견한 것으로 보인다.

▶ **백신은 어떻게 작용하는가?**

이미 들어온 침입자를 공격하는 항생제와 달리 백신은 면역계를 개선하고 강화한다.[13] 백신은 특정 항원을 몸에 가르쳐주고 몸이 잠재적 위협과 침입자를 식별해 공격할 항체나 기타 면역력 강화 과정을 개발하게 한다. 본질적으로 이런 면역세포는 대규모 식별 체계를 형성해 특정 위협에 맞서 싸우도록 고안된 군대(다른 면역세포와 항체)를 이룬다.

특히 B세포는 침입자와 싸울 항체를 만들고 T세포에 지원을 요청한다. 백신이 자극하는 것도 이 B세포다. 백신이 제대로 작용하면 B세포는 몇 가지 형질세포로 바뀐다. 이 형질세포는 골수에서 대기하다가 바이러스나 박테리아 침입자가 들어오면 이들과 맞선다. 유도된 형질세포는 바이러스나 박테리아가 세포에 침입해 그 세포(당신 세포) 재생 기관을 장악하지 못하게 한다.

HIV 등 일부 다른 바이러스는 돌연변이를 일으키거나 보호막을 형성해 B세포의 개입 능력을 떨어뜨리면서 성공적으로 백신 효과를 회피하기도 한다.[14]

사스코로나바이러스-2는 바이러스의 비非부착성 부분에 대적하는 항체만으로는 세포에 들어온 바이러스의 증식을 멈출 수 없다. 바이러스가 세포에 침투해 복제할 수 없도록 부착을 막으려면 특정 항체(중화항체 neutralizing antibodies라고 한다)가 필요하다.

▶ **항바이러스제는 어떨까?**

항바이러스제는 바이러스의 비부착 지점을 공격한다(HIV 약물은 대체로 HIV 바이러스를 공격해 바이러스 입자가 복제된 다음 확산되지 못하도록 세포 내에서 작용한다). 하지만 애초에 바이러스가 세포 내에 침입하지 못하게 막는 것이 가장 바람직하다.

▶ 백신 생산은 왜 오래 걸릴까?

보통 백신 생산에는 10~20년이 걸린다(적어도 코로나19 백신 연구 전에는 그랬다).[15] 백신 개발의 목표는 무엇보다 안전이고 그다음이 특정 병원체로 인한 감염과 질병을 예방하는 데 필요한 면역반응을 유도하는 것이다. 병원체가 다르면 방어 면역성을 공급하는 메커니즘도 달라야 한다. 특히 팬데믹 상황이라면 대량의 백신을 신속하게 생산해야 한다. 코로나19 백신은 수십억 회 분량이 필요하다. 게다가 이를 전 세계에 경제적으로 공급할 수 있어야 한다.

특히 코로나19 백신의 또 다른 목표는 바이러스가 신체와 세포에 침입하는 감염 부위를 차단하는 것이었다. 사스코로나바이러스-2는 보통 입이나 코 같은 호흡기로 유입되므로 혈류가 아닌 유입 경로 입구에서 면역성이 바로 가동돼야 한다. 게다가 연구진은 최소 1년의 면역 기억이 생성되는 백신을 개발하고자 했다. 이상적인 백신이라면 면역반응을 유도해 바이러스 표적을 인식한 다음 이 바이러스가 돌연변이를 만들어 빠져나가지 못하게 해야 한다. 독감 바이러스는 발현율이 자주 바뀌고 돌연변이도 흔하므로 면역성이 오래 유지되지 않는다. 그래서 매년 새로 백신을 맞아야 한다(그래도 현재 바이러스의 비돌연변이 부분을 공격하는 항체를 유도하는 지속형 독감 백신이 개발되고 있긴 하다).[16] 마지막으로 백신은 전 세계로 배포할 수 있을 만큼 안정적이어야 한다. 냉장 또는 냉동 보관해야 하는 백신을 모든 사람에게 배포하긴 어렵다. 따라서 다양한 사스코로나바이러스-2 백신이 개발되고 있다.

게다가 새로운 백신은 (특히) 소수자, 합병증이 있는 사람, 노인을 포함해 다양한 대규모 인구가 있는 실제 세상(임상시험만이 아니다)에서 작용해야 한다. 이 모든 요소와 단계 중 서두를 수 있는 부분은 제한적이다.

안전성 연구 다음에는 유효성 연구가 진행된다. 이 과정에는 보통 1~2년이 소요되며 백신의 예방 효과를 검증한다. 실제 질병이 있는 대규모 참가자를 대상으로 진행되며 일부 환자군에는 백신을 투여하고 다른 환자군에는 위약을 투여해 두 집단의 감염률을 비교한다. 비용도 많이 들고 해당 질병의 발현율이 오르내리면 연구가 까다로워질 수 있다. 예를 들어 독감 유행이 절정을 지난 다음 독감 백신 임상시험을 시작하면 두 집단의 감염률이 너무 낮아 차이를 발견하기 어려울 수도 있다.

그 대안으로 인체 유발반응 시험human challenge study, HCT을 할 수도 있지만 사람에게 치명적인 바이러스를 접종하려 한다면 제정신인 지원자를 충분히 구하기 힘들 것이다.[17] 이런 연구에서는 지원자 일부에는 백신을 접종하고 나머지에는 위약을 접종하는데 어쨌든 둘 다 실제 사스코로나바이러스-2에 노출된다. HCT는 설사를 일으키는 균처럼 보통 곧바로 치료법을 적용할 수 있는 바이러스일 때 실시한다. 피험자가 설사 증상을 보인다는 증거가 나타나면 즉시 치료해 합병증을 막고 균을 죽인다. 신종 코로나바이러스는 백신을

개발할 때 적용할 만한 효과적인 치료법이 없었으므로 이 시험의 이점을 활용할 수 없다.[18,19]

▶ 팬데믹의 미래는 무엇일까?

코로나19 팬데믹 동안 항바이러스제와 새로운 백신 플랫폼이 개발되면서 먼 과거에는 인구 1~10퍼센트를 사망으로 몰아넣던 팬데믹을 예방할 수 있으리라는 희망이 생겼다. 코로나바이러스 백신의 안전성 시험이 더 세심한 까닭은 원래 사스 백신으로 준비된 초기 후보 백신 중 하나가 과면역반응을 일으켜 극소수(지만 분명 존재하는) 접종자에게 심각한 합병증이 생겼기 때문이다. 이로 인해 시험이 개선됐다. 시험이 개선되고 더 안전하면서도 더 다양한 항바이러스제가 개발되면서 새로운 팬데믹이 발생할 위험도 점차 낮아지겠지만 코로나바이러스가 완전히 없어졌다고 확실히 말할 순 없다. 하지만 2년 이내에 30억 명 이상(40억~60억 회 분량)에게 새로운 사스코로나바이러스-2 백신을 제공할 수 있다는 점은 수명을 단축하는 팬데믹 방어에 놀라운 진전이 있었다는 사실을 말해준다.[20]

07 미래의 신체 에너지

The Great Age Reboot | 몸의 에너지원은 어떻게 전성기를 연장하는가

온오프 스위치가 어디에나 있는 세상에서 생물학적 스위치가 눈길을 끄는 이유를 짐작하기란 쉽다. 후성유전학적 스위치처럼 어떤 경로로 가는 스위치를 켜거나 끄면 몸에 도움이 된다.

원하는 기능은 켠다. 원치 않는 기능은 끈다.

2020년 8월 한 국제 연구 팀은 갈색지방을 활성화하는 방법을 발견했다고 발표했다. 갈색지방은 초콜릿 아이스크림을 너무 많이 먹어서 생기는 것이 아니다. 사실 갈색지방은 비만, 당뇨, 장수를 조절하는 대사의 핵심 요소 중 하나다. 저널 《세포대사Cell Metabolism》에 게재된 캐나다 퀘벡 셔브룩대학병원연구소Centre de recherche du Centre hospitalier universitaire de Sherbrooke, CRCHUS와 코펜하겐대학교의 노보노디스크재단Novo Nordisk Foundation 기초대사연구센터Center for Basic Metabolic Research, CBMR의 공동 연구 결과를 보자.[1]

낮은 온도나 화학 신호로 활성화된 갈색지방은 에너지를 태우고 열을 낸다. 열발생^{thermogenesis}이라는 과정이다. 사람은 갈색지방을 조금 저장하고 있는데 과학자들은 이를 약리학적으로 활성화하거나 백색지방을 갈색지방으로 전환하는 대체 방법을 찾으면 대사를 개선하는 데 도움이 될 수 있다는 가설을 오랫동안 믿어왔다.

이 장에서는 이 같은 지방의 역할(에너지 저장소)뿐 아니라 세포 수준에서 당신 몸을 실제로 움직이는 에너지 공장(미토콘드리아)도 살펴볼 것이다. 이런 에너지 시스템은 생명 연장의 진보에 관한 퍼즐을 풀 핵심 조각이다.

지방 재구성

지금 우리는 전례 없는 비만의 시대에 살고 있다. 특히 미국이 그렇다. 과도한 지방이 미치는 부정적 영향은 잘 알려져 있다. 1960년 비만이거나 고도비만인 성인 남성은 11퍼센트에 불과했다. 오늘날에는 43퍼센트나 된다.[2] 성인 여성은 그 비율이 17퍼센트에서 54퍼센트로 상승했다. 오늘날 미국 성인 중 비^{非}히스패닉계 흑인 50퍼센트가 비만이거나 고도비만이며 히스패닉계 흑인 45퍼센트, 비히스패닉계 백인 42퍼센트, 아시아인 18퍼센트도 그렇다. 2~19세 어린이 비만율도 19퍼센트나 된다.

과식하면 과잉된 포도당이든 어떤 종류의 열량이든 모두 중성

지방^{triglyceride}으로 변하면서 지방이 된다. 복부 지방이 늘면 인슐린 저항성이 높아져 당뇨병에 걸릴 위험이 커지고 염증과 동맥 플라크 파열도 늘어난다.³ 동맥 플라크가 파열되면 석회화된 플라크가 하지로 이동해 동맥이 막힌다. 갓 생성된 새 플라크 표면에는 혈소판이 모여 파열된 부위를 매끄럽게 하고 응고인자와 적혈구로 이뤄진 격자망을 끌어와 결국 동맥을 부분적으로 또는 완전히 막아 버린다. 지방은 이렇게 순환계가 오작동하게 해 막힌 동맥, 뇌졸중, 기타 다양한 심장과 뇌 질환 가능성을 높인다. 내장 지방과 복부 지방은 염증을 유발해 골관절염, 우울증, 스트레스를 악화하고 수면 무호흡증부터 치매에 이르는 다양한 장애를 일으켜 몸의 기능을 떨어트린다. 이런 지방은 유방암과 대장암 등 여섯 가지 암의 주요 원인이 되기도 한다. 따라서 스모 선수나 공격 라인맨$^{offensive\ lineman}$이 아니라면(아니, 설령 그렇다 해도!) 내장 지방과 복부 지방은 나쁘다고 생각하는 편이 안전하다. 지방은 필요할 때를 대비해 에너지를 저장하는 수단임을 기억하자. 문제는 1950년 이전에 비해 2021년 현재 우리의 저장고가 합리적 범위를 넘어섰다는 사실이다.

하지만 모든 지방이 똑같진 않다. 우리가 떠올리는 지방은 대부분 백색지방이다. 피부 아래로 비쳐 보이는 지방이 흰색이나 노르스름한 흰색이기 때문이다. 하지만 우리에게는 갈색지방도 있다(당연하게도 갈색으로 보인다).⁴

신생아의 목과 어깨에 분포된 갈색지방은 많은 열량을 태우는 대사 작용으로 체온 유지(신생아에게 중요하다)라는 목적을 달성한다.

나이가 들면서 갈색지방은 줄어든다. 여섯 살쯤 되면 태어날 때의 5퍼센트 미만이 된다. 시간이 지나며 늘어나는 지방은 대부분 백색지방이다. 백색지방은 대사적으로 비효율적이다. 비교적 비활성이라는 뜻이다. 에너지를 많이 쓰지 않고 태우기도 어려우며 몸에 축적돼 앞서 언급한 염증 같은 여러 건강 문제를 일으킨다.

그럼 이것이 젊음과 어떤 관련이 있을까?

데이비스 캘리포니아대학교 인근 한 회사와 코펜하겐대학교 연구진은 각 시험관에 백색지방을 채취해 더 많은 만능 지방pluripotent fat으로 퇴행시키고 후성유전학적 스위치 몇 개를 조절해 갈색지방으로 바꿨다. 그다음 그 갈색지방을 뚱뚱한 양에게 주사했다. 무슨 일이 일어났을까? 바라던 대로 갈색지방이 늘어난 양은 날씬해졌고 대사증후군과 당뇨병에서 벗어났다.

갈색지방을 사용하는 데 한 가지 걸림돌은 갈색지방의 좋은 부분을 모두 기존 백색지방에서 발현해야 한다는 점이다. 하지만 이것이 가능하다는 사실이 입증됐다. 델라웨어 연구진은 이미 승인된 약물을 이용하는 소소한 방법으로 일부 여성의 휴면 갈색지방을 활성화해 백색지방을 갈색지방으로 바꿨다. 이런 연구는 관련성은 있지만 더 새로운 약물 개발 연구로 이어진다. 줄기세포와 엑소좀을 이식해 더 많은 백색지방을 대사가 훨씬 활발한 갈색지방으로 바꾸면 원치 않는 지방과 무게를 훨씬 많이, 그것도 확실하게 제거할 수 있다. 노인에게는 대체로 갈색지방이 부족하다. 따라서 보유한 갈색지방을 활성화하는 데만도 더 많은 갈색지방이 필요하다.

하지만 데이비스 캘리포니아대학교 인근 회사와 코펜하겐대학교 연구진의 실험처럼 시험관에서가 아니라 사람에게서 이런 결과를 얻을 수 있다면 어떨까? 즉, 사람의 백색지방을 갈색지방으로 바꿀 수 있다면? 조직재생 유도라는 방법으로 어떤 세포를 만능 세포로 재설정한 다음(3장 참고) 특정 유전자를 켜서 그 세포가 갈색지방 세포처럼 기능하게 한다면? 이렇게 만든 새 갈색지방 세포를 다시 사람에게 주입하면 어떻게 될까?

이 과정에는 두 가지 명확하고 정말 중요한 발견이 필요하다. 앞서 언급했듯 성체 세포의 유도만능줄기세포에는 큰 가능성이 있다. 일본의 야마나카 박사는 성체 세포를 초기 배아 상태(갈색지방, 백색지방, 심장, 뇌, 신장 등 다양한 세포로 바뀔 수 있다)로 되돌렸다. 박사는 배아 스위치 네 개를 활성화해 유전자 네 개(이제는 야마나카 인자Yamanaka factors라고 불린다)를 켜는 것으로 이런 전환을 이뤄냈다.[5]

연구진은 성체 백색지방 세포를 만능 세포로 되돌리고 후성유전학적 스위치를 몇 개 더 켜서 갈색지방 세포를 만들었다. 그다음 갈색지방 세포를 배양하고 다른 스위치(HLA-G 게놈을 제어하는 유전자)를 켜서 세포 표면 단백질 발현을 바꿔 면역원성이 없는 세포로 만들었다.[6] 이는 거부반응 없이 뚱뚱한 양에게 갈색지방을 투여할 수 있게 했다.

백색지방을 갈색지방으로 바꾸는 이 획기적 기술을 갖추는 데는 인체 대상 연구 시작 후 5년이 채 걸리지 않으리라 예상된다. 갈색지방을 넣으면 날씬해지고 당뇨병, 심장병, 암, 골관절염, 치매 위험이 줄며 아이스크림을 잔뜩 먹어도 괜찮다. 정말 감탄스러운 부분은 여기다. 뚱뚱한 사람도 이런 변화만으로 날씬해질 수 있다.

이것이 왜 중요할까? 백색지방 증가는 1974년 이래 수명이 줄고 각종 질병과 골관절염, 2형 당뇨병, 여러 암 같은 만성질환이 늘어난 주요 원인 중 하나다(우리 유전자는 1974년 이래 달라지지 않았지만 어떤 유전자가 활성화될지에 영향을 미치는 우리 선택이 달라지면서 결과적으로 막대한 의료 비용이 발생했다). 과도한 백색지방으로 인한 생물학적 파괴나 염증은 피로나 활력 저하 같은 노화 증상을 일으킨다. 사회적으로 볼 때 백색지방이 축적되면 예상보다 기대수명이 짧아진다. 의학적 치료법이 백색지방으로 인한 질병과 기대수명 저하의 상당 부분을 완화하긴 했지만 사회적으로(그리고 흔히 개인적으로) 백색지방은 계속 과도하게 축적되고 있다. 백색지방이 늘어난 원인은 주로 포화지방이 함유된 식품과 혈당 수치를 급격히 올리는 식품(컵케이크처럼)을 포함한 5대 중범 식품이다. 5대 중범 식품에는 첨가당, 시럽, 단순당 또는 100퍼센트 통곡물이 아닌 식품, 포화지방이 함유된 식품(여기에 포함된 아미노산이 요인이다)과 트랜스 지방이 있다. 백색지방을 갈색지방으로 대체하면 골관절염, 당뇨병, 심장병, 뇌졸중, 뇌기능장애 같은 염증성 질환의 위험이 크게 줄고 활력이 생긴다. 몸이 더 젊게 기능한다는 뜻이다. 이런 변화만으로도 75세일 때 당신의 혁명나이RebootAge는 건강나이보다 20년은 젊어진다. 지금 바로 시작하자!

세포에 에너지를 불어넣는 미토콘드리아

당신이 마지막으로 '미토콘드리아'라는 단어를 들은 때가 생물학 수업 시간이나 퀴즈쇼를 보던 삼촌이 틀린 답을 외쳤을 때라면 간단히 복습해보자.

미토콘드리아는 몸의 발전소 역할을 하는 세포 속 작은 단위다.7 뭐니 뭐니 해도 몸을 움직이는 데 필요한 에너지를 공급하는 것은 미토콘드리아다. 몸에서 일어나는 모든 일에는 에너지가 필요하다. 심장이 뛰고 위가 음식을 소화하고 뇌가 생각하고 근육이 움직이는 등 몸속에서 어떤 일이 일어나려면 모두 화학물질인 ATP 형태로 에너지가 꾸준히 공급돼야 한다. 각 세포의 미토콘드리아는 당신이 섭취한 음식에 든 포도당과 지방을 처리해 에너지를 공급한다. 즉, 미토콘드리아가 포도당과 지방을 ATP로 전환하고 이것이 몸 전체 장기와 체계에 전달되면 모든 것이 제대로 작동한다.

이제 당신 몸에서 일어나는 거의 모든 일에 더해 일상적인 기능을 하는 동안 일종의 맞교환이 일어난다. 자동차 엔진이 돌아가며 부산물로 배기가스가 나오듯 에너지를 만들면 폐기물이 나오는 것이다.

세포도 같은 방식으로 작용한다. 하지만 자유라디칼 free radical(원자 가장 바깥쪽에 쌍을 이루지 못한 전자를 지닌 상태로 자유기 또는 유리기라고도 한다. 특히 활성산소 oxygen free radical는 노화의 주범으로 알려져 있다—옮긴이)이라는 형태로 배출되는 생물학적 폐기물은 세포를 손상하는 화학물질이다. 미토콘드리아 속 DNA는 에너지 생성에 도움이 되는 단백질을 생산한다. 미토콘드리아 속 DNA가 단백질을 효율적으로 생산할지 아닐지는 자유라디칼로 인해 수년간 입은 손상에 달려 있다. 단백질 공장이 가동될지 아닐지는 DNA 공장을 켜거나 끄는 DNA가 얼마나 손상됐고 얼마나 바뀌었는지에 달려 있다. 이것이 바로 후성유전학적 DNA 스위치이며 자유라디칼은 이 스위치도 손상한다. 따라서 당신이 손주들을 따라잡을 에너지를 얻을 가능성을 낮추는 잠재적 손상은 두 가지인 셈이다.

당신 몸은 항산화제를 이용해 자유라디칼을 제거한다. 항산화제는 자유라디칼을 묶어(수갑처럼) 세포 밖으로 끌어낸 다음 몸 밖으로 배출한다. 이게 바로 블루베리 섭취나 운동이 건강에 좋은 이유 중 하나다. 둘 다 세포 내 항산화제를 늘리는 매우 효과적인 방법이다. 블랙커피를 자주 마시는 것도 또 다른 방법이다.[8] 세포 내에서 작용하는 항산화제는 단 세 가지뿐이며 식품으로 섭취하는 항산화제는 대체로 세포 내 항산화제를 늘리지 못한다. 다행히 블루베리 먹기, 블랙커피 자주 마시기, N-아세틸시스테인(N-acetyl cysteine) 또는 여러 보충제 복용, 운동 등이 이런 기능을 한다고 입증됐다. MIT나 캘리포니아 공과대학교에 가지 않아도 유전자 셀프엔지니어가 될 수 있는 것이다.

따라서 몸이 계속 제대로 작동하게 하려면 우리는 노폐물이라는 대가를 지불해야 한다. 인생과 다르지 않다. 생물학적 비즈니스의 대가인 셈이다. 모든 것이 올바르다면 몸은 상당히 잘 돌아간다.

발전소가 켜지고 장기에 에너지가 공급되며 노폐물이 생성되고 그 노폐물은 세포 내 항산화제와 결합해 제거된다.

하지만 공항에 폭풍우가 몰아치거나 발전소나 송전선이 얼어버리듯이 일이 항상 잘 풀리진 않는다.

포도당이나 지방을 너무 많이 먹으면 문제가 생긴다(다시 말해 당신은 너무 많은 열량을 섭취한다. 추수감사절은 어떤가? 슈퍼볼 경기가 열리는 주말은? 매일매일은?). 포도당과 지방이 과도하면 세포 내 항산화제가 자유라디칼을 모두 제거하기 버거워지고 그러면 자유라디칼은 자유롭게 DNA에 손상을 입힌다. 결과는 쉽게 짐작할 수 있다. 발전기나 발전기를 제어하는 스위치가 손상되면 에너지 생산이 줄고 시스템이 느려지며 제대로 작동하지 못하다 결국 기능을 멈춘다. 점차 미토콘드리아가 고장 나면 에너지가 부족해진다. 그러면 몸이 쇠약해지고 예전처럼 기능하지 못한다.

현재 로잔, 오타와, 취리히, 뭄바이, 매사추세츠주 케임브리지, 볼티모어, 상파울루 연구진은 백색지방을 갈색지방으로 전환하는 것과 같은 조직재생 유도 과정으로 미토콘드리아를 복구하고 재가동하는 방법을 연구한다.[9,10] 미토콘드리아가 손상된 현재 세포를 태어날 때와 같은 세포로 되돌리려는 것이다. 그러면 세포와 미토콘드리아가 젊은 시절 새 발전소처럼 강력한 에너지원을 공급할 수 있고 세포가 고장 나거나 죽는 시간을 늦출 수 있다. 뇌 이외에 모든 세포를 이렇게 바꿀 수 있다면 어떨지 상상해보자. 지적 능력은 그대로인 채 10대 시절 에너지를 되찾을 수 있다. 그렇다. 더 젊게 오래 사는 것이다. 이게 바로 미토콘드리아 조직재생 유도의 전망이다.

어떤 연구는 미토콘드리아 오작동이 노화 또는 흔히 열로 유발되는 특정 질병의 일부라는 사실을 밝혔다. 설탕이나 포화지방 섭취를 줄이고 소식하며 염증을 촉진하는 백색지방을 줄여 미토콘드리아를 건강하게 유지하면 우리가 아는 대로 노화 과정을 늦출 수 있다. 게다가 매일 더 많은 에너지도 얻는다. 에너지원을 이용해 세포가 더 젊어지거나 그런 상태가 유지되면 장기와 몸 전체도 훨씬 젊게 기능하고 질병에 걸릴 확률도 줄어든다.

미토콘드리아 복원과 재가동 기술이 발전하면 달력나이로는 나이 들었을지 몰라도 생물학적으로 세포가 더 젊게 기능하게 할 수 있다. 나이가 들면서 줄어드는 니코틴아마이드아데닌다이뉴클레오타이드nicotinamide adenine dinucleotide, NAD 같은 미토콘드리아 속 영양소를 대체할 수도 있다(NAD 역할과 NAD 감소가 노화에 미치는 영향에 관한 더 많은 설명은 238쪽을 참고하자).[11] 재탄생한 동물은 훨씬 젊었을 때와 비슷한 에너지로 활동한다. 스위스 과학자들은 한 실험에서 유전적 알츠하이머를 앓는 생쥐에 NAD 전구체인 니코틴아마이드 리보사이드nicotinamide riboside, NR를 투여해 정신기능장애를 되돌릴 수 있다는 사실을 발견했다.[12]

이 두 물질이 사람의 인지기능장애에도 효과가 있는지는 아직 발표되지 않았다(연구가 진행 중이다). 하지만 인지기능장애가 있는 사람에게는 NAD가 부족하며 NAD 전구체는 보충제로 먹어도 안전하다는 사실이 단기 연구에서 밝혀졌다(255쪽 참고). 요즘 노화 분야의 많은 연구자가 NAD 보충제를 복용하는 이유는 이 때문이다. 모든 생물학적 기능의 세포 기반인 미토콘드리아의 건강 회복은 노년기 신체가 제대로 움직이는 데 큰 역할을 할 선두 주자다.

08 | 생체공학 인간

The Great Age Reboot | 새로운 기술은 손상된 몸 일부를 어떻게 살리거나 대체할까

심장마비가 어떻게 일어나는지는 이미 잘 알 것이다. 동맥벽에 플라크가 쌓인다[건강에 나쁜 생활 방식 선택과(이나) 유전의 결과다]. 플라크가 쌓이면 길 위에 장애물이 놓인 것처럼 동맥이 좁아지고 혈류 방향과 경로가 바뀐다. 마지막 단계에 이르면 동맥이 너무 좁아져 혈액이 심장으로 원활히 오가지 못한다. 혈액이 흐르지 못하면 산소가 차단돼 심장마비나 뇌졸중이 일어난다.

물론 지금도 심장마비를 치료할 많은 방법이 있다. 다양한 외과적 개입(스텐트 시술이나 우회술)으로 동맥을 청소하거나 뚫을 수 있다. 하지만 이런 방법에는 카테터 삽입, 개심술, 집중적 재활 치료, 순환계 손상 등 막대한 대가가 따른다.

오늘날 연구자들은 새롭고 이상적으로는 더 효과적이면서도 덜 침습적인 방법을 연구하고 있다. 플라크가 길을 막고 영구적으로 손

상을 일으킬 수 있는 장애물을 생성하기 전에 플라크를 파괴하는 것이다.

하지만 이는 비디오게임처럼 보이기도 한다. 발상은 이렇다. 혈관으로 MRI 유도 나노로봇을 보내 플라크를 잡아 작게 부순 다음 몸 바깥으로 내보내고 손상된 혈관을 수선하게 하는 것이다(누굴 부를까요? 짜잔, 플라크 버스터즈!). 연구자들이 직면한 과제는 작게 조각낸 플라크가 하지로 이동해 다른 곳을 손상하지 않게 하는 것이다.[1]

캘리포니아 팔로알토 인근 한 실험실에서는 소동물을 대상으로 나노봇을 실험한다. 쥐와 토끼에 죽상동맥경화증을 일으킨 다음 이들에 스트레스를 줘 플라크를 형성한다. 예를 들어 쥐를 물속에 집어넣고 살아남기 위해 몇 시간 동안 헤엄치게 하는데 이는 사람이 살아남기 위해 며칠 동안 수영하는 것과 같다. 이 활동은 동맥에 죽상경화성 atherosclerotic 플라크를 급속히 형성하기에 충분한 스트레스다.

그 후 연구자들은 동물을 마취하고 MRI 기계에 넣어 플라크 위치를 파악한 다음 플라크를 먹어치울 도구를 지닌 로봇을 심는다.

수술 없이 플라크는 감쪽같이 사라진다.

이렇게 수술한 쥐나 토끼의 기분이 나아졌는지는 알 수 없지만 인간에게 이런 시술을 하면 중환자실에 가거나 개심술로 동맥 우회술을 받은 다음 오랫동안 재활 치료를 하지 않아도 된다.

새로운 기술의 다양한 사례

장기나 조직 재생: 하버드대학교 한 교수는 손상된 무릎 전방십자인대anterior cruciate ligament, ACL를 치료할 때 다른 사람이나 동물, 환자 자신의 다른 부위에서 힘줄을 가져와 대체하지 않고도 인대가 스스로 치유되게 하는 기술을 연구한다.

먼저 환자의 혈액, 성장인자, 재활성화된 줄기세포로 채워진 모래시계 모양의 스펀지를 환자 무릎에 삽입해 찢어진 부분을 잇는 다리 역할을 하게 한다.[2] 스펀지 부분이 자라 찢어진 부분을 다시 연결하면 다른 연조직을 활용해 침습적인 무릎 수술을 하지 않아도 된다. 이 수술을 받으면 운동 능력이 향상된다. 뿐만 아니다. 전방십자인대 수술을 받은 운동 선수(는 물론 일반인)에게 흔히 찾아오는 노년기 관절염 발생률을 낮추는 데도 도움이 된다.

인공 장기: 우리는 장수 발전의 최적 표준에 한층 가까워지고 있다. 바로 유전자 재생 심장 또는 인공 심장 기술이다. 클리블랜드클리닉 연구진은 자금만 충분하다면 3년 이내에 심장을 배양해 사람에게 이식할 수 있으리라 믿는다.

장기 3D 프린팅으로 조직처럼 기능할 수 있는 특정 메커니즘이나 물질을 생산하는 연구에서 이미 이를 목격할 수 있다(심지어 진짜 폐처럼 코로나19에 감염돼 향후 치료법이나 항바이러스제 연구에 이용할 수 있는 폐 유사 조직도 있다).[3] 최근 호주의 한 회사는 환자 자신의 피부 세포

를 프린트해 상처나 화상 입은 피부를 복구할 수 있는 로봇을 개발했다.⁴

당신 신체의 모든 부위가 컴퓨터로 암호화돼 클라우드에 저장되고 그 정보로 필요에 따라 교체 가능한 3D 프린팅 버전을 만들 수 있다고 상상해보자. 뼈암을 잘라내고 해당 부위 뼈를 모양과 크기, 강도가 똑같고 인대, 관절이나 다른 뼈와 똑같이 연결되는 새로운 뼈로 교체하는 것이다. 10년 안에 가능해지는 일이다.

단백질 조작: 장기나 신체 부위가 다시 자라도록 설정하거나 몸이 정상적으로 작용하는 방식을 조작할 수 있다면 어떨까? 예를 들어 한국 연구진은 회충 세포의 단백질 활성을 바꾸는 항노화 약물을 연구한다. 이 약물은 세포에 에너지가 부족할 때 당을 에너지로 전환하라고 몸에 지시한다(이 기술로 회충의 수명을 늘렸다).⁵

수리 도구: 나이 들면서 손상되는 심장판막 분야가 어디까지 왔는지 살펴보는 것은 장수 분야에서 발전된 기술이 어떻게 활용될 수 있는지 생각해보는 좋은 방법이다. 85~95세 인구 중 약 10퍼센트(와 95세 이상의 더 많은 사람)가 심장판막을 수선하거나 교체해야 하며 65세 이상 인구 중 25퍼센트는 이미 판막 기능 변화를 겪고 있다. 판막 교체 수술에는 보통 개심술이 포함되는데 심장을 멈추고 펌프로 혈액을 순환시켜야 하므로 큰 위험이 따른다. 개심 판막술을 받고 6개월이 지난 환자 17퍼센트가 정신 기능 저하를 겪는다.⁶

┌─ **놀라운 소식** ─┐

취리히 연구진은 혈관을 통해 약물을 전달할 수 있는 '마이크로전달체^{microvehicle}'라는 것을 개발했다.[8] 마이크로전달체는 0.25밀리미터에 불과한 매우 작은 로봇으로 순환계를 통해 우리 몸속을 돌아다닌다. 이런 기술의 개발은 동맥류 치료나 특정 수술에도 도움이 됨으로써 의료계를 크게 바꿔놓을 것이다.

지금은 혈관을 통해 심장에 판막을 넣는 최소 침습 수술로 판막을 교체할 수 있다. 물론 여전히 심장 수술이므로 큰 수술이긴 하지만 회복이 훨씬 빨라 널리 시행된다.[7] 우리가 20~30년 더 산다면 판막을 더 많이 교체해야 하므로 판막 교체 과학이 노화보다 앞서고 있다는 소식은 반갑다.

판막 유지, 보수의 다음 단계는 수리나 교체가 아니라 판막이 1분에 최대 100회까지 서로 부딪힐 때 생기는 마모 현상을 지연하는 것이다. 지금까지의 기술은 판막 교체나 수리에 중점을 뒀지만 문제가 생기기도 전에 늦출 수 있다면 더 좋지 않겠는가?

첨단 장난감: AI, 가상현실, 최신 기술, 향상된 데이터 수집 등은 우리가 건강을 생각하는 방법과 우리가 할 수 있는 일의 판도를 바꿀 게임 체인저다. 지금도 이미 의사와 즉각 연결해 진료를 받을 수 있는 앱이 있다. 원격 의료는 코로나19 봉쇄 기간 필수였다. 이런 앱은 전에는 불가능하던 원격 의료 서비스를 가능하게 했다. 하지만 차세대 기술이 도입되면 어떻게 될까? 데이터를 제대로 수집하면 약물 개발이 더 수월해진다. 웨어러블 기술을 이용해 사용자의

과거를 추적할 뿐 아니라 미래를 예측할 수도 있다. AI로 문제가 생기기도 전에 판막이 마모될 시기를 예측할 수 있다. 진단이 쉬워진다는 것은 문제 발생을 늦출 수 있다는 뜻이다.

예일대학교 한 유전학 연구자는 포켓용 초음파 기기를 개발했다.[9] 2000달러(약 260만원)짜리 이 기기는 10만 달러(약 1억 3000만 원)짜리 초음파 기기만큼 해상도가 좋진 않지만 의사는 이를 이용해 검진 시 환자의 심장과 목을 자주, 쉽게 스캔할 수 있다. 이는 누구에게 질병 예방을 권하거나 더 건강한 생활 습관을 선택하도록 동기를 부여할지 파악하는 데 도움이 된다.

기술 산업 전 분야가 폭발적으로 성장할 것이다. CNBC 최근 보고서에서는 빅데이터, AI, 유전자 편집, 식품공학, '문샷 의학moonshot medicine'이라 불리는 질병 치료 의학 등을 강조하며 '사망 지연delaying death' 시장이 6000억 달러(약 780조 원) 규모로 성장할 것이라 예상했다.[10] 이 '사망 지연' 혁신에는 초기 비용이 많이 들지만 과거 다른 혁신과 마찬가지로 실제 비용은 시간이 지나면서 급격히 줄어들 것이다. 한때 공상과학만화에나 등장했을 법한 일이 비용이 많이 드는 현실이 됐다가 나중에는 널리 보급돼 쉽게 접근할 수 있는 저렴한 기술이 된다. (글로벌웰니스연구소Global Wellness Institute의 진짜 혁신적인 계획은 바로 4부에서 다룰 '예방 가능한 질병의 퇴치'다.)

따라서 많은 발전이 세포나 유전적 노화 과정을 중심으로 이뤄지지만 신체적, 의학적, 기술적으로도 지속적이고 기하급수적인 발전이 일어날 것이다. 이는 건강하게 사는 기간을 늘리고 중년 이후 모든 삶의 질을 향상하며 전성기를 적어도 두 배 이상 늘릴 가능성이 높은 변화다.

마법의 알약이나 일회성 시술로 젊어지고 오래 살 수는 없겠지만 이 모든 발전이 결합하면 장수로 나아가는 전방위적 접근법이 구축된다. 어떤 새로운 기술이나 발전이 당신 삶을 구하거나 바꾸고 지금부터 쭉 더 젊은 당신이 되게 해줄지는 아무도 모른다.

PART

3

부와 건강이
장수에 미치는 영향

수명 연장은 사회, 신체, 삶에 어떤 영향을 미칠까

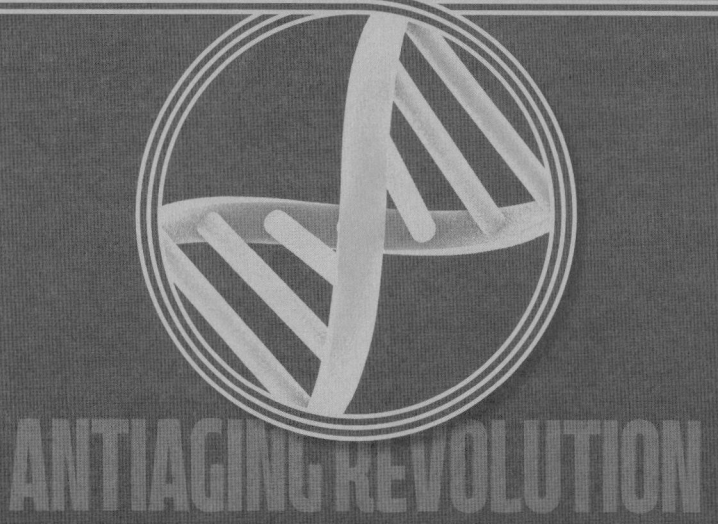

이 모든 것이 무슨 의미일까? 의학의 기술적 변화는 당신 몸은 물론 광범위한 건강 변화 뒤에 따라올 사회적, 개인적 경제력과 경력 등 모든 요인에 어떤 영향을 미칠까?

다음 장에서는 노화 대혁명의 의미를 살펴보고 사회가 더 활기차고 생산적으로 번영하기 위해 어떻게 조정될지 알아본다.

이 같은 대격변에 문제도 있을까? 물론이다. 게다가 당신 생활, 정부 규제, 전체 의료계, 세계경제 등 모든 것이 어떻게 발맞춰나갈지도 알 수 없다. 하지만 이 새로운 삶의 방식은 효과를 발휘할 수 있다. 그리고 그로 인해 앞으로 수십 년에 걸쳐 우리 삶, 수명, 신체, 사회는 큰 변화를 겪을 것이다.

09 | 노화 대혁명을 위한 저축

The Great Age Reboot

더 젊게 오래 살 비용을 어떻게 마련할까

오래 산다고 할 때 건강 다음으로 걱정스러운 점은 무엇일까? 바로 돈이 뚝 떨어지는 일이다.[1] 이런 상황에는 세 가지 국면이 있다.

- 젊을 때 생각한 것보다 수십 년을 더 산다고 해도 버틸 수 있을 만큼 충분히 저축하고 현명하게 투자할 수 있을까?
- 현재 정부가 부채 금융 debt financing(대출, 채권, 차입 등으로 자금을 조달하는 방식으로 부채성 금융 또는 채권 금융이라고도 한다-옮긴이)에 방점을 두는 상황에서 인플레이션율이 치솟으면 장수를 버티기에 저축이 너무 부족해지지 않을까?
- 정부가 연금(사회보장)이나 노인 의료급여를 계속 보장할 재원을 충분히 확보하고 있을까?

이런 걱정을 하는 데는 나름의 이유가 있다. 현재 수치는 사실 걱정스럽다. 50세 이상에서는 이전 어떤 세대보다 은퇴 준비가 잘 돼 있긴 하지만 나이와 관련된 의료비나 장기 요양 비용을 감당할 만큼 충분히 돈을 모아놓은 사람은 드물다. 게다가 돈이 **충분하지 않은데 오래 산다는 생각은 오히려 악몽이다.** 코로나19는 사회나 개인이 계획을 세우고 필요할 때 쓸 돈을 충분히 모아두지 않으면 어떤 일이 일어나는지 잘 보여줬다.

그럼 길어진 삶에 어떻게 대비할 수 있을까? 그리고 사회는 엄청나게 많은 사람이 더 오래 살게 됐을 때의 구조적 변화에 어떻게 대비할 수 있을까?

경제적 전망은 밝아 보인다. 이 장에서는 노화 대혁명 시대의 사회적, 개인적 경제를 살펴볼 것이다. 그 숫자를 보고 나면 이것이 모두 어떻게 연결되는지, 이 기념비적 변화의 혜택을 받기 위해 스스로 뭘 할 수 있는지 알게 될 것이다.

오늘날에는 65세까지 일하는 것이 일반적이다(그리고 65세 노인 대부분이 높은 성과를 내며 활발하게 일한다. 이 나이는 더 많아질 것이다!). 그래도 기대수명이 78~81세인 지금은 주요 노동력으로 일하는 80대나 90대 노인을 상상하기 어렵다. 하지만 90세나 100세가 지금의 40세나 55세와 다름없어진다면 어떨까? 적어도 더 많은 75세 노인이 현장에서 활발하게 일하는 모습을 상상할 수 있을 것이다. 지금도 일상에서 일어나고 있는 일이기 때문이다.

몸을 탈바꿈하면 경제적 잠재력, 즉 전성기를 연장할 수 있다.

그러면 변화를 체감할 수 있다. 두려움은 기회가 된다. 더 오래, 건강하게 그리고 경제적으로 안정된 삶을 살 기회 말이다. 무엇보다 전성기 연장이 사회 전반에 큰 영향을 미친다는 점도 고려해야 한다. 따라서 스스로를 돌보는 것은 그저 나를 보호하는 행위가 아니다. 이타적 행위기도 하다. 더 나은 나는 더 나은 우리가 된다. 어떻게 그렇게 되는지 살펴보자.

사회경제

고령 인구, 사회보장제도, 의료급여에 쓸 돈이 어떻게 달라질지 논하려면 먼저 경제에 이바지하는 인구수가 어떻게 달라질지 이해해야 한다. 혁명이 미칠 경제적 영향을 이해하기 위해 먼저 인구 예측치를 자세히 따져보자.

지난 5년 중 4년간 오피오이드 남용과 코로나19 팬데믹 위기, 비만으로 인한 만성질환이 늘면서 미국인의 평균수명이 줄었다. 하지만 오피오이드를 사용하지 않거나 비만이 아닌 사람의 수명은 계속 늘고 있다.[2] 심장병을 예방하는 스타틴이나 암을 치료하는 면역요법 등 질병 치료법 개선에 따른 보통의 수명 증가뿐 아니라 생명공학 혁명과 이전에는 상상조차 할 수 없던 의학 발전에 따른 수명 증가는 장기적으로 기대수명을 늘리는 원동력이 된다. 결국 출생률이 줄어도 인구는 예상보다 빠르게 늘어난다는 뜻이다.

미 인구조사국에 따르면 2050년 미국 인구는 현재보다 약 5500만 명 늘어난 3억 9000만 명에 이를 것으로 추산된다.[3] 출생률 변화로 이보다는 적을 것이라 예상하는 사람도 있다. 이들은 선진국의 기대수명이 줄고 있기 때문에 인구도 급감할 것이라 주장한다. 하지만 1장에서 살펴봤듯 팬데믹 이전에도 그런 일은 일어나고 있었지만(게다가 미국에서는 2020년 현재 오피오이드 남용, 비만, 사스코로나바이러스-2라는 세 가지 사건이 여전히 진행 중이다) 과거에도 기대수명은 빠르게 반등했다. 길어진 혁명 기대수명을 반영해 이 예측치를 조정하면 인구는 인구조사국이 예측한 약 5500만 명이 아니라 1억 1730만 명 가까이 늘어 전체 미국 인구는 4억 5090만 명에 이를 것으로 예상된다(이 역시 GARP, 즉 노화 대혁명 예측치를 따른 것이다). 이 같은 증가의 원인은 출생 증가가 아닌 사망 감소다.

우리가 내놓은 수치는 인구조사국 예측치와 마찬가지로 출생률과 이민율에 바탕을 두지만 의학이 발전하고 만성질환 치료법이 개선되면서 50~90세 이상 인구의 사망률이 크게 줄어든다는 점 역시 고려했다.

즉, 향후 30년간 출생률이 감소하고(하지만 출산 연령대 인구가 늘기 때문에 총 출생아수는 소폭 증가한다) 이민율이 정체돼도 사람들이 훨씬 오래 사는 덕에 인구는 인구조사국 예측치보다 6200만 명 많은 약 1억 1730만 명 늘어날 것이다. 그리고 이 집단은 대체로 생애 마지막 5~15년 전까지는 건강하게 매우 생산적으로 살 것이다(오늘날과 마찬가지다). 달력나이로는 70세, 80세, 90세, 100세가 되겠지만 그보다 15~35년(혹은 그 이상) 젊을 때와 비슷한 에너지와 신체 능력을 가질 것이다. 그렇다. 60세가 새로운 40세가 되듯 2050년이 되면 95~100세는 새로운 45세가 된다.

다음 표는 2050년까지 미국 인구가 어떻게 달라질지 보여준다. (자세한 인구 예측치는 30쪽 표를 참고하라.)

● 나이별 미국 인구 변화 (인구 단위: 백만)

연령	2020년 인구	2050년 GARP 인구	미 인구조사국 예측 2050년 인구
0~9세	40.7	43.3	43.3
10~19세	42.4	43.9	43.9
20~29세	45.4	47.3	47.3
30~39세	44.7	49.7	48.7
40~49세	40.7	50.5	49.0
50~59세	42.7	50.8	48.4
60~69세	39.4	46.1	43.1
70~79세	25.0	37.6	33.3
80~89세	10.3	35.0	23.6
90~99세	2.3	29.1	7.9
100~109세	0.0	13.0	0.4
110~119세	0.0	4.1	0.0
120세 이상	0.0	0.5	0.0
합계	333.6	450.9	388.9

2050년에는 미국 인구 10퍼센트 이상이 달력나이로 90세 이상, 18퍼센트가 80세 이상일 것으로 예상된다. 이와 비교해 1960년에는 64세 이상 인구가 9.2퍼센트에 불과했다. 하지만 이런 올드 세대는 경제나 정부의 사회보장연금, 메디케어 지급 능력에 타격을 주지 않고 오히려 제도를 운영할 세금을 보태며 사회적 자원을 늘린다. 더 많은 사람이 사실상 전성기를 더 오래 누리고 더 많은 돈을 벌고 세금을 내며 사회보장연금에 기여하는 셈이다. 앞 표와 아래 표에서는 전반적인 인구수가 급증할 뿐 아니라 최고령층 수가 급증하는 것을 볼 수 있다. 2020년에는 19세 이하 인구가 미국 인구의 25퍼센트였다. 하지만 2050년 이 집단 인구는 약 4분의 1 감소한 19퍼센트가 될 것이다. 19세 이하 인구의 비용과 더 오래 일하는 고령층의 생산성을 비교해보면 후자가 GDP 증가에 큰 도움이 된다는 사실을 알 수 있다.

우리 예측치가 낮지 않은 이유는 다른 가정에서의 출생률이나 이민율이 아닌 인구 증가의 세 번째 요소, 사망률에 있다. 간단히 말해 사망률은 이 책에서 설명한 유전학적 발견 같은 도움 없이도

● **세대별 미국 인구 변화** (인구 단위: 백만)

연령	2020년 인구	2050년 인구	인구 차	백분율 변화
0~39세	173.2	182.4	9.2	5.3%
40~79세	147.8	185	25.2	25.7%
80세 이상	12.6	81.7	69.1	548.4%

줄어왔다(그뿐 아니라 향후 30년간 이를 능가할 여러 발전이 계속될 것이다). 그럼 노화 대혁명이 일어났을 때 사망률이 어떻게 줄어들지 상상해보자.

예를 들어 백색지방을 갈색지방으로 바꾸면 비만 문제는 과거 일이 된다. 이는 비만 관련 질병으로 인한 사망 대부분을 퇴치한다. 이것만으로도 신체나이 75세인 사람은 혁명나이로 20년 더 젊어진다[1조 달러(약 1300조 원)가 넘는 다이어트 업계에 미칠 영향은 말할 것도 없다]. 비만 관련 질병을 퇴치할 수 있을 것 같지 않다고? 과거에는 홍역, 유행성이하선염, 수두, 소아마비를 퇴치할 수 있으리라고 상상조차 하지 못했단 사실을 기억해보자. 하지만 지금은 40세 미만 대다수가 한때 흔하던 이 치명적인 질병을 들어본 적도 없다.

사람들은 젊은 세대가 향후 수많은 세월 동안 생산력을 발휘할 것이므로 어린이와 청년의 기대수명이 길어진다는 전망을 언제나 멋진 사회적 승리라고 환영했다(한 번도 옳았던 적 없는 맬서스주의에 빠진 사람은 예외였지만 말이다). 그들은 생산력 높은 **인적 자본**을 창출할 기회가 사회에 매우 가치 있다고 본다(비록 이 집단 일부는 사회에 더 오랫동안 짐이 될 수 있지만 말이다). 노년층도 마찬가지다. 더 오래 일하는 노동력이 많아지면 노동자 개인뿐 아니라 사회 전반에 이득이 되고 경제에도 큰 도움이 된다. 젊은이든 **올드**든 그렇다.

기대수명이 증가하면 더 많은(생산력도 더 높다) 사람이 더 많이 일하고 혁신함에 따라 자연스럽게 소득이 늘어난다. 그 결과 개인과 사회의 부도 상승한다. 먼저 건강 상태가 개선돼(건강한 생활에 의해서

든, 의료와 약물 개선이나 맞춤유전학과 후성유전학에 의해서든) 각각의 노동자는 더 오래 일할 수 있고 그러면서 GDP도 증가한다. 예를 들면 이렇다.

- 현재 미국에서 건강 상태 개선으로 노동자 1인당 연간 노동일이 하루만 더 늘어도 GDP가 연간 900억 달러(약 117조 원) 이상 늘고 연방 세수가 150억 달러(약 19조 5000억 원) 생긴다.[4]
- 이렇게 1인당 하루를 얻었을 때 늘어나는 연간 절감액을 순 현재가치로 환산하면 사회적 부 대략 3조 6000억 달러(약 4680조 원)와 세수 6100억 달러(약 793조 원)가 추가된다. 딱 하루 절약했을 때 이렇다. 몇 주, 몇 달, 몇 년, 심지어 몇 십 년은 어떨지 상상해보자.[5] 게다가 우리가 수명이 1년 늘었을 때 얻는 상당한 경제적 이득이라고 계산한 수치는 앤드루 스콧Andrew Scott, 마틴 엘리슨Martin Ellison, 데이비드 싱클레어 등의 추정치 38조 달러(약 4경 9400조 원)에 비하면 보수적이다. 이 두 가지 전망으로 볼 때 장수는 개인과 사회 전반에 모두 이득이 된다.

이렇게 장수로 늘어난 소득으로 의료 서비스와 퇴직수당을 포함한 여러 주요 우선순위에 소요되는 비용을 충당할 수 있다. 게다가 건강 상태가 좋으면 의료비 지출이 줄어 노화에 따른 부담도 줄어든다. 즉, 건강이 증진되면 인적 자본 재고가 증가해 막대한 소득과 부를 창출한다. 의료비 지출이 감소하고 사랑하는 사람과 보내는 질 높은 시간이 늘어나는 것은 말할 것도 없다. 노동자 수가 증가하면 소득 혜택과 저축도 증가한다.

⧖

많은 사람이 만성질환이 증가하는 후성유전학적 변화를 촉진하는 생활 습관을 선택했는데도 1880년 이후 인구 전체 수명은 10년마다 2.5년씩 늘었다(1장을 참고하자). 또 클리블랜드클리닉 데이터에 따르면 건강에 좋은 선택으로 더 많은 노동인구가 추가 이득을 얻을 수 있다(198쪽 참고). 게다가 앞서 설명한 치료법(과 다른 치료법)을 누구나 이용할 수 있게 되면 대다수가 더 젊어질 수 있다. 더 건강해지는 몇 가지 선택을 할 수 있었을 젊은 시절로 돌아가진 못해도 충분히 생산성을 발휘할 만큼 몇 년은 젊어질 수 있고 의료비 지출도 크게 줄어든다. 메디케이드, 메디케어뿐 아니라 더 많은 고용주가 그런 인센티브 제도를 도입하면 의료비를 크게 절감할 수 있다.

하지만 매년 하루 더 건강하게 일해서 얻는 이득은 지금 1억 2400명이 5~10년 더 일해서 얻는 이득에 비하면 새 발의 피다. 2050년에는 더 오래 일하는 생산가능인구가 1억 2400만 명보다 훨씬 많아진다. 게다가 추가되는 인구는 노년 중심이므로 연방, 주, 지역 정부 지출에 유리하다. 21세 미만 인구에는 교육비가 들지만 이보다 나이 많은 집단은 사회보장연금, 메디케어, 주와 연방 세금을 납부할 가능성이 높기 때문이다.

사람들은 흔히 노년층을 '경제적 짐'이라고 여기며 65세를 넘기면 죽어야 한다고 생각한다. 하지만 이는 여러 이유로 터무니없는 발상이다. 첫째, 이들은 오랫동안 이전 세대를 경제적으로 부양해왔으므로 은퇴 후 어느 정도 공적 지원을 받을 권리가 있다. 긴 생애 동안 돈을 벌어 정직하게 세금을 낸 사람의 혜택을 빼앗는 것은 세대 간 도둑질이나 다름없다.

게다가 65세 이후에도 열심히 일하는 사람이 많으며 이는 '경제적 흑자'로 이어진다. 그리고 이 흑자 기간은 향후 30년간 급격히 늘어난다. 재탄생한 고령 세대의 은퇴 기간은 길어지겠지만 이들은 이전 세대를 더 오래 부양하며 생계를 유지할 것이다.

또 다른 요인은 청소년에 의한 막대한 '경제적 적자'다. 하지만 그렇다고 아이들을 없애야 한다고 진지하게 말하는 사람은 아무도 없다. 어린아이는 초기에는 경제적 짐이다(지금은 이 시기가 20대까지 연장되기도 한다). 하지만 사람들은 이들이 결국 생산적인 경제 기여자가 된다는 사실을 잘 안다. 그리고 인구에서 청년층이 줄면 이들의 '경제적 부담'이 GDP에서 차지하는 비중도 줄어든다. 어린이에게는 비용이 얼마나 들까? 많이 든다. 미국 농무부는 최근 보고서에서 1~17세 어린이 한 명에 드는 비용이 1년에만 1만 2000~1만 4000달러(약 1560만~1820만 원)나 된다고 추산한다. 이들이 대학에 진학하면 매년 대학 등록금과 숙식비로 연간 약 3만 5000달러(약 4550만 원)가 추가된다. 보험, 자동차, 휴가비, 전자 기기(거기에 끝없는 전화, 넷플릭스, 스포티파이 요금은 말할 것도 없다)와 아동 중심 사회제도도 여럿 필요하다. 결국 어린이 한 명당 30만~50만 달러(약 3억 9000만~6억 5000만 원)의 재정 적자가 발생한다. 아동 인구가 줄면 이런 비용을 절감해 은퇴자 지원을 포함한 다른 부문에 투입할 수 있다.

이것이 실제로 어떤 효과를 낼지 생각해보자. 현재 55세 이상 노동자의 건강이 향후 10년간 좋아져 이들이 1년 더 일할 수 있다면 GDP는 매년 3400억 달러(약 442조 원, 2022년 기준 약 1.5퍼센트) 늘어난다. 딱 1년만 계산해도 예상보다 3400억 달러 늘어난다는 뜻이다. 결과적으로 연방 정부 수입은 연간 578억 달러(약 75조 1400억 원), 주와 지방 정부 세수는 연간 340억 달러(약 44조 2000억 원) 오른다. 이 이득을 현재가치로 따지면 GDP 13조 6000억 달러(약 1경 7680조 원), 연방 정부 세수 2조 3000억 달러(약 2990조 원), 주와 지방 정부 세수 1조 4000억 달러(약 1820조 원)가 증가하는 셈이다.

다시 말해 1년만 더 일해도 현재 GDP의 약 65퍼센트에 해당하는 막대한 사회적 부를 거둘 수 있다. 건강한 수명이 10~20년 길어지면 노동 기간이 5년 길어진다. 모든 노동자의 노동 기간이 5년 길어지면 매년 1조 7000억 달러(약 2210조 원, GDP의 8퍼센트)가 추가로 창출된다. (2050년에는 더 오래 일하는 생산가능인구가 1억 2500만 명보다 훨씬 많아진다는 사실을 기억하자.) 게다가 2050년에는 일반적인 은퇴 연령이 75~85세가 되므로 100세 이상 살아갈 노동자가 10~20년 더 일하면 추가로 창출되는 생산량과 부는 어마어마할 것이다! 나아가 교육을 마칠 때까지 부양해야 하는 인구 비중은 약 4분의 1(19세 미만 인구 25퍼센트에서 19퍼센트로)이 줄어든다.

여기서 강조하고 싶은 사실은 노화 대혁명이 시작되면 사람들이 15~20년 이상 더 생산적으로 일할 수 있다는 점이다. 이렇게 추가된 기간과 청년층 비용 감소, 인구 1억 1730만 명 증가, 만성질환 관련 비용 대폭 절감, 향후 30년간의 지속적인 생산성 증가로 사람들이 더 오래 사는 기간에 드는 비용을 충분히 지불할 수 있다.

물론 사회는 사회보장연금과 메디케이드(또는 이와 비슷한 제도) 수급 연령을 상향해야 한다. 그러지 않으면 지금의 40세부터 혜택을 받는 것이나 마찬가지가 된다. 당장 실행하진 못하겠지만 진짜 나이가 든 사람만 수급 자격을 얻게 해야 한다. 사회는 적응할 것이다. 언제나 그렇다.

결국 사회는 미래 의무를 감당할 만한 소득과 부를 충분히 얻을 것이다. 진짜 문제는 누구나 자신이 아닌 다른 사람이 돈을 내길 바란다는 끈질긴 정치적 문제다. 하지만 이게 바로 정치의 본질이다. 자원이 충분하면 부담 배분은 정치인이 결정할 것이다. 은퇴 연령은 만고불변이 아니다. 세율 변경, 연방보험기여법Federal Insurance Contributions Act, FICA(사회보장세와 의료보험세를 도입한 법령의 공식 명칭으로 노동자와 고용주를 대상으로 임금에서 공제하는 세금을 FICA세금이라 부르기도 한다-옮긴이) 세금 공제 구간 변경, 수혜자 정책 변화, 급여 물가연동제 등의 과거 사례를 봐도 그렇다. 사회적 자원의 가용성이 아닌 이런 영역에서 전쟁이 벌어질 것이다.

이 같은 노동 기간 증가는 공상이 아니다. 70년 전만 해도 은퇴 저축이 부족한 사람은 오래 살기만 하면 70대까지 너끈히 일했다.

육체적으로 훨씬 힘든 일을 했는데도 말이다. 즉, '은퇴'는 최근 현상이다. 1992년 이후 65~69세 인구 노동 참여율은 20.6퍼센트에서 38.3퍼센트로 꾸준히 상승했다.[6] 같은 기간 모든 더 젊은 인구 집단 노동 참여율이 제자리거나 하락한 것과는 뚜렷하게 대조된다. 당연하게도 많은 설문 조사에 따르면 64세 이후 계속 일하는 주된 이유는 사회적 연결, 관계 구축과 유지, 추가 소비력 확보였다.[7]

마찬가지로 70~74세 노동 참여율은 같은 기간 11.1퍼센트에서 24.0퍼센트까지 상승했고 75세 이상에서는 4.5퍼센트에서 10.5퍼센트로 증가했다. 이런 증가는 모든 교육 수준에서 골고루 나타났지만 대졸자에서 가장 두드러졌다. 즉, 고소득자는 노동 기간을 연장하고 싶어 한다(이들 대부분은 이제 재택근무하는 법도 안다). 이들은 생산만 하지 않는다. 사회보장연금, 개인연금, 세금도 계속 납부한다. 전성기를 연장한 셈이다.

이 수치는 우리가 고령화사회를 완벽하게 감당할 수 있음을 보여준다. 사실 수명 연장은 **우리 사회에 필수다**. 건강이 나아지지 않은 채 수명만 늘어난다면 오래 살수록 의료나 건강 관련 지출이 늘어나기 때문이다. 그리고 그런 경제적 부담은 건강하지 못하게 나이 드는 인구구조에 대처하는 국가 능력에 부담이 된다. 그저 오래 사는 것이 아니라 **건강하게 오래 살아야** 한다.

이 책 앞부분에서 살펴봤듯 건강하고 생산적으로 살아갈 수명을 늘리지 않으면 모든 선진국이 지금의 생활수준과 의료비를 감당하는 데 어려움을 겪을 것이다.

사실상 장수 혁명으로 얻는 사회적 비용 절감 효과는 앞서 말한 것보다 훨씬 크다. GDP에서 의료비 지출이 현재 수준으로 동결되는 것을 넘어서는 훨씬 큰 절감 효과가 있으리라고 기대된다. 어떤 발전이 결실을 볼진 아직 모르기 때문에 의도적으로 절감액을 낮게 추산했지만 분명 하나 이상의 발전이 실현될 것이다.

수명 연장은 문명화에 필수다. 과거 모든 사회에서 개인적, 사회적 GDP 증가에 가장 큰 영향을 준 것은 수명으로 교육보다 훨씬 큰 효과를 냈다. 이렇게 늘어난 자원을 현명하게 사용하면 우리는 더 건강하게 더 오래 사는 삶을 충분히 감당할 수 있다. (실제로 25년 이상 더 건강하게 산다면 5~15년 더 일하는 것이 이치에 맞다.)

이 수치는 건강이 좋아지고 수명이 늘어난 사회에 살기 위해서는 활력 있는 생활 방식을 받아들여야 한다는 사실도 보여준다. 수명 연장은 국가의 실질적 부, 즉 인적 자본 증가에 따른 GDP 증가와 동의어다. 수명이 늘면 줄어든 출생률을 상쇄하는 데도 도움이 된다. 노동 전성기인 나이 든 노동자가 더 오래 일하면서 고소득을 올리면 사회보장연금과 세금을 내는 저소득 젊은 층 노동력의 낮은 추정 비율을 상쇄하고도 남을 것이다.

장수의 대가

1인당 실질 GDP가 2050년까지 매년 1.5퍼센트(과거 평균보다 낮은 수준)씩만 성장하면 2050년 말까지 1인당 실질 구매력은 현재 6만 4000달러(약 8320만 원)에서 1년에 3만 6000달러(약 4680만 원)가 추가돼 10만 달러(약 1억 3000만 원)가 된다(복리로 연간 물가 상승률보다 1.5퍼센트 높은 수치다). 즉, 지금부터 2050년까지 매년 평균적으로 1인당 실질 GDP는 (과거에도 그랬듯이) 지금보다 눈에 띄게 높아진다는 뜻이며 이는 재량 실질소득이 지금의 수요를 훨씬 뛰어넘을 것임을 보여준다.

믿지 않을지 모르지만 이 실질소득 증가를 현재가치로 따지면 1인당 190만 달러(약 24억 7000만 원)에 해당한다. 이 막대한 재량소득 증가분은 소비자 지출과 은퇴저축은 물론 사회보장연금 같은 사회 지원 제도, 코로나19 팬데믹 기간 실시된 CARES$^{\text{Coronavirus Aid Relief and Economic Security}}$나 국가 경기회복 법안$^{\text{RECOVERY act}}$ 같은 경제 위기를 지원하는 경비, 메디케어 등의 지출에 자금을 지원할 것이다.

게다가 건강 상태가 개선되면 좋지 못한 건강으로 인한 비용 부담이 미뤄지므로 실질적으로 소득이 불어날 시간이 많아지고 생애 마지막 (비싼) 노년기에 드는 비용을 완충할 수 있다. 예를 들어 미국 총 의료비 지출의 8.5퍼센트(GDP의 약 18퍼센트에 해당)는 생애 마지막 1년간 지출된다고 추정된다. 그리고 전체 의료비 지출의 16.7퍼센트는 생애 마지막 3년간 발생한다. 이는 오늘날 생애 마지막 1년에 3230억 달러(약 420조 원)가, 마지막 3년에 6350억 달러(약 826조 원)가 지출된다는 뜻이다. 이 중 대부분은 병원 치료비이며 여기에 장기 요양과 기타 관련 서비스 비용이 추가된다.

건강 상태가 좋아져 이 생애 '마지막' 3년에 들어갈 지출을 20년 미루면 아픈 사람에게 지급됐을 돈을 더 생산적이고 즐거운 방식으로 활용할 수 있다(의료 비용이 줄어드는 것이 아니라 곡선이 완만하게 이어지는 것이다. 즉, 의료비 지출이 지난 20년간 그랬던 것처럼 경제성장률의 서너 배 속도로 가파르게 늘어나는 것이 아니라 유지되거나 경제성장률과 비슷한 정도로만 증가한다). 연간 300억 달러(약 39조 원)인 의료비 지출을 5년 미루면 사회는 당장 10조 달러(약 1경 3000조 원)를 얻는다. 의료비로 지출했을 이 돈을 다양한 주식 포트폴리오에 투자했을 때 수익률이 얼마나 될지 따져보면 이 셈법을 아주 잘 이해할 수 있다. 의료비 지출이 적은 상태로 5년을 버틸 수 있다면 더 많은 돈을 쥐고 그 돈을 복리로 늘릴 수 있다. 의료비 지출을 5년 더 미루면 절약되는 돈은 기하급수적으로 늘어난다. 간단히 말해 오늘 쓸 돈을 내일 쓰면 훨씬 낫다는 것이다. 핵심은 건강이 나빠지는 시기가 늦춰질 때의 경제적 이득이 어마어마하다는 점이다. 개인 의료비 지출을 미룬다는 것은 그 돈을 다른 데 쓸 수 있을 뿐 아니라 그 돈으로 5년간 복리 수익도 거둘 수 있다는 뜻이다. 사회적으로는 이렇게 생각하면 가장 좋다. 노년층이 5년 더 생산적으로 일하면 개인적으로 경제적 여유가 생길 뿐 아니라 사회적으로 큰 자산이 된다. 게다가 수명이 연장되면 재화와 서비스 수요를 촉진해 경제성장을 이끌 수도 있다. 물론 가장 중요한 점은 사랑하는 사람과 더 많은 시간을 보낼 수 있다는 것이다.

게다가 전체 의료비 지출의 75~80퍼센트는 생활 습관과 관련된 질병으로 인한 것이므로 자발적으로 더 건강하게 사는 데 도움이 되는 생활 습관을 들이면 의료비를 크게 줄일 수 있다.[8] 심지어 인구 40퍼센트만 건강한 생활 습관을 실천해도 미국에서 의료비 지출이 연간 약 25퍼센트인 9500억 달러(약 1235조 원) 줄어든다. 그저 건강한 생활 습관만으로도 매년 GDP의 4.5퍼센트를 절감할 수 있다니 엄청난 수치다. 그것도 매년 말이다!

의료비 지출이 연간 1조 달러(약 1300조 원)까지 줄어들면 어떻게 될지 생각해보자. 모두가 동의하는 '최후의 날 모델'에 따르면 2027년까지 (명목) GDP 30조 6000억 달러(약 3경 9800조 원) 중 의료비는 연간 3조 7000억 달러(약 4810조 원)에서 약 5조 9000억 달러(약 7670조 원)로 상승할 것이다. 그때까지 미국(그리고 우리가 생활 방식과 비용을 전파한 다른 모든 선진국)의 의료비 지출은 일반적으로 GDP의 19.4퍼센트까지 늘어날 것으로 예상된다(이미 2021년에만 이 정도다). 2019년 1만 1000달러(약 1430만 원)던 1인당 지출이 2027년에는 1만 7000달러(약 2210만 원)까지 늘어난다는 뜻이다. 하지만 미국 인구 40퍼센트만 생활 습관을 관리해 유전적, 후성유전학적으로 셀프엔지니어링하면 2027년까지 GDP 약 5퍼센트에 해당하는 연간 1조 5000억 달러(약 1950조 원)를 절약할 수 있다(141쪽을 참고하자). 의료비 지출은 여전히 증가하겠지만 GDP 성장과 비슷하거나 그보다 낮은 수준일 것이다.

이런 절감은 전적으로 가능하다. GDP의 6~8퍼센트를 의료비로 지출한 1970년대 이래 우리 유전자는 변하지 않았다는 사실을 기억하자. 하지만 생활 방식이 달라지면서 만성질환 발생률과 유병률이 증가하고 있다.

⌛

이 모두가 정말로 급진적인 노화 대혁명을 일으킬 것이다. 그리고 당신은 이 결과 대부분을 통제할 수 있다. 또 의료비가 줄고 더 많은 사람이 더 오래, 더 건강하게 일하기 시작하면 개인연금, 지방과 주 연금, 메디케어, 사회보장연금(또는 이와 비슷한 제도)에 사용될 돈이 부족해질지도 모른다는 절망은 사라질 것이다.

물론 수명 연장에도 그림자가 있다. 현명한 결정을 내릴 때 얻을 수 있는 혜택은 크지만 현명하지 못한 결정을 내릴 때의 비용도 그만큼 늘어난다. 이런 이분법을 점차 해결하지 않으면 건강, 소득, 부의 불평등은 더욱 심화할 것이다. 오래 살수록 일, 저축, 건강 면에서 우리가 내린 결정은 노년에 경험할 득과 실의 셈법을 복잡하게 한다.

개인경제: 복리의 마법

더 젊게 더 오래 살기 위한 비용을 개인적으로 어떻게 마련할까? 두 가지 구상으로 설명할 수 있다. 신체적으로 더 오래 일할 수 있는 몸을 만들어 수입을 계속 늘리는 것 그리고 복리의 마법을 활용하는 것이다. 첫 번째 방법은 이미 다뤘으니 여기서는 저축과 복리의 마법을 자세히 살펴보고 이것이 왜 노화 대혁명을 위해 경제적 안정성을 확보하는 열쇠인지 알아보자.

여러 예측과 모델은 당신이 25세에 매년 소득 3퍼센트를 다양한 포트폴리오에 저축하기 시작해 연 5퍼센트 수익을 창출하고 정년퇴직까지 손대지 않으면 은퇴할 때 재정적으로 문제가 없을 것임을 보여준다.

연간 5퍼센트 복리로 투자수익을 내면서 10년을 더 살면 자산이 1.6배 늘고 20년을 더 살면 2.7배 는다. 여기서 10년을 더 살면 순자산은 다시 4.3배로 늘어난다.

부의 격차가 엄청나게 벌어지고 있다. 이는 기대수명이 높아지면 저축하는 사람과 그러지 않는 사람 사이에서 부의 양극화가 심해질 수 있다는 뜻이다. 복리의 마법을 아름답게 보여주는 이 사례를 살펴보자.

25세에 연봉이 3만 달러(약 3900만 원, 시급 15달러)고 900달러(약 117만원, 연소득 3퍼센트)를 저축한다고 생각해보자. 수익률을 5퍼센트로 가정하고 초기 자본금 900달러에 추가 기여금은 없다고 할 때 95세가 되면 이 돈은 2만 7384달러(약 3560만 원)로 불어난다. 115세까지 손대지 않으면 7만 2657달러(약 9450만 원)로 늘어난다. 이런 부는 모두 900달러(소득 3퍼센트에 불과한 약 117만 원)밖에 되지 않는 소액을 일찍 저축하고 평생 보수적 수익률로 투자한 결과다.

매년 4퍼센트(실질성장률 1.5퍼센트에 물가상승률 2.5퍼센트를 더한 수치)씩 소득이 늘어난다고 가정하고 이 소득의 3퍼센트를 매년 저축하면 복리로 계산한 저축액은 다음과 같다.

- 35세 누적 자산 1만 5380달러(약 1990만 원).
- 45세 누적 자산 4만 5648달러(약 5930만 원).
- 65세 누적 자산 21만 5903달러(약 2억 8070만 원), 95세에는 무려 140만 달러(약 18억 2000만 원)로 증가.

70세까지 투자 원금 1달러당 평균 1.60달러(약 2000원)가 적립되는 셈이다. 조금만 저축하고 투자수익을 거두면 이를 달성할 수 있다. 물론 소득 3퍼센트가 아니라 6퍼센트를 저축하는 것이 훨씬 나은 목표다. 고용주가 나머지 3퍼센트를 분담해준다면 더욱 그렇다. 매년 두 배 저축하면 1달러당 두 배 금액이 추가로 적립된다. 70세까지 1달러당 1.60달러가 더 적립되는 것이다. 구체적으로 말해 65세에 43만 1806달러(약 5억 6130만 원), 95세에 280만 달러(약 36억 4000만 원)를 얻는다. 핵심은 일찍 시작하기만 하면 저축과 꾸준한 투자가 '부자'의 전유물은 아니라는 사실이다.

이 예시는 저축을 일찍 그리고 자주 하는 것이 중요하다는 점을 강조한다(고용주 적립금 일부를 부담하는 저축 매칭 제도 saving-match program를 찾으면 더욱 좋다). 너무 기본적인 말 같겠지만 저축은 건강한 식습관이나 운동과 마찬가지다. 빠르면 빠를수록 좋고 잘 모르겠다면 그냥 더 많이 하면 된다. 투자의 신이 아니어도 된다. 주식과 채권에 다양하게 분산된 뮤추얼펀드나 인덱스펀드에 투자하라. 월급일마다 자동으로 공제되게 하면 이상적이다. 인내심 있게 꾸준히 투자하고 시장을 이기려고 패닉 매도하거나 모멘텀 매수(차트를 통한 기술적 추세 매매-옮긴이)에 나서지 말라. 고용주가 적립금을 매칭해 부담하겠다고 하면 당연히 더 많이 저축하라.

인내심 있게 실용적으로 저축하는 일은 스트레스를 관리하고 건강한 식단을 선택하는 일과 같다. 마찬가지로 저축하지 않거나 성급한 투자 결정을 내리는 일은 비만이나 흡연이 신체 건강에 해로운 것만큼이나 장기적 재무 건전성에 치명적이다. 당신이 꼭 올림픽 마라토너가 될 필요는 없듯 더 젊게 더 오래 사는 데 현실적인 경제적 준비를 하기 위해 꼭 뛰어난 헤지펀드 매니저를 만나야 할 필요도 없다. 정책적으로 중요한 문제도 있다. 미국이 싱가포르, 호주, 네덜란드와 비슷한 의무 저축 제도를 도입해 더 현명한 투자 전략을 육성할 수 있느냐다. 개인이 평생 저축하지 않으면 사회 전체에 부담이 된다는 점에서 이런 의무 저축 제도는 매력적이다. 이는 은퇴자 간 부와 소득 불평등을 줄이는 한편 가진 것을 모두 써버리고 저축하는 다른 사람에게 무임승차하려는 동기를 줄인다. 실제로 앞서 설명한 저축 제도는 은퇴를 더 잘 준비하기 위한 의무 저축 제도의 대략적인 모습이다. 각 제도마다 다르지만 기본적으로 수입 3~15퍼센트를 규제 기관이 감독하고 보고받는 투자 전문가가 관리하는 과세 유예 은퇴 계좌에 적립하도록 규정한다. 노동 기간 저축한 돈은 정부에서 정한 은퇴 시점이 되면 인출해 쓸 수 있다. 이런 제도를 통해 일찍부터 자주 돈을 저축해두면 은퇴 시기를 훨씬 편하게 즐길 수 있다.

│ 유산상속 붐 │

향후 30년간 젊은 세대에게 자신은 물론 노년 세대 모두를 지원할 전례 없는 자원을 제공해줄 대규모 상속 물결이 일어날 것이다. 이 기간에 사망하는 사람은 25조~40조 달러(약 3경 2500조~5경 2000조 원, 상속세 제외)를 젊은 층에 상속할 것으로 추산된다.[9] 소급해보면 노년 세대가 물려준 이 유산은 이들이 나이 들며 쓴 사회적 비용을 상쇄하고도 남는다. 이 숫자는 더 커질 것으로 예상되지만 베이비붐 세대가 지금 기대보다 더 젊고 더 건강해지면서 다음 세대로의 전달은 늦어질 것이다. 참고로 연방 정부의 총 미지급 연방 부채는 코로나19 팬데믹 이전 약 16조 달러(약 2경 800조 원)였고 지금은 약 24조 달러(약 3경 1200조 원)다. 유산상속으로 미국 전체의 미지급 연방 부채를 충당하고도 남는다는 뜻이다.

10 | 건강으로 향하는 새로운 차원

The Great Age Reboot | 노화 대혁명의 효과를 누릴 더 나은 몸과 뇌 만들기

이 모든 의학적 발전이 제대로 작용할 수 있는지와 현실에서 실제로 어떻게 작용하는지는 별개 문제다. 이것이 당신 몸에 어떤 영향을 미칠까? 신체 부위에는 어떤 영향을 줄까? 더 나아질 일과 잘못될 수 있는 일은 뭐가 있을까?

이 장에서는 신체를 부분별로 살펴보고 당신이 재탄생을 준비하는 데 노화 대혁명이 어떤 의미를 지닐지 알아보자.

뇌

건강하고 충만한 삶을 살려면 신체 모든 기관이 제대로 기능해야 한다. 하지만 몸 전체의 컴퓨터에 해당하는 뇌가 가장 중요하다.

기억상실과 뇌 질환 분야에서의 발전은 대부분 진단과 관련돼 있다. 기억력 문제를 앓기 최대 10년 전 미리 문제를 알 수 있다는 뜻이다. 우리 경험상 기억상실은 사람들이 노화를 떠올릴 때 가장 두려워하는 질환이다. 심장병이나 관절 기능 저하 같은 다른 '힘든' 질병에는 대처할 수 있다고 말하는 사람이 많다. 하지만 방금 한 말을 기억하지 못하거나 사랑하는 사람의 얼굴조차 기억하지 못한다고 생각하면 몹시 두렵다. 많은 사람이 100세를 넘어서까지 살고 싶진 않다고 말하는 이유기도 하다.

하지만 뇌를 보호하려는 노력은 그저 두려운 일을 피하기 위한 것만은 아니다. 젊음, 넘치는 호기심, 배움, 즐거움, 관계를 지키고 연장하려는 행동이기도 하다.

무게 1.4킬로그램 불과한 뇌에는 약 1000억 개 뉴런이 있다. 이 뉴런에는 기억, 감정, 결정, 생각(하루당 약 2만 번) 같은 당신 인생이 전부 담겨 있다. 작은 멜론 정도 크기의 뇌에 1000억 개 세포가 가득 차 있는 모습을 상상할 수 있는가? (참고로 동전 1000억 개를 차곡차곡 쌓으면 에베레스트산 높이의 3.5배나 된다!)

아이러니하게도 현대 의학은 아직 뇌를 잘 알지 못한다. 뇌가 인류에게 알려진 모든 발전의 근원인데도 말이다.

과학은 신경 기능과 질병을 이해하는 데 천문학적 발전을 이뤘지만 뇌의 노화와 보존이라는 주제는 여전히 수수께끼다. AI 개념을 가져오지 않더라도 그렇다. AI가 뇌 작업 일부를 처리해 뇌가 다른 작업에 집중할 수 있다면 뇌는 더 잘 기능할까? 아니면 그런 일을 대신해주는 시스템에 의지하며 능력이 작아질까? 새로운 발전으로 우리는 더 강력하고 창의적이고 지성적인 사람이 될까? 지금 당장은 대답하기 어려운 문제다(특히 오늘날 연구 대부분은 노화 관련 뇌 기능 저하를 막는 데 주목하기 때문이다).

뇌 기능을 간단히 살펴보자. 전선을 통해 주전원에서 집으로 전기가 들어오듯 뇌세포는 한 뉴런에서 다른 뉴런으로 전달된 메시지를 수신한다. 날씨가 좋으면 메시지가 크고 선명하게 전달돼 전력 공급에 차질이 없다. 하지만 폭풍우가 몰아치는 날엔 어떨까?

뇌에 플라크 같은 오물이 폭풍처럼 몰아치면 세포 연결이 막힌다. 이 플라크는 뇌 노폐물에서 생긴다(맞다. 모든 장기에는 노폐물이 쌓인다). 여기에는 타우단백질$^{tau\ protein}$, 아밀로이드베타$^{beta-amyloid}$, 변연계 우세 연령관련 TDP-43$^{limbic-predominant\ age-related\ TDP-43}$ 등이 있다.[1] 특히 이 세포 노폐물은 염증을 일으킨다. 폭풍이 치면 나뭇가지가 엉켜 전선이 효율적으로 기능하지 못하듯 뇌에 노폐물이 쌓이면 뉴런이 엉키고 크기가 줄어 뇌 연결이 방해받는다.

그러면 뇌는 두 배로 손상된다. 건강에 좋지 않은 선택을 한 결과 플라크가 쌓이면 문제가 일어난다. 이 플라크는 몸 바깥으로 내보낼 수 없다. 대신 염증이 생겨 플라크가 엉키고 치매로 이어진다.

반가운 소식도 있다. 우리에겐 도움이 되는 메커니즘이 있다. 당신에게 친숙한 몸속 림프계는 폐와 기타 노폐물 배출 기관(당신도 잘 알고 있으리라 확신한다)을 통해 노폐물과 독소를 제거한다. 뇌에도 이와 비슷한 시스템인 글리아림프 시스템$^{glia-lymphatic\ system}$(뇌내교세포^{glia}

와 림프lymph의 합성어로 신경교림프계라고도 함—옮긴이)이 있다(실제로는 글림프 시스템glymphatic system이라고 알려져 있지만 이해를 돕기 위해 글리아림프 시스템이라고 표현했다).² 하지만 종종 이 부분이 노폐물을 제거하는 최적의 능력을 갖추지 못하기도 한다. 당연하게도 이런 환경은 식습관과 운동량, 다른 생활 습관, 특히 수면과 큰 관계가 있다.

잠을 자는 동안에는 물을 마시지 않으므로 약간 탈수 상태가 되고 뇌는 조금 수축한다. 잠을 많이 자면 뇌가 더 많이 수축해 뇌세포 사이 공간(글림프 경로)이 조금 넓어지는데 이는 뇌 노폐물을 제거하는 데 핵심 역할을 한다. 노폐물을 제거하고 염증을 줄이려면 6~7시간은 자야 한다는 뜻이다. 그러지 않으면 뇌 연결과 새로운 기억을 만드는 능력 등 뇌 기능이 파괴된다.³

안타깝게도 지난 15년간 임상시험이 140건 이상 실시됐지만 지금까지 알츠하이머병이나 이와 관련된 대부분의 인지기능장애 관련 질환을 치료한다고 입증된 약물은 없다.

연구자들은 기억장애에서 비롯된 손상을 늦추고 멈추고 역전시키고 예방하는 데 도움이 되는 다양한 메커니즘을 연구해왔으며 그 노력을 멈추지 않을 것이다. 이 분야는 여전히 의학의 주요 개척지 중 하나다. 예를 들어 이미 진행되고 있는 다음과 같은 발전과 실험을 생각해보자.

- 뇌에서 일어나는 특정 작용을 표적화하도록 돕는 약물이 연구 중이다. 예를 들어 어떤 약물은 뇌에 쌓인 플라크 제거를 목표로

삼고 다른 약물은 처음부터 플라크 퇴적을 막는다. 면역계와 함께 작용해 독성 물질을 인식하고 제거하는 과정을 돕도록 설계된 약물도 있다.

- 일부 연구자는 파킨슨병으로 손상된 뉴런을 대체할 방법을 연구 중이다. 어려운 과정이긴 하다. 이들은 피부 같은 부위에 있는 구조단백질 콜라겐을 이용해 이식한 뉴런을 지지할 방법을 연구한다.[4]

- AMBAR Alzheimer Management by Albumin Replacement(알부민 대체를 이용한 알츠하이머병 관리) 연구에 따르면 혈장교환으로 인지기능 저하를 늦출 수 있으며(50퍼센트까지) 심지어 초기 치매에서 인지 손상을 되돌릴 수 있다.[5] 이 결과가 재현된다면 환호하지 않을 수 없다. 혈장교환은 다른 질병 치료를 위해 이미 FDA 승인을 받았기 때문이다. 이는 인지 저하를 되돌리거나 크게 늦출 수 있다고 확인된 절차 중 FDA가 무작위 대조군 연구를 통해 승인한 최초의 방법이다. 하지만 이 방법을 널리 활용하려면 치매를 조기에 진단해야 한다.

- 그래서 치매 조기 진단 분야도 다양하게 발전하고 있다. 연구자들은 증상이 나타나기 훨씬 전에 위험을 판단할 수 있는 지표를 찾는다.[6] 희망 사항은 조기 발견(뉴런이 파괴되기 전)이 다른 개입으로 질병 진행을 늦추는 데 도움이 되는 것이다. 치료를 일찍 시작하면 질병을 훨씬 쉽게 막을 수 있을 것이다. 연구자들은 증상이 나타나기 전, 어쩌면 5~7년 전에 치매를 식별하는 데 도움

이 될 수 있는 혈액검사를 연구한다.7 이는 (뇌 스캔이나 요추천자 spinal tap 같은 비싼 방법에 비해) 비용 대비 효율이 높은 방법이다. 무엇보다 생활 습관 개입으로 치매 진행을 늦추거나 심지어 막을 기회를 줄 수도 있다. 인지기능 저하를 조기에 진단할 세심한 검사법을 찾는 연구자들도 있다. 클리블랜드클리닉의 한 스타트업 회사는 인지 저하가 임상적으로 분명히 나타나기 무려 20년 전 이를 발견할 방법을 찾아냈다.

이 문제를 탐구하고 있음에도 우리는 아직 알츠하이머병과 그 관련 질병을 되돌리거나 없애기는 고사하고 멈추는 데까지도 오지 못했다. 따라서 이를 막으려면 자유의지라는 위대한 선물을 활용해야 한다. 이 책에서 자세히 설명하는 생활 방식을 실천하면 뇌기능 장애 발병을 늦추거나 예방할 가능성을 높일 수 있다.

면역계

건강과 장수를 생각하면 면역계가 가장 먼저 떠오를 가능성이 높다. 면역계는 앞서 6장에서 설명한 암처럼 장수를 가로막는 강력한 적을 논의할 때 그 선봉에 선다. 게다가 여러 면에서 방어 체계가 더 잘, 더 오래, 더 강력하게 작용하게 하는 일은 개인과 집단의 미래에 가장 중요하다.

당신은 방어 체계의 모든 것을 알고 있다. 그건 우리 주변 어디에나 있다. 휴대전화와 컴퓨터에는 암호가 있다. 문에는 자물쇠가 있다. 경비견, 안전 금고, 경보 시스템, 원격 감시, 출입문 모니터링 시스템, PIN 번호도 있다.

오늘날의 사회에서 방어는 매우 중요하다. 클릭 한 번으로 당신의 은행 계좌에서 수천 달러를 빼내거나 접근 권한을 담보로 돈을 요구하며 랜섬웨어를 심는 사악한 무리 때문만은 아니다. 그저 단순히 가족, 돈, 자산, 이메일 계정 등 가장 소중한 것을 지금이든 앞으로든 계속 누릴 수 있길 바라기 때문이기도 하다.

몸에서 가장 강력한 방어 메커니즘인 면역계는 고도로 조직화되고 기동성 좋은 단위다.

이 방어 체계는 언제나 작동한다. 몸을 긁을 때도 그렇다. 나쁜 벌레에 물렸을 때 기침이나 재채기를 하거나 진물이 나는 것도 그렇다. 발목이 삐었을 때 붓는 것도 마찬가지다. 궁극적으로 면역계는 당신을 치유한다.

하지만 활기차게 장수한다는 면에서 볼 때 면역계란 그저 몸이 흔한 감기나 관절염에 대처하는 방식을 말하지 않는다. 이는 제대로 다루지 못하면 말 그대로 죽을 수도 있는 중대한 위협을 어떻게 처리하는지와 더 관련 있다.

이는 치명적인 질병에 걸렸을 때 가장 분명하게 드러난다.

6장에서 봤듯이 과학자들은 복잡하고 끊임없이 달라지는 암의 변이 질환을 근절할 방법을 찾기 위해 밤낮없이 연구에 매진한다.

당신 몸의 방어 체계에는 보호와 생물학적 역할을 위한 여러 단계가 있다. 그리고 안타깝게도 이 세상에는 세포에 침입해 이를 파괴하는 무법자가 있다(또는 세포에 얹혀살며 증식해 혼란을 일으키는 무법자도 있다. 예를 들면 코로나19를 일으키는 사스코로나바이러스-2가 그렇다).

당신의 방어 체계는 이런 무법자를 식별해 필요하면 싸우고 몸에서 쫓아내 생물학적 사회질서를 회복한다.

50세 이후 면역계가 서서히 위축되는 이유는 분명하지 않다. 나이가 들면서 돌연변이한 자기 조직을 공격해 자가면역질환을 일으키지 않도록 공격성을 줄인 탓일 수도 있다. 만년에는 면역계도 실수할 수 있고 평생 오류를 학습한 탓에 세포 전체가 달라져 자기 세포를 공격하는 경향이 더 강해진다.[8]

노인은 면역계가 약한데도 어린이보다 감기에 덜 걸린다. 이는 우리 몸이 항원에 맞설 저항력을 키우고 과거에 물리친 세균에 맞설 항체를 획득했기 때문이다(앞서 6장에서 언급했듯 항체는 척수의 형질세포에 저장돼 있다). 그리고 항체는 항원과 바이러스가 증식해 질병을 일으키기 전에 이들을 파괴한다.

면역계가 노화하는 몇 가지 기전

- **장기 수축**: 가슴샘은 청년기부터 수축하기 시작한다. 중년이 되면 최대 크기의 15퍼센트에 불과해진다. 성장호르몬(재조합)을

투여하면 가슴샘을 되살리고 면역계 노화를 줄일 수 있다. 하지만 재조합 성장호르몬은 가슴샘 노화 감소 외에 다른 효과도 내기 때문에 복잡한 해결책이다.[9]

- **효율 저하**: 나이가 들어도 T세포 수는 줄지 않지만 그 효율이 떨어진다. 이로 인해 면역계 일부가 약해진다.
- **전투력 상실**: 항원을 잡아먹는 백혈구인 대식세포 macrophages는 나이 들면서 전만큼 민첩하게 움직이지 못한다. 이런 둔화는 노년에 암이 더 흔하게 발생하는 원인 중 하나다.
- **방어력 약화**: 새로운 항원에 반응하는 백혈구인 B세포가 감소한다는 것은 몸에서 항원을 기억하고 스스로 방어하는 능력이 떨어진다는 의미다. 이 변화로 노인은 폐렴과 감염 대부분을 더 흔하게 겪고 이로 인해 더 자주 사망한다. 백신이 노인에게 덜 효과적인 것도 일부는 이런 이유에서다.

심장과 동맥계

심장과 동맥의 노화 문제는 오늘날 사망 원인의 40퍼센트를 차지한다. 수명을 늘리려는 연구의 상당 부분은 계속 심장 보존 문제를 중심으로 진행될 것이다.[10] 새로운 기술 개발은 치료와 문제를 감지하는 진단 기술 개선에 주목한다.

우리는 이미 심장병 치료에서 놀라운 성과를 경험했으며 그 결과 의심할 여지 없이 수명이 연장됐다. 먼 미래를 내다볼 것도 없이 지금까지 무슨 일이 일어났는지 살펴보면 앞으로의 치료와 발전을 위해 어떤 토대가 마련됐는지 알 수 있다. 1960년대 이전에는 심장마비가 상당히 흔했다(심장마비 환자 절반은 몇 시간 안에 사망했다). 따라서 1960년대에 심장마비는 흔히 사형 선고나 다름없었다. 하지만 그 이후 많은 변화가 있었다.

한 가지 예로 혈압 조절 약물이 있다. 1950년대 이 책의 공동 저자인 앨버트의 어머니는 고혈압을 조절하기 위해 '흰쌀밥만' 먹는 식이요법을 실시했다. 실제로 혈압이 좋아지긴 했지만 그건 너무 끔찍한 식단이었다.[11] 하지만 의학이 발전하기 시작하던 1950년대 후반에서 1960년대 초반까지만 해도 그 방법이 전부였다.

지금은 단순당이 많이 포함된 식단이나 포화지방, 여기에 수반된 아미노산이 동맥 노화의 주요 원인 중 하나라는 사실이 잘 알려져 있다(이 때문에 포화지방을 섭취하면 노화가 촉진된다). 건강한 지방을 더한 저당 채식 식단은 동맥 노화 예방에 도움이 되고 지방이 거의 없는 식단은 동맥 노화를 되돌릴 수 있다.[12]

지금까지 승인된 고혈압 치료제는 150가지가 넘으며 수축기 혈압 125mmHg 미만, 이완기 혈압 85mmHg 미만을 목표로 삼는다.[13] 고혈압 치료제는 원래 심장마비나 뇌졸중을 겪은 사람에게 같은 질환이 재발하는 것을 막기 위해 사용됐지만 예방 목적 약물로 빠르게 발전했다.

더 좋은 소식:
심장마비를 막아 생명을 구하는 다른 치료법

- 제세동기. 치명적인 전기 박동을 보이는 심장에 충격을 가해 당신을 살리는 박동으로 되돌린다.
- 심박조율기. 오작동하는 심장 전도 체계를 재가동한다.*
- 비정상적인 심박을 감지하는 심전도기$^{elektrokardiogramm,\ EKG}$나 죽음에 이르기 전 혈액 내 산소 부족을 감지하는 맥박 산소포화도 측정기$^{pulse\ oximeter}$같은 진단 기술.
- 동맥을 막는 장애물 제거 수술(개심 우회술, 혈관 성형, 스텐트 등).**
- 약물요법. 요즘에는 혈류를 개선하고 염증을 줄이는 약물이 있다.
- 판막 수선(125~126쪽에서 설명).

---

* 이 기술과 제세동은 심장학 선구자인 폴 졸$^{Paul\ Zoll}$이 발견했다. 2차세계대전 당시 졸은 영국의 한 의무부대에 배치됐다. 어느 날 그는 파편이 박힌 채 야전병원 깔개에 누운 부상자의 상처를 꿰매는 동료 의사를 돕고 있었다. 외과의는 상처를 봉합하는 동안 졸에게 부상자의 멈춘 심장에 손가락을 대달라고 요청했다. 졸은 깔개에 발을 비볐다. 졸이 바닥에 발을 비비며 발생한 정전기는 손가락을 타고 바닥에 누운 환자의 심장으로 이동해 심장의 전기 박동을 다시 살렸고 심장이 수축하기 시작했다. 이렇게 탄생한 졸의료기기사는 지금도 심박조율기와 제세동기 개발의 주요 혁신 기업으로 자리 잡고 있다. (졸은 1971년 마이클 박사의 전담 의사 중 한 명이었고 그때 이 이야기를 들려줬다.)

** 1960년 한 무작위 실험에서 개심로 심낭에 직접 동맥을 잇는 바인버그 시술$^{Vineberg\ procedure}$이 심장 통증을 완화하는 데 가슴뼈를 톱으로 자르는 시술과 비슷한 효과를 보인다는 사실이 밝혀지면서 이 시술은 무용지물임이 드러났다. 이를 계기로 클리블랜드클리닉 방사선 전문의인 메이슨 손스$^{Mason\ Sones}$는 관상동맥조영술$^{coronary\ arteriography}$을 개발해 심장에 혈액을 공급하는 동맥의 해부학적 구조를 규명했다(그는 담배를 피우며 최초의 혈관조영술을 실시했다고 말해줬다).**14** 이는 관상동맥 우회술 개발로 이어졌다. 그다음 카테터 끝에 풍선을 부착해 좁아진 관상동맥 부위를 확장하는 방법이 개발됐고 지금은 확장된 동맥에 철망을 삽입해 지지하는 스텐트 기술이 사용된다.

하지만 오늘날 놀라운 의학 발전으로 여러 질병을 치료할 수 있게 됐다고 해서 우리가 할 일을 다 했다는 뜻은 아니다.

궁극적으로 심장의 주요 임무는 영양분이 풍부한 혈액을 몸 곳곳에 전달하고 노폐물을 제거하는 것이다. 제대로 움직이는 심장은 '펌프질'을 한다. 혈액은 혈관이라는 심혈관계를 통해 몸 전체로 이동한다. 전성기에는 이 시스템이 잘 작동해 혈액이 심장과 혈관을 통해 원활하게 흐르고 모든 장기에 전해진다.

하지만 이 전달 체계가 항상 원활하게 작동하진 않는다. 방해물이나 걸림돌, 우회 경로가 나타나 시스템 효율이 떨어지기도 하고 아예 작동을 멈추기도 한다. 혈당, 산화된 LDL 콜레스테롤, 아포지단백 B$^{apolipoprotein\ B}$뿐 아니라 이에 따른 고혈압, 플라크, 염증 증가가 전달 체계를 막는 장애물이다. 이런 적이 너무 많아지면 몸에는 '게임오버' 신호가 뜬다.

혈류가 느리거나 막히면 산소가 주요 장기에 효과적으로(또는 아예) 도달하지 못한다. 장애물이 점점 자라 혈류가 완전히 차단되면 심장마비, 뇌졸중, 기타 혈관 문제의 원인이 된다. 혈액이 제대로 흐르지 않으면 장기와 몸이 손상돼 결국 장기기능장애 또는 장기부전으로 이어지기도 한다. 심장도 마찬가지다. 심장에 혈액이 단 몇 분이라도 공급되지 않으면 계속 뛰어야 하는 심근 세포가 손상돼 죽는다.

따라서 심장마비가 일어나면 빨리 병원에 도착하는 것이 급선무다. 오늘날 심장마비 치료법은 혈관을 열어 주변 세포를 살리고 죽어가는 세포가 보낸 신호가 이후 6주에 걸쳐 심장 세포로 성장하고 발달할 줄기세포와 성장인자를 불러오게 한다.[15] 이 새로운 세포는 자라서 심근 세포로 기능하며 심장 수축력을 높이고 좌심실에서 더 많은 혈액을 퍼 올린다. 좌심실에서 혈액이 배출되는 비율인 박출률은 심장마비 발생 다음 날에는 15~25퍼센트지만 6주 뒤에는 55~65퍼센트로 증가한다. 그리고 다시 활력을 느끼게 되는 것이다. 하지만 줄기세포가 손상 부위에 제때 도착하지 못하거나 (일부 줄기세포의 엑소좀이나 죽어가는 세포에서) 적절한 양과 형태의 자극인자와 성장인자를 공급받지 못하면 새로운 심근 세포가 형성되지 않고 혈액을 충분히 퍼 올리지 못한다. 근육세포가 수축해야 하는 부위에서는 섬유화가 진행된다. 혹은 심근 세포가 제대로 이완하지 못하면(심근이 더 활발하게 수축하기 위해 이완하는 데 에너지를 사용할 때 그렇다) 이완기능장애diastolic dysfunction로 이어지고 결국 심부전이 발생한다. 심장에 혈액이 충분히 채워지지 않으면 나머지 몸에 혈액을 충분히 공급할 수 없다.[16]

심장 재건은 3장에서 설명한 줄기세포와 성장인자(엑소좀) 치료가 제시하는 전망이다. 흉터를 제거하고 이를 새로운 근육세포로 대체하면 새 심근이 기존 심근과 함께 수축해 정상 수준(55퍼센트 혹은 그 이상)의 박출률로 혈액을 몸 곳곳에 분출하게 할 수 있다. 이 치료법은 2000년 무렵 실행될 것으로 전망됐지만 실제로 효과가 있는지 알아보는 엄격한 임상시험은 이제 막 시작됐다. 따라서 이 방법을 널리 적용하려면 2030년은 지나야 할 것이다. 이는 당신 심장이 새로운 장수 혁신자의 혜택을 볼 때까지 시간을 벌려면 지금 스스로 할 수 있는 일을 해야 한다는 뜻이다.

관절, 근육, 뼈

신체 기본 기관에는 교체할 부품이 있다. 예를 들어 고관절과 무릎은 교체할 수 있다. 인대나 힘줄 같은 연조직이 찢어져도 복구할 수 있고 최신 보철 기술 발달로 뼈를 첨단 의족이나 의수로 교체할 수도 있다.

이는 지금까지 이뤄진 최고의 의학 발전 중 일부로 신체 부분이 닳아버렸거나 만성 통증을 겪는 사람의 삶을 정상화할 수 있다. 하지만 척추뿐 아니라 척추와 연결된 근육이나 신경을 포함한 일부 부위의 교체는 성공하기까지 시간이 좀 걸릴 것이다.

의심의 여지 없이 우리 대부분이 움직임을 당연하게 여긴다. 선반 맨 위 땅콩버터를 꺼내고 싶으면 뇌가 그렇게 하라고 몸에 지시한다. 화장실에 가고 싶으면 그냥 일어나서 가면 된다. 한밤중에 뒷골목에서 좀비를 만나면 그곳을 벗어나기 위해 근육이 저절로 움직이기 시작한다.

우리 움직임 대부분은 별다른 생각을 하지 않아도 일어나지만 (몸은 뇌가 하자는 대로 움직인다) 원하는 대로 몸이 움직이게 하려면 뒤에서 많은 일이 벌어져야 한다.

예를 들어 우리 몸에는 650개가 넘는 근육이 있다. 이 근육은 우리가 하는 모든 일을 할 힘을 준다. 근육 문제는 심각한 건강 문제 중 하나인 허리 통증의 주범이기도 하다. 이로 인해 미국에서는 매년 내원 약 3300만 건, 결근 1억 5000만~2억 4000만 일이 발생한다. 허리 통증은 근육 문제에서 비롯되는 경우가 많으며 처방은 주로 침습적 치료보다 자가 관리(수면 자세나 식습관 교정, 스트레칭, 근력 강화 등)로 이뤄진다.

우리가 강조하는 것은 바로 이 부분이다. 척추, 디스크, 주변 근육을 대체할 훌륭한 인공물은 아직 없지만 당신은 이를 대비할 수 있고 그건 곧 현실이 될 것이다. 척추가 복잡한 이유 중 하나는 여기에서 척수와 척수신경이 교차하기 때문이다. 척추와 뇌는 교차로이기 때문에 교체하거나 재탄생시키기가 매우 까다롭다. 4장에서 살펴본 세놀리틱스 실험 결과는 허리 통증의 주요 원인을 해결하는 데 도움을 줄 방법이 곧 실현될 가능성을 보여준다.

뼈는 몸의 지렛대 역할을 한다. 살아 있는 기관이므로 뼈는 사실 스스로 재건한다. 뼈는 딱딱한 구조가 아니라 에펠탑 같은 매트릭스에 가깝다(실제로 에펠탑은 뼈를 본떠 만들었기 때문에 매우 튼튼하다). 매트릭스 구멍이 너무 헐거워져 뼈가 부서지기 쉬워지면 문제가 발생한다. 바로 골다공증이다.

뼈가 매일 재흡수되고(가늘어짐) 골융집되는(굵어짐) 것은 정상이다. 전에는 약물요법으로 뼈의 재흡수를 줄이거나 뼈 형성을 늘렸다. 하지만 아주 최근까지 뼈가 굵어지게 하는 모든 약물은 재흡수도 늘려 상충 작용을 했다. 암젠^Amgen 과학자들은 뼈가 유달리 강한 아프리카 희귀 가족의 유전적 특성을 이용해 놀라운 발견을 했다. 이 가족에게서 단백질을 얻어 분리하고 복제해 뼈 재흡수를 줄이고 골응집을 늘리는 이중 작용을 하는 약물(로모소주맙^romosozumab)을 개발한 것이다.[17] 이는 당신이 더 오래 젊게 살 수 있도록 대형 제약사의 뛰어난 분자생물학 지식과 결합한 새로운 유전과학의 또 다른 사례다.

뼈와 뼈를 잇는 연결점인 관절은 형태와 크기가 다양하다. 예를 들어 무릎 관절은 경첩처럼 움직이지만 이와 달리 고관절은 공과 소켓처럼 움직인다. 왜 그럴까? 각 관절이 수행해야 하는 임무에 따라 다르게 구성돼 있기 때문이다. 고관절은 평생 움직이기 위해 안정적이어야 하지만 유연성은 그다지 좋지 않아도 된다. 하지만 어깨 관절은 가동 범위가 더 넓고 유연성이 더 좋아야 팔을 여러 방향으로 움직일 수 있다.

관절에 생기는 가장 큰 문제는 연골 같은 연부조직에서 일어나는 퇴행성 변화로 이를 골관절염이라 한다. 골관절염이 생기면 뼈와 뼈가 맞부딪혀 극심한 통증이 유발된다. 윤활유를 만드는 운동을 하고 스트레스를 적극적으로 관리해 염증을 줄이고 오메가3(해조류나 생선)나 오메가9 지방산(엑스트라버진 올리브유) 등 관절에 좋은 식품을 먹고 7장에서 언급한 중범 식품을 피하면 퇴행을 늦출 수 있다. 다행히 이 분야에서 고관절과 무릎 교체술을 비롯한 많은 의학적 발전을 이룩했다. 인대 치료도 마찬가지다. 이제는 파열된 전방십자인대와 아킬레스건도 수술로 고칠 수 있다(회복 기간이 길긴 하지만). 8장에서 설명한 대로 찢어진 인대 양 끝을 연결하는 스펀지에 성장인자와 줄기세포를 주입하는 새로운 기술로 회복 시간을 획기적으로 단축할 수도 있다.[18]

자동차처럼 우리 몸도 영원하지 않다. 시간이 흐르면 닳고 찢어진다. 이것이 삶의 대가다. 노화 대혁명의 목표 중 하나는 나이 듦에 따라 피할 수 없는 마모를 늦추(거나 멈추)도록 돕는 것이다.

지금부터 생활 습관을 선택하는 셀프엔지니어링으로 몸을 최적화할 수 있다면 더 오래 살 수 있고 앞으로 실현될 어떤 발전이든 최선으로 활용할 준비를 할 수 있다.

운동성은 가장 큰 발전을 이룬 분야 중 하나다. 예를 들어 1974년 미국에서 실시한 관절 교체 시술은 약 6만 7000건이었지만 2019년에는 140만 건에 이르렀다. 지금 추세라면 수술 건수는 해마다 5퍼센트씩 늘어 2050년이면 총 360퍼센트 늘어난 연간 600만~700만 건에 이를 것으로 예상된다. 제한이 없진 않지만 관절 교체는 의학 발전으로 삶의 질을 크게 향상한 좋은 사례다. 당신에게 더 낫고 쉬운 길은 곧 현실이 될, 관절 노화를 완전히 예방하겠다는 약속이다(4장 참고).

감각

나이 들 때 우리는 몇 가지를 당연하게 여긴다. 알다시피 일상적인 기능은 항상 배경에 존재하지만 그 기능이 사라지기 전까진 그다지 신경 쓰지 않는다. 시각, 청각, 후각 같은 감각기능장애는 생명에 지장을 주진 않지만 분명 인지기능장애를 가속화하고 삶을 바꿔놓는다.

세포가 노화하지 않도록 재설정해 실명을 되돌리거나 청력 손실을 막을 수 있다면 어떨까?

우리 저자 중 한 명인 앨버트는 건강 분야에서 가장 큰 두 가지 기적은 출산과 백내장 수술이라고 말한다. 출산은 당신이 세상에 태어나게 해주고 백내장 수술은 세상을 다시 한 번 선명하게 볼 수 있게 해주기 때문이다. 물론 응급 심장 우회술이나 뇌동맥 스텐트 시술을 받은 사람은 백내장 수술을 이들 다음으로 칠 수도 있다. 하지만 요점은 삶의 질 측면에서 주변 세상을 더 편하고 풍성하게 경험하게 해주는 요소를 고려해야 한다는 것이다. 이는 우리와 우리 뇌를 자극해 더 오래 잘 기능하도록 돕는다. 나이가 들수록 시력을 유지하고 회복하는 일에는 분명 그만한 가치가 있다. 백내장 수술과 망막 재부착 같은 분야에서는 이미 놀라운 진전이 일어났다.

연구자들은 이제 눈과 망막세포, 방수 분비를 줄이고 흡수를 늘리는 특정 안구샘 세포의 야마나카 인자(115쪽 참고)를 활성화하는 후성유전학적 재설정 같은 새로운 발전을 위해 노력한다. 동물 모델에서는 이 후성유전학적 재설정으로 중증 녹내장의 원인과 심지어는 상태까지 역전시킬 수 있었다.[19] 나이가 들수록 더 중요한 것이 노년기 황반변성의 예방과 역전이다.

● 노화 관련 가장 흔한 눈 문제

백내장	수정체 일부가 혼탁해져 빛이 망막으로 통과하지 못하게 방해한다. 넓고 두껍게 자리 잡은 백내장 부위는 수술로 제거하거나 (미국에서 매우 흔한 수술 중 하나다) 수정체를 정상 시력에 가까운 렌즈로 교체해야 한다.
노안	가늘고 작은 글씨를 읽을 수 없다. 돋보기안경을 환영해주자.
녹내장	안압이 높아져 시력 상실로 이어질 수 있다. 원인과 중증도에 따라 약물부터 수술까지 다양한 치료법이 있다.
노년기 황반변성	황반은 망막 중심부로 원추체라는 신경세포로 구성돼 있다. 이런 세포가 손실되면 시력에 문제가 생긴다.
안구건조증	눈물샘에서 눈물을 충분히 생성하지 못하면 가려움, 화끈거림, 시력 상실로 이어질 수 있다.
망막박리	망막 안쪽과 바깥쪽 층이 분리되면 시력이 상실된다. 수술이나 레이저 치료로 회복할 수 있다.

전 세계적으로 눈 관련 질병을 늦추기 위해서만도 매년 3000만 건 주사제 치료가 행해지고 있다는 점은 그 유병률과 중요성을 잘 보여준다. 황반변성은 노인이 시력을 상실하는 가장 큰 원인이다. 유병률도 나이에 따라 증가해 30세에는 0퍼센트지만 80세 이상에서는 10퍼센트에 이른다. 하지만 연구진은 망막세포를 젊게 유지해 살아 있는 한 오래 볼 수 있는 방법을 찾았다. 자가포식(낡은 세포를 제거하고 젊은 세포로 교체하는 세포의 자가 복구 과정)을 유도하면 노년기 습성황반변성 초기 단계에서 시력 상실을 막을 수 있다.[20] 4장에서 살펴본 것처럼 동물에 습성황반변성을 유도한 다음 시력을 회복하는 세놀리틱스 병용 치료법도 확인됐다.[21] 세놀리틱스는 중증 황반

변성으로 인한 실명을 되돌릴 돌파구가 될 수도 있다.

85세가 됐을 때 세놀리틱스로 시력 손실을 막고 눈과 눈 근육을 재설정해 시력이 20세 때처럼 좋아질 수 있다고 상상해보자. 인간으로 치면 100세인 쥐가 20세 인간에 해당하는 시력을 되찾은 사례가 있다. 이런 치료법은 2020년 말 현재 동물실험 후기나 인체 실험 초기 단계다.

청력 손실도 노인에게 흔한 질환이다. 나이가 들면 귀의 유모세포가 줄어 청력도 약해진다(이를 노인성난청이라고 하며 소음에 노출돼도 발생한다).

청각은 이렇게 작용한다. 음파가 피부 비슷한 고막에 부딪히면 고막이 마치 드럼처럼 진동한다. 이 진동은 고막 근처에 있는 몸속 가장 작은 뼈와 그 옆에 있는 달팽이 모양의 달팽이관(내이 공간)을 함께 진동시킨다.

이 진동은 달팽이관 속 액체를 통해 이동하며 달팽이관 내부에 자란 유모세포를 자극한다. 유모세포는 신경에 붙어 있으므로 유모세포가 움직이면 청각 신경이 자극받아 뇌에 메시지를 전달한다. 뇌는 이렇게 소리를 듣고 우리가 뭘 듣고 있는지 파악한다. 갑작스럽게 들었든 장기간 노출됐든 커다란 소음은 이 액체가 달팽이관을 과도하게 공격적으로 지나가면서 유모세포를 깎아내게 한다. 고주파를 감지하는 유모세포는 더 취약해 여성 목소리 같은 고음을 듣는 능력이 먼저 상실되는데 이는 노화로 인한 청력 손실의 분명한 징후 중 하나다.

보청기와 인공와우는 청력을 획기적으로 유지할 수 있는 두 가지 기본 기술이다. 오늘날에는 더 여러 방향으로 들을 수 있고 휴대전화로 제어할 수도 있으며 효과도 좋은 새로운 보청기가 개발됐다. 월마트 같은 시장 덕분에 가격도 아주 저렴해졌다. 게다가 믿을지 모르겠지만 귓속 유모세포를 다시 자라게 하는 방법도 동물실험 후기 단계다(공교롭게도 속눈썹을 자라게 하는 액체가 귓속 유모세포에도 효과를 낸다).

청력을 젊게 유지하기 위한 핵심은 이것이다. 청력이 손실되면 그저 파도가 부서지는 소리나 합창단이 노래하는 감미로운 소리를 못 듣게 되는 데 그치지 않는다. 청력은 장기적 건강에도 매우 중요하다. 새로운 연구에 따르면 청력 감소는 조기 사망과 빠른 치매 발병과도 관련 있다.[22]

1만 6000명을 대상으로 한 연구에서 과학자들은 45~65세에 청력 손실 진단을 받으면 향후 약 10년간 치매 진단을 받을 확률이 두 배 높다는 사실을 발견했다. 존스홉킨스대학교 연구에서도 청력을 잃은 노인은 그렇지 않은 노인에 비해 최대 40퍼센트 더 빨리 인지기능 저하를 겪는다는 사실이 발견됐다.[23]

여기에는 어떤 관련성이 있을까? 생물학적 관련성을 말하기엔 아직 이르지만 청력 손실이 사회적 고립으로 이어지기 때문이라는 견해가 유력하다. 사회적 고립은 치매와 노화의 원인이 된다고 알려져 있다. 하지만 보청기를 사용하면 이 시나리오를 뒤바꿀 수 있다. 이런 기회는 새롭게 다가올 현실을 완벽하게 보여준다. 건강한 생활 습관을 선택하고 신체와 뇌의 여러 기능을 더 오래 더 젊게 유지하며 노화 대혁명을 준비하면 훨씬 젊은 당신으로 재생될 수 있다는 것이다.

PART

4

셀프엔지니어링의 과학

내일의 변화에 대비하기 위해 오늘 당신이 할 준비

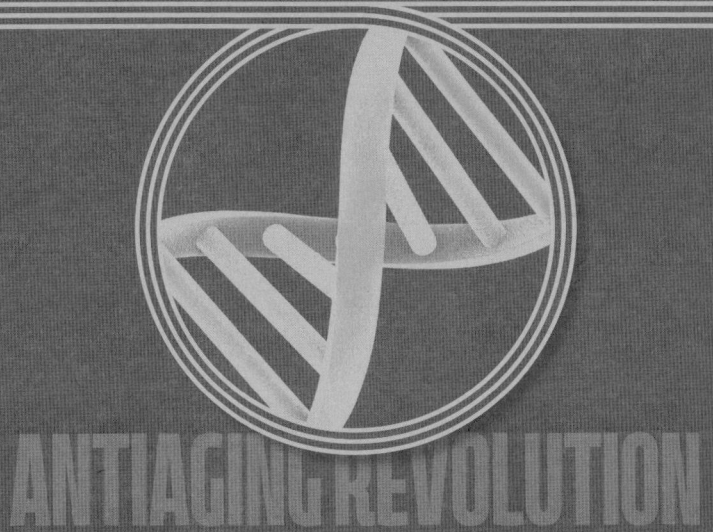

수명을 연장하고 삶을 개선한다는 면에서 과학은 놀라운 발전을 보여주겠지만 일의 진행을 전부 다른 사람에게 맡겨둘 수만은 없는 게 사실이다.

더 튼튼하고 건강한 사람일수록 이런 발전을 받아들이고 혜택을 누릴 만반의 준비를 갖출 수 있다. 이게 바로 후성유전자를 재설정해 건강을 최적화하고 신체를 강화하는 셀프엔지니어링의 핵심이다.

앞으로 수십 년간 몸을 관리하는 방법에 관해 새로운 결정을 많이 내려야 할 것이다. 하지만 그 결정은 지금 바로 시작해야 한다. 노화 대혁명을 제대로 준비할 생활 습관을 오늘 당장 선택해야 한다. 이어지는 장에서 그 방법을 알아보자.

11 결정하고 정복하라

The Great Age Reboot | 올바른 의사 결정이 혁명의 성패를 좌우한다

우리는 결정을 내리는 데 익숙하다. 습관적 결정도 있고(샤워해야겠다) 아주 쉬운 결정(벤티 사이즈 아메리카노 한 잔 주세요)이나 엄청난 결정(새집으로 이사하자)도 있다. 하지만 소소하든 거창하든 모든 선택지를 검토할 때 뇌가 상당한 에너지를 소비한다는 데는 의심의 여지가 없다.

인류에게 주어진 가장 위대한 선물 중 하나는 자유의지다. 우리 뇌는 자유롭게 떠돌고 탐험하며 좋든 나쁘든 선택을 내린다. 자유의지는 우리를 인간답게 하는 요소이자 삶을 장엄하게 하는 요소다. 하지만 그 자유의지가 헤로인이나 달콤한 도넛이 당신 몸을 돌아다니는 이유가 되기도 한다. 따라서 자유의지로 나쁜 결정을 한 번 내렸다고 다음에 더 좋은 결정을 내릴 능력이 완전히 파괴되게 돼선 안 된다.

우리가 아는 한 노화 대혁명은 단번에 이뤄지지 않는다. 2187년 쯤 되면 가능할지 몰라도 향후 10년이나 20년 안에는 아니다. 무릎 관절염 치료를 위한 세놀리틱스 주사를 생각해보자. 주사를 맞으면 통증 없이 춤을 추게 될지 모르지만 이 역시 당분간은 한 걸음씩 나아가야 하는 과정이다. 어쩌면 통증이 움직임을 더 제한할 때까지 기다려야 할 수도 있지만 반대로 지금 위험을 감수한 가치가 있을 만큼 이득일지도 모른다. 이제 지금까지 알려진 득과 실을 함께 이해해보자. 하지만 결정은 당신 몫이다. 따라서 당신이 자유의지로 내리는 의사 결정이 많은 날을 멋지게 살아갈 더 건강하고 튼튼한 뇌와 몸 그리고 이를 가능케 할 자원을 얻을 길로 당신을 인도할 것이다.

이 장에서는 더 젊고 더 건강하게 살며 장수에 도움이 되는 결정을 내릴 때의 중요한 원칙을 설명하겠다.

지금 결정하라 1: 건강과 부를 관리하라

당신도 잘 알 만한 이야기로 시작해보겠다. 당신이 아는 누군가가 심각한 질병을 진단받는다. 의사는 앞으로 힘든 날이 이어질 것이라고 말한다. 주변 사람 모두 안타까워한다. 함께 모이고 도움을 주려 하며 무력감도 느낀다.

그런데 그때 어떤 일이 일어난다. 미래가 암울하던 환자가 살아

난 것이다. 치료가 효과를 보인 데는 여러 이유가 있겠지만 의사는 환자의 몸 상태가 좋고 다른 면에서는 건강했으며 몸과 면역계가 튼튼했기 때문에 병을 이겨낼 수 있었다고 말한다. 마음 한구석으로 당신은 그 말이 진짜임을 알고 있다. 몸이 튼튼하다고 모든 질병을 이겨낼 순 없겠지만 몸이 튼튼하면 분명 허약할 때보다 질병이라는 폭풍을 더 잘 이겨낼 수 있다는 사실에는 의심의 여지가 없다.

이것이 노화 대혁명에서 우리를 이끄는 원칙이다.

그저 문제가 해결되길 기다리기보다 당신의 건강 운명을 스스로 통제한다면 더 잘 준비되고 더 강인해지며 더 튼튼한 생물학적 보호막을 갖게 될 것이다. 경제적 운명도 마찬가지다. 지금 더 튼튼할수록 미래를 더 잘 대비할 수 있다.

왜일까?

항노화 기술 발전의 일정이나 유용성에 관해서는 아직 알려지지 않은 사실이 많다. 이 새로운 발전(백색지방의 갈색지방 전환, 줄기세포 재생, 유전자 편집, 후성유전학적 재탄생, 세놀리틱스, 자가포식, 플라크 제거, 텔로미어 연장, 3D 프린팅, 인공 장기와 인공 시스템 강화)은 활용 가능하며 한 번 또는 여러 번 시행해도 안전할까? 시간이 지나면서 어떻게 완벽해질까? 현재 내 건강 상태는 이 치료법의 활용 가능성에 어떤 영향을 미칠까? 산업은 어떻게 달라지고 기술 변화는 개인소득과 은퇴에 어떤 변화를 불러올까? 하지만 우리는 앞으로 다가올 변화에서 훨씬 많은 혜택을 누릴 가능성을 선택할 수 있다는 사실을 안다.

건강 면에서 태초의 당신 몸은 자연이 한 가장 위대한 설계다.

그리고 이 몸을 처음 그대로 고이 모셔둔다면 재탄생 기술을 사용할 때 건강이 훨씬 더 좋아질 가능성이 높다.

혁명의 목표는 생명을 구하는 것이 아니다. 삶을 더 나아지게 하는 것이다.

당신의 미래는 당신이 지금 어떤 결정을 내리느냐에 달려 있다. 그리고 그 결정은 당신의 몸과 경제를 더 탄탄하게 하고 노화 대혁명을 온전히 즐길 준비를 하게 해줄 것이다.

지금 결정하라 2: 팀을 구축하라

생명, 의료, 재정은 라스베이거스 마술사의 재주보다 더 복잡하고 미묘하며 까다롭다. 당신에게 뭐가 최선일지 스스로 결정해야 한다.

당신이 할 수 있는 가장 중요한 일은 당신을 사랑하고 정보가 있으며 충성스러운 팀을 곁에 두는 것이다. 가족이 여기에 포함된다. 친구도 있다. 의사나 재무상담사 등 신뢰할 만한 전문가 집단도 마찬가지다. 왜일까? 직감이나 이 책에서 읽은 내용만으로는 최선의 결정을 내릴 수 없기 때문이다. 당신을 사랑하고 당신보다 더 많이 아는 사람의 여러 의견과 통찰을 다각도로 따져봐야 한다.

이미 당신 주변에 강력한 팀이 있을 수도 있다. 그럼 몇 킬로미터쯤 앞서 있는 셈이다. 하지만 아직 조언해줄 수 있는 당신만의 공동체를 찾거나 구축하는 단계라면 다음 몇 가지 사항을 고려하자.

신뢰: 이건 분명 시간이 지나면 쌓인다. 결국 당신 몸과 돈에 관한 결정을 내릴 때는 당신 팀이 당신이 누릴 최선의 이익을 염두에 두고 있다고 믿을 수 있어야 한다.

지식: 당신 팀이 최신 연구 결과를 알고 정보를 평가하는 방법을 이해하며 현명한 선택을 내릴 수 있는가? 이 답은 언제나 쉽게 알 수 있는 건 아니지만 핵심 질문을 통해 좋은 감각이 길러질 것이다.

정직: 팀원들이 그저 당신 말에 고개만 끄덕여선 안 된다. 당신을 아끼는 팀원은 당신 의견에 반박하고 맞서고 당신이 듣고 싶지 않은 말이라도 할 수 있어야 한다.

정보를 평가하고 당신에게 최선인 이익을 마음에 새겨두는 호기심 넘치고 정직한 팀원이 있어야 한다. 부모, 형제자매, 배우자는 당신을 사랑하고 아끼지만 정보를 탐구하고 평가하며 의사 결정에 도움을 줄 다른 사람도 필요하다. 여기에 더해 결정이나 건강에 관해서는 한 가지를 더 고려해야 한다. 3일 이상 뭔가를 해야 하거나 3일 이상 그 효과가 이어질 결정을 내려야 한다면 다른 의견도 들어봐야 한다. 존스홉킨스대학교 전문 병리학자가 생검 표본을 분석해도 종종 암을 오진한다는 사실을 기억하자.[1,2] 결정에 따라 팀을 나눠야 한다. 누군가가 죽거나 이사하고 친구 관계가 멀어지고 삶에 새로운 도전 과제가 생기면 이에 따라 팀도 진화해야 한다. 다음 장에서 살펴볼 계획에서는 당신 팀이 당신을 위한 결정을 조율하기 시작할 것이다. 하지만 당신에게 어떤 선택이 옳고 언제 그런 선택이 필요할지 결정하는 데 도움을 받으려면 당신과 함께 계속 발전하는 장수 팀이 필요하다.

지금 결정하라 3: 뇌와 심장의 싸움에서 승리하라

우리 몸은 조화롭게 움직이도록 만들어졌다. 연어를 먹으면(X) 소화를 시작하라는 신호를 보내고(Y) 몸은 섭취한 열량을 어떻게 에너지로 사용할지 결정한다(Z). 방에 있는데 옮겨야 할 소파가 보이면(X) 뇌는 근육에 수축하라고 명령하고(Y) 다리와 척추, 어깨는 힘을 합쳐 보라색 꽃무늬 소파를 들어 올린다(Z).

이게 작동 방식이다.

하지만 때로 당신 몸의 요소가 친밀한 적군처럼 행동하기도 한다. 함께 움직이기보다 서로에 맞서 경쟁하는 것이다.

의사 결정을 할 때도 똑같은 일이 벌어진다. 논리 대 사랑, 필요 대 욕구, 이성 대 감성이 싸운다.

여기에는 그럴 만한 이유가 있다. 진화적으로 우리는 감정에 반응해야 했다. 뇌의 편도체가 조절하는 감정은 매우 반응적이다. 감정에 빠르게 반응할 때는 내가 결정을 내리고 있다는 생각조차 하지 않고 결정을 내릴 수 있기 때문이다. 생존하려면 당연한 일이다. (풀숲에서 시커멓고 미끌미끌한 뭔가가 보이면 바로 뛰쳐나가야 한다. 뱀이다! 저게 뭔지 논리적으로 생각하느라 몇 분이나 어물쩍대다가 코브라에게 얼굴을 물리느니 두려움이라는 감정에 먼저 반응해 뛰어나갔다가 나중에 그게 정원용 호스라는 사실을 깨닫는 편이 낫다.)

감정적 반응은 파충류의 반응과 비슷하다. 재빨리 일어나기 때문에 생존에 도움이 된다.

물론 뇌의 도움도 필요하다. 모든 것을 반응으로만 결정할 순 없기 때문이다. 먼 과거에는 논리와 실행 기능으로 은신처를 짓는 방법을 알아내고 오랫동안 사냥을 다녀온 다음에는 은신처의 위치를 기억해내야 했다. 이런 의사 결정이 더 오래 걸리는 이유는 뇌 전두엽에서 일어나는 과정에 신경학적으로 더 많은 시간이 걸리기 때문이다.

논리적 추론은 우리가 생존하도록 도왔다.

시간을 **빨리** 감아 현대로 와보자. 우리가 선택을 할 때는 여전히 두 가지 힘이 작용한다. 재**빠른** 파충류 뇌와 더 느린 실행 기능이다.[3]

파충류 뇌를 따르는 것이 합리적일 때도 있을까? 물론이다. 우리는 감정이 우리를 이끌게 해야 한다. 우리가 뭔가를 사랑하는 것은 그 감정 때문이다.

하지만 모든 결정을 내릴 때 감정적이고 쉽게 반응하는 것이 최선일까? 물론 아니다. 솔직히 그렇게 하면 곤경에 빠지는 경우가 많다. 우리는 흔히 예산보다 안목으로 물건을 사버린다(우리가 많은 빚을 지는 이유다). 현명한 식단 지침을 따르지 않고 먹음직스러워 보이는 걸 먹는다(우리가 살찌는 이유다). 그리고 우리는 단기적으로 기분 좋을진 모르지만 장기적으로 심각한 결과를 초래할 수도 있는 결정을 내린다.

대체로 이건 우리 잘못이 아니다. 우리 몸은 먼저 반응하도록 설계돼 있다. 그래서 우리는 장기적으로 최선이 아니라는 사실을 알면서도 아마존 광고나 가게에 진열된 상품에 홀린다. 뇌와 심장(실제로는 뇌의 실행 기능과 파충류 뇌)은 결정을 내릴 때 이렇게 경쟁한다.

이를 해결할 간단한 방법이 있을까? 딱히 그렇진 않지만 전략은 있다. 약간의 인내심을 발휘하는 것이다. 때에 따라 단 몇 분이라도 감정적 결정을 미룰 수 있다면 실행 기능이 정보를 처리하고 선택지를 저울질해 최상의 결정을 내릴 시간을 벌 수 있다.

이런 상황은 매일 벌어진다(음식에 대해서라면 매 끼니마다 그렇다). 지출 결정도 마찬가지다(바로 지금도 원하는 것과 미래를 위해 저축하는 것 사이에서 저울질한다).

식습관을 개선하고 체중을 줄이고 식단을 더 조절하기로 했다고 가정해보자. 중요하고 광범위한 영향을 미치는 결정이다. 하지만 내일 독서 모임 있다고 생각해보자. 무슨 뜻인지 잘 알 것이다. 와인과 퐁뒤가 가득하고 밀크초콜릿이 손 닿는 곳에 널려 있다. 감정적 반응은 이렇다. 이거 좋은데. 나 이거 좋아해. 이거 먹어보자. 으음 맛있네.

이 경우 그리고 건강이 중요한 많은 경우 우리에게는 파충류의 본능을 거부할 시간이 필요하다. 그러기가 항상 쉽진 않다. 피아노를 치거나 어려운 수학 문제를 풀 때처럼 약간의 연습과 노력이 필요하다. 하지만 섣불리 결정을 내리기 전에 잠시 멈춰 이점과 위험을 충분히 따져보는 노력은 해볼 만한 가치가 있다.

지금 결정하라 4: 신중하게 생각하라

어떤 사람은 결정을 정말 빨리 내린다(여기에는 파충류 뇌가 사용되며 보통 최고의 방법은 아니다). 반면 어떤 사람은 실천하기 두려워 너무 겁에 질린 나머지 오래 머뭇거리기도 한다. 장단점을 꼼꼼히 적는 사람도 있지만 '그냥 해보지 뭐' 하고 실행에 옮기는 사람도 있다. 그럼 의사 결정 전문가가 말하는 최선의 전략은 무엇일까? 우리가 선호하는 방법은 이렇다.

벤저민 프랭클린의 찬반 목록을 활용하자: 프랭클린은 이 개념을 멋지게 활용했다. 그저 장단점을 나열해 어느 쪽 목록이 더 긴지 알아보는 대신 목록을 만들고 각 항목에 약간의 '가중치'를 부여한 것이다.[4] 그다음 가중치가 같은 항목은 상쇄해 지웠다. 이렇게 장단점 중 어느 쪽이 우세한지 쉽게 파악할 수 있었다.

목표를 되새기자: 때로 순간적으로 결정을 내려야 할 때면 큰 그림을 보지 못한다. 중요한 결정을 내릴 때는 선택지뿐 아니라 궁극적 목표가 뭔지도 적어보자. 그 결정이 지금뿐 아니라 1년 후 당신

목표에 어떤 영향을 미칠지 살펴보라. 《하버드비즈니스리뷰$^{Harvard}_{Business\ Review}$》도 결정의 대안과 그 대안이 결정에 미칠 영향을 적어보라고 권한다. 하버드비즈니스리뷰는 관리자가 의사 결정을 할 때 이런 단계를 거치면 더 빨리 결정을 내리고 그 시간을 절약할 수 있다는 사실을 발견했다.[5]

마음을 비우자: 일부 연구는 처음에 놓친 부분을 찾는 것이 중요하다고 말한다(특정 결정에 무의식적 편견이 있을 수 있기 때문이다). 결정을 내리기 위해 곰곰이 고민할 때는 놓치고 있는 정보가 없는지 찾아내려고 노력하자. 이것이 이야기의 빈 구멍이다. 그러면 대체로 파충류 뇌의 반응보다 실행 기능이 앞서야 한다는 사실에 귀 기울일 수 있다.

지금 결정하라 5: 맞춤화하라

내게 좋은 것이 다른 사람에게도 꼭 좋으리라는 법은 없고 그 반대도 마찬가지다. 다음 이야기를 보자. 1985년 미국의 한 대형 제약회사는 두 종류 동물실험에서 유방암 치료에 획기적인 발견을 했다. 사람을 대상으로 한 임상 1상에서는 중요한 안전성 문제가 생기지 않았지만 임상 2상은 실패했다. 문제는 이들이 사용한 시험군이었다. 임상시험 환자 절반에게는 이 약물을 대사하지 못하는 유전자가 있어 독성 반응을 보였고 나머지 절반에게는 약물을 너무 빨리 대사하는 유전자가 있어 아무런 효과가 없었다. 2010년 사람과 그 종양의 유전자 염기서열 분석이 보편화된 뒤에야 마침내 이 문제가 드러났다. 연구진은 이 이로운 약물이 1985년 이후 도움을 줄 수 있었을 수많은 환자에게 그러지 못했다는 사실을 깨달았다. 요점은 이렇다. 우리는 인간 게놈 프로젝트를 통해 특정 약물이 어떤 사람에게는 해롭지만 다른 사람에게는 이로운 이유를 잘 알게 됐다. 그 결과 더 오랫동안 젊게 살 수 있는 과학적 진보를 거뒀다.

의료계에서 진단과 치료의 맞춤화는 중요한 주제다.[6] 그런데 같은 이론을 당신과 자기 관리에 적용해볼 수도 있다.

건강하게 살면서 남은 날을 위해 저축하려는 노력에는 권장되는 실행 방안이 있다. 하지만 저마다 신체, 환경, 상황이 다르다는 점도 염두에 둬야 한다. 당신에게 맞게 결정을 바꾸고 조정하고 맞춤화해도 좋다. 결정을 내리기 전 당신이 얻을 위험과 이득을 파악하고 둘의 비율을 고려하는 것도 의사 결정 과정의 일부다. 예를 들어 새로운 기술을 사용할지 말지 결정을 내릴 때는 의사와 상의해야 한다. 몸의 작용 방식에 따라 다른 사람에게는 좋은 기술이라도 당신에게는 오히려 위험을 초래할 수도 있기 때문이다.

12 | 미래 셀프엔지니어링

The Great Age Reboot

더 건강한 미래를 준비하는 가장 좋은 방법은
지금 더 건강해지는 것이다

비탈길을 올라야 도착하는, 좋아하는 장소를 잠시 떠올려보자. 로마의 스페인 계단이나 티베트의 포탈라궁전일 수도 있다. 동네 공원의 조용한 언덕이나 응원하는 팀의 경기장 맨 윗줄일 수도 있다.

이제 정상에 이르렀다고 생각해보자. 당신 쪽으로 올라오는 사람을 내려다본다. 두 종류의 사람이 보일 것이다.

먼저 기운이 넘치는 집단이 있다. 이들은 캥거루처럼 폴짝폴짝 뛰어 올라온다. 미소를 띠고 웃으며 땀도 거의 흘리지 않고 여정을 온전히 즐긴다. 목적지에 도착할 생각에 들떠 있고 사실 조금 힘들긴 하지만 정상에서 뭐가 기다리고 있을지 빨리 경험하고 싶어 한다. 빨리 올라가자, 재밌네.

다음은 애를 쓰는 집단이다. 올라가는 길에 열 번쯤 멈춰 숨을 골라야 한다. 한 발, 두 발, 너무, 오래, 걸리네, 헉, 헉, 아직이야?

그리고 나머지 대부분은 시도조차 하지 않는다.

당신은 둘 중 한 부류에 속할 것이다. 이동하는 속도와 난이도 외에 이들 사이에 무슨 차이가 있을까? 물론 체구나 나이도 다를 것이다. 전반적인 건강 상태가 다를 가능성도 높다. 하지만 가능성이 낮은 것도 있다. 뭘까? 타고난 유전자다.

그보다는 생활 습관 선택이 더 중요하다. 노화 대혁명을 준비하려면 당신은 기꺼이 달라져야 한다. 건강해지고 그 건강을 유지해야 할 뿐 아니라 회복이 필요할 때 스스로 회복할 만큼 충분히 건강해야 한다. 우리 앞에는 분명 환상적인 미래가 펼쳐져 있다. 하지만 그 미래를 즐기고 장수를 누리려면 당신은 지금 유전공학자가 돼야 한다. 이점은 뭘까? 원한다면 말 그대로 가족력이라는 의학적 운명을 바꿀 수 있다. 이 점이 중요하다. 오늘날 미국에서 발생하는 조기 사망의 대략 40퍼센트가 생활 습관과 관련 있기 때문이다. 생활 습관 선택이 유전자의 기능 방식, 즉 몸의 기능 방식에 영향을 미친다는 점에서 생활 습관과 유전은 서로 얽혀 있다. 다시 말해 당신의 선택은 1500개 유전자 중 '켜질' 1200개 유전자를 결정하고 당신 몸이 나머지 '꺼진' 2만 1000개 유전자를 어떻게 선택할지도 결정한다.

당신이 비탈길을 활기차게 올라가는 사람이든 힘겹게 올라가는 사람이든 결국 당신 몸을 지금 상태로 셀프엔지니어링한 것은 바로 당신이다. 장기, 조직, 체액, 시스템, 과정, 몸이 하는 모든 일에 대한 당신 행동이 몸이 기능하는 방식에 영향을 미친다.

유전자 발현에 관한 여러 연구는 생활 습관을 바꿔 유전자를 켜거나 끌 수 있음을 보여준다. 식단 조절, 스트레스 관리, 운동 등으로 생활 습관을 조절한 남성은 전립선암 성장을 촉진하는 유전자를 끄고 암세포의 자기 사멸을 유도하는 단백질을 생성하는 유전자를 켤 수 있었다. 대장암과 유방암에도 같은 과정이 적용된다. 생활 습관을 바꾸면 암과 싸우는 유전자를 켜고 암을 촉진하는 유전자를 끌 수 있다.¹

당신에게는 몸이 작동하고 반응하는 방식을 바꿔 궁극적으로 얼마나 건강하게 얼마나 오래 살지를 바꿀 능력이 있다.

이것이 유전적 셀프엔지니어링이다.

화학이나 생물학, 물리학, 공학 수업을 들어본 적 없을지도 모른다. DNA나 세포 같은 개념이 잘 기억나지 않을 수도 있다. 하지만 당신은 매일 수많은 유전자 중 어떤 유전자를 끄고 켤지 결정할 수 있는 최고의 유전공학자다. 건강한 행동을 할 때마다 젊음을 촉진하는 유전자가 켜지고 노화를 유발하는 유전자는 꺼진다. 이 과정은 수백만 년에 걸쳐 이뤄진 진화의 결과다. 좋은 선택(과 그에 따라 발현된 단백질)은 더 많은 좋은 단백질을 만들고 나쁜 유전자가 활성화하면 더 많은 나쁘고 파괴적인 유전자가 켜진다.

이런 유전적 엔지니어링은 평생 일상적으로 내리는 결정을 통해 이뤄진다. 오늘 당신이 먹은 것, 그전 수천 일 동안 먹은 것 때문에 이뤄진다. 그 선택은 당신을 건강해지게 할 수 있으며 필요한 때가 되면 이 자체가 당신 스스로 회복할 수 있게 해줄 것이다. 따라서 규칙적으로 운동할지, 담배를 피울지, 스트레스를 어떻게 처리

할지 등 살면서 내린 수많은 결정은 비탈길을 거뜬히 올라갈지, 힘겹게 올라갈지, 아니면 아예 피해버릴지를 가른다.

정상을 올라간다는 비유는 건강한 편인 사람과 그렇지 못한 사람을 비교하는 한 가지 방법일 뿐이다. 하지만 비탈길을 오르는 능력을 비교하든, 옷 사이즈, 활력과 생기나 병원 방문 횟수를 비교하든 더 중요한 점은 장수와 '젊음'을 쟁취하려는 모든 싸움이 당신 생각만큼 유전적으로 미리 정해진 운명에 따르진 않는다는 사실이다. 실제로 과학 연구에 따르면 6세 미만에서는 유전자가 일어날 일을 결정하지만 55세가 되면 어떤 유전자를 켜고 끌지 결정하는 당신 선택이 건강의 80퍼센트를 좌우한다.[2] 따라서 태어날 때의 유전적 요소가 분명 궁극적인 건강과 수명에 어느 정도 영향을 미치긴 하지만 인생의 결과는 유전자보다 행동, 선택, 결정을 통한 엔지니어링에 더 큰 영향을 받는다.

근본적으로 생활 습관 선택을 통해 최상의 건강과 젊음을 추구해야 하는 데는 세 가지 중요한 이유가 있다.

지금 견고한 기반을 구축해야만 한다

끔찍한 질병이나 사고, 수술에서 살아남은 사람이 주변에 한 명쯤은 있을 것이다. 이런 이야기에 자주 등장하는 주제 중 하나는 그 사람에게 본래 신체적, 정신적 힘이 있어 싸움을 위해 몸을 강인하게 하고 그들이 받는 스트레스를 다룰 수 있도록 더 잘 준비했다는 것이다.* 이는 최근 코로나19 팬데믹에서도 사실로 드러났다. 중환자실 입원이 필요한 사람 85퍼센트 이상이나 이보다 많은 사망자가 여섯 가지 동반 질환 중 하나를 앓고 있거나(비만, 고혈압, 2형 당뇨병, 심장질환, 만성 폐질환, 면역기능장애) 70세 이상이었다.[4] 장수에 관해 얘기할 때도 비슷한 사고 흐름이 이어진다. 즉, 건강에 좋은 선택을 해어느 정도 유전적으로 셀프엔지니어링하면 만성질환을 예방하고 장수를 준비하는 데 도움이 된다. 몸 상태가 좋을수록 새로운 항노화 기술을 실시했을 때 합병증을 적게 겪으면서 큰 '성공'을 거둘 가능성이 커진다. 출발점부터 강하다는 것은 경주 내내 그리고 완주할 때까지 더 강하다는 뜻이다.

당신이 몇 번이나 재탄생할 수 있을지 불분명하다

25세기쯤 되면 탈의실 비슷한 무덤 같은 것이 있어서 칸막이에 걸어 들어가 당신이 피운 모든 담배, 소파에서 먹은 모든 감자칩, 평생

---

*   신체나이가 이렇게 시작됐다[3] 10년 젊어지면 수술 후 합병증 발생률과 사망, 장애 위험이 세 배 줄어든다. 그래서 마이클 박사는 건강과 생활 방식 선택, 유전적 요인의 총 현재가치에 바탕을 둔 실제 나이인 신체나이라는 개념을 개발했다. 이 개념을 통해 그는 큰 수술을 앞둔 환자에게 2주 안에 10년 이상 젊어질 수 있는 생활 방식을 선택하도록 동기를 부여했다. 샌프란시스코 캘리포니아대학교, 시카고대학교, 클리블랜드클리닉 등 이 전략을 도입한 기관의 수술 결과는 같은 기간 비슷한 기관의 결과보다 극적으로 좋았다. 이렇게 개선된 결과는 수술 전 실시한 최적화 덕분이기도 했다.

튀긴 모든 감자 같은 것은 싹 지울 수 있을지도 모른다. 하지만 당분간 당신이 재탄생 기회를 최대한 활용할 수 있는 능력은 영양, 운동, 수면, 금연, 스트레스 관리처럼 입증된 방법을 통해 생물학적 조건을 개선하고자 얼마나 노력하는지에 달려 있을 가능성이 크다. 이런 방법은 DNA 스위치를 엔지니어링할 자연스러운 방식이다. 레이저만큼 정밀하진 않지만 엄청난 효과가 있을 것이다.

무슨 일이 있어도 뇌는 당신이 필요하다

앞서 설명했듯 뇌는 생물학적 최후의 격전지다. 따라서 과학을 통해 결국에는 세포, 유전자, 기타 우리 몸을 움직이는 메커니즘을 교정할 수 있다 해도 뇌가 망가지면 우리도 망가진다. 젊음이 더 오래 유지되리라는 약속을 최대한 활용하려면 뇌를 보호하는 DNA 스위치를 셀프엔지니어링해야 한다.

가장 좋은 소식은 뇌를 보호하기 위해 당신이 시도할 수 있는 단계가 신체 다른 부위를 보호하기 위해 시도하는 단계와 같다는 점이다. 따라서 뇌를 새것처럼 유지하기 위해 노력한다면 DNA도 재설정하는 셈이다. 그리고 당신은 매일 그렇게 할 수 있다.

변화는 효과가 있다

자동차 비유를 다시 해보자. 당신이 엔진이나 점화플러그, 변속기어는 전혀 모른다 해도 자동차가 움직이는 수많은 부품으로 이뤄진 복잡한 기계라는 사실은 안다. 이 기계는 당신을 여기저기로 데려가준다.

하지만 멋지고 세련된 최첨단 동급 최고 자동차라도 운전자가 난폭하면 아무 소용이 없다. 세상에서 가장 잘 설계된 자동차(태어날 때 타고난 유전적 설정)라도 운전자가 술에 취했거나 눈을 감고 운전하면 사고가 난다. 하지만 평범한 자동차라도 숙련된 운전자가 다루면 매끄럽게 달릴 수 있다.

오른쪽 표에서 설명한 다섯 가지 중요한 행동은 생체 기능에 큰 영향을 미친다고 증명됐다. 13장에서 이들을 더 자세히 설명할 것이다.

과학은 우리를 에덴동산으로 데려다준다. 그저 생명을 연장하는 것이 아니라 **젊음을** 연장하고 (더 좋게는) **젊은 시절을** 연장해준다. 하지만 그 기회를 활용하는 것은 당신이다.

셀프엔지니어링을 항상 완벽하게 할 순 없다. 당신 몸도 당신이 그래주길 기대하진 않을 것이다. 장수는 당신이 일상에서 하는 일의 총합에 더 크게 좌우된다. 평생 연마하는 다른 기술을 생각해보자. 셀프엔지니어링은 자유투를 던지거나 피아노를 연주하거나 새로운 언어를 배우는 일과 비슷하다. 공을 잘못 던지거나 다른 건반

어떻게 긴장을 풀고 인생에 친구와 목적을 더하는가	무엇을 언제 먹는가
스트레스를 많이 받으면 호르몬 연쇄 작용이 유도된다. 스트레스는 노화의 첫 번째 요인이다. 스트레스를 없앨 순 없지만 스트레스에 어떻게 대처하는지는 건강에 영향을 미친다. 친구와 목적은 스트레스 관리의 핵심이다.[5, 6] 스트레스를 때려눕히고 호르몬 전쟁에서 승리하자.	우리가 먹는 음식은 지방 저장, 인슐린 생산, 동맥 건강, 오래된 세포를 수거하고 새로운 세포 형성을 촉진하는 유전자, 성장 호르몬(뇌와 척수를 위한 특정 성장호르몬 포함), 줄기세포 등에 영향을 미치는 생물학적 과정을 유도한다. 우리가 매일 먹는 음식은 스트레스에 이어 건강에 영향을 미치는 요인 2위다(스트레스가 1위다).[7] 음식은 세포와 몸에 계속 들어가는 연료이기 때문이다.
어떻게 자는가	어떻게 활동하는가
수면은 우리 몸의 리셋 버튼이다. 수면의 질과 양은 뇌 건강 최적화에 가장 중요하다. 활력 최적화는 말할 것도 없고 피로를 최소화하는 일(비만이나 기타 건강 문제와 관련된다)에도 중요하다.	활동은 대사, 뼈 건강, 심혈관 강도, 관절 건강, 뇌, 기타 성장이나 회복 인자에 큰 영향을 미치는 한편 장수를 예측하는 중요 인자다(반대로 활동하지 않으면 빨리 사망하거나 장애를 겪을 수 있다).
담배를 피우지 않는가	
담배 연기 같은 독소를 제거하고 다른 환경 독소에도 적게 노출되면 직접적인 건강 위험(치매, 암, 심장병 등)이 크게 줄어든다. 스스로 수명을 단축하는 다른 행동(식사 전 손을 씻지 않거나 운전하거나 걸으면서 문자메시지를 보내는 것처럼)을 피하는 것과 마찬가지로 금연하면 몸과 뇌를 계속 빠르게 노화시키는 염증을 줄이는 데 도움이 된다.	

을 누르거나 틀린 단어를 사용할 수도 있다. 하지만 연습하고 꾸준히 기량을 다듬으면 보통은 더 정확해진다.

여기서 우리 목표는 '이것을 하라'거나 '저것을 하라'고 말하는 것이 아니다. 당신이 생각보다 훨씬 많은 것을 제어할 수 있다는 사실을 확신하게 하는 것이다. 어떻게 변화를 이룰 영감을 줄 수 있을까? 어떻게 변화를 이뤄낼 수 있을까? 집단적으로 어떻게 더 나은 결정을 내릴 수 있을까?

우리는 정보 접근성이 좋고 의학적으로 건강 산업이 가장 발달한 시대에 산다. 하지만 미국인 3분의 2가 과체중 또는 비만이며 심장병, 폐암, 뇌졸중, 당뇨병, 치매 등 개인 선택에서 비롯한 건강 문제로 사망하거나 질병에 걸리는 사람도 수백만 명에 이른다(그렇다, 데이터에 따르면 이런 위험을 60퍼센트, 최대 80퍼센트까지도 줄일 수 있다).[8]

올바른 생활 습관을 선택하도록 스스로에게 동기를 부여할 좋은 방법을 찾기란 쉽지 않다(게다가 미국은 거의 모든 선진국에 이런 나쁜 습관을 아주 효과적으로 수출해왔다). 다이어트가 쉽다면 다이어트 산업이 연간 수십억 달러를 벌어들이지 못했을 것이고 금연이 쉽다면 담배나 전자담배를 피우는 사람도 없을 것이다.

하지만 무엇이 효과가 있고 효과가 있었는지 알려주는 몇 가지 단서가 실제로 있다.

질문은 이것이다. 시도해보고 싶은가? 그리고 효과를 얻도록 노력할 수 있겠는가?

현명한 건강 선택을
성공적으로 꾸준히 하게 해주는 입증된 방법

몇 번이고 상영되는 시나리오가 있다. 팻은 건강 상태가 좋다. 살다 보니 문제가 생긴다. 체중이 는다. 그다음 조금 더 불어난다. 새 옷이 필요하다. 의사는 혈압이 높다고 말한다. LDL 콜레스테롤도 높다. 맙소사, 빨리 뭐라도 하지 않으면 팻은 곧 죽을 것이다. 팻은 케일을 맛있게 요리하는 법을 배우기 시작하고 케일을 즐겨 먹는다. 연어도 먹는다. 콩도 먹는다. 살이 빠지고 기분이 좋아진다. 하지만 뭔가 또 문제가 생기고 팻은 다 스트레스 탓이니 나초 한 봉지쯤은 먹어야 하지 않겠냐고 스스로 위안한다. 팻은 탈선한다. 반복. 그러다 정신을 차린다. 반복. 그러다 탈선한다. 반복. 팻은 형편없는 유전공학자다.

그러는 내내 팻과 미국인 수백만 명이 요요를 겪고 투쟁하고 노력하고 울면서도 그만두진 못한다. 영양과 운동에 관해 세세하게 다 알진 못해도 뭘 해야 하는진 알기 때문이다. 하지만 변화는 힘들다. 그리고 고통스럽다. 항상 편안하진 않다. 그래서 우리는 변화를 보지 않으려 눈을 감고 하던 대로의 최선을 다할 뿐이다.

하지만 당신이 내리는 선택이 당신에게 도움이 되지 않고 오히려 해가 된다면 변화는 그리고 변화를 유도하는 데 뒤따르는 습관은 필수적이다. 긍정적 생활 방식을 받아들여 성공적으로 달라진 사람에게는 몇 가지 공통 요인이 있다.*

지표를 달성하기 위해 노력한다. 가장 건강한 몸은 중요한 여섯 가지 지표에서 '정상' 또는 건강한 수준을 보인다. 우리는 대체로 좋은 건강을 나타내는 건강 지표 기준인 '정상 $6+2^6$ Normal+2'™를 달성하고자 한다. 이 단락에서 설명하는 전략을 쓰면 가능하다. 여섯 가지 지표는 다음과 같다.

- 수축기 혈압 125mmHg 미만, 이완기 혈압 85mmHg 미만

---

* 2008년 클리블랜드클리닉은 직원 10만 1000명과 부양가족이 자사 보험에 가입하게 하고 건강 증진과 의료비 절감을 위한 여정을 시작했다. (마이클 박사는 클리블랜드클리닉 웰니스 최고 책임자로 12년 일했으며 현재는 명예 CWO다.)
직원들과 성인 부양가족은 '정상 6^6 Normal'에 도달하고 다른 두 가지 요건(주치의의 진료를 받고 제때 예방접종을 완료한다)을 추가로 달성하면 더 큰 경제적 인센티브를 받았다. 2018년에는 의료보험료에서 1440달러(약 187만 원)를 공제하는 인센티브가 제공됐다. 수치가 계속 정상이면(주치의 소견에 따른다) 보험료를 매년 추가로 감면해준다. 물론 기업도 직접적인 질병 치료비나 복지 비용으로 나가는 수백만 달러를 절감한다는 이점이 있다. [첫 10년 동안 클리닉은 평균이나 다른 비슷한 기관에 비해 8억 5500만 달러(약 1조 1115억 원)를 절감했고 현재 절감되는 지출은 연간 1억 8000만 달러(약 2340억 원) 이상이다.] 게다가 직원의 생산성이 향상되고 결근 일수가 줄었다. 직원과 가족 보험료에서 2억 5000만 달러(약 3250억 원)를 절감했고 이들의 삶의 질도 눈에 띄게 향상됐다.
여기서 중요한 점은 이 집단이 간호사나 의사뿐 아니라 청소부, 사무원, 관리자 등으로 이뤄진 대규모 집단이고 의료비도 전국 평균과 비슷하긴 했지만 이미 건강에 관심이 많은 집단이었다는 사실이다. 과학계에서는 이를 연구 한계라고 부른다. 하지만 2008년 연구를 시작할 당시만 해도 '정상 $6+2$'™을 달성한 사람이 6퍼센트에 불과했는데 10년 뒤에는 놀랍게도 43.6퍼센트가 이 기준을 달성했다. 전체로만이 아니라 개인으로 봐도 놀라운 변화다. 현재 클리블랜드클리닉에서는 2008년 이후 모든 직원의 의료비가 소폭 증가한 데 그쳤으며 2013년 이후에도 안정적으로 유지되고 있다. 반면 미국 전체에서는 직원 1인당 고용주가 지불하는 평균 의료비가 2008~2018년 해마다 7000달러(약 900만 원) 늘었다. 이 클리닉의 시스템을 모든 미국 노동자와 메디케어 가입자에게 적용했다면 참여 수준에 따라 전국적으로 연간 1조 달러(약 1300조 원) 이상을 절감할 수 있었을 것이다. 이는 분명 나이 혁명, 새로운 장기, 백색지방의 갈색지방 전환 등 외부 힘을 빌리는 유전적 엔지니어링 성과가 나타나기 전까지 당신의 DNA 스위치를 셀프엔지니어링할 수 있는 힘을 과소평가해 왔다는 증거다. 그리고 이 클리닉에서 발생한 비용 절감은 노동자와 연구 참여자 중 겨우 43.6퍼센트만 '정상' 조건에 도달해도 달성할 수 있는 수치였다. 모든 미국 노동자가 '정상' 조건을 맞춘다면 전국적으로 연간 2조 달러(약 2600조 원)에 달하는 비용을 절감할 수 있다.

- BMI(키와 몸무게 비율) 27 미만, 더 좋게는 허리 대 키 비율 0.40~0.55
- 공복 혈당(당뇨병과 관련됨) 106mg/dL 미만
- LDL 콜레스테롤(심장병 위험 인자) 70mg/dL 미만
- 소변 내 코티닌^{cotinine} 미검출(흡연 지표)
- 스트레스 관리 프로그램 이수

이 목표(여기에 주치의 진료를 받고 예방접종을 제때 완료하는 것이 +2에 해당한다)를 달성하는 것이 장수에 유리한 생활 방식 선택의 핵심 지표이자 전반적인 건강 지표다.

사소하지만 중요한 일을 한다. 다음의 개인 사례 연구를 보자. 공동 저자인 피터는 59세에 고관절 치환술을 받고 64세에 재수술을 받았다. 건강한 상태에서 사전 치료를 받고 수술 후 적극적으로 물리 치료를 받은 결과 그는 빠르게 완전히 회복할 수 있었다. 피터의 물리치료사는 환자 대부분이 몸이 약한 상태에서 수술을 받고 수술 후에도 치료를 무시한다고 지적했다. 그게 그다지 중요하지 않다고 생각하거나 아프다는 등의 이유로 외면해버리는 것이다. 많은 사람이 건강에 관해 비슷한 결정을 내린다. 건강을 개선하려면 왜 사소한 일에 신경 써야 할까? 그게 정말 그렇게 중요할까? 그렇다!

모든 사소한 결정은 누적되며 오래 살수록 더 그렇다. 훌륭한 유전공학자는 그 사실을 잘 안다! 생활 습관 선택은 크리스퍼 같은 기술보다 DNA 스위치 기능을 확실하게(게다가 훨씬 저렴하고 쉽게) 바

꾼다.

이렇게 생각해보자. 당신은 모래알 수백만 개로 모래성을 쌓는다. 작은 모래알 하나하나가 쌓여 장엄하고 멋진 산을 이룬다. 당신 몸도 마찬가지다. 소소한 선택 하나하나가 쌓여 몸의 전반적 기능에 좋거나 나쁜 영향을 미친다.

기술을 활용한다. 기술이 최고조에 오른 이 시대는 더 나은 건강 상태를 위한 훌륭한 지원 체계도 제공한다. 시장에 넘쳐나는 건강 추적기는 건강에 관한 선택을 내릴 때 사용하기 쉬운 피드백을 실시간으로 해준다. 걸음 수, 걷는 시간, 심박수, 소모 열량, 수면 질 등도 추적할 수 있다. 모든 사람이 기술의 도움을 필요로 하거나 기술의 잔소리("좀 더 걸어야지, 프랭크!")에 얽매이길 좋아하진 않겠지만 기술은 기준과 목표를 설정해 많은 사람에게 훌륭한 동기를 부여한다. 특히 코치 같은 사람의 손길이 더해지면 목표를 달성하는 데 큰 도움이 된다. 사람의 손길은 기술을 의미 있게 하고 변화를 지속하는 핵심이다.

이런 측정의 심리적 힘을 생각해보자. 체중계의 판단에 얽매이기보다 기기에 실질적인 일일 목표를 설정하고 매일 좋은 결정을 내리면 '승리'를 경험할 수 있다. 항상 진실을 말해주진 않고 건강을 대표하는 척도도 아닌 체중계와 달리 우리가 좀 더 통제할 수 있는 측정 기준은 변화라는 퍼즐을 완성할 훌륭한 조각이 될 수 있다.

경제적 인센티브를 활용한다. 경제학의 핵심 교훈은 사람들이 보통 인센티브에 반응한다는 것이다. 이는 인간의 기본 반응이다. 상당한 경제적 인센티브는 언제나 행동 변화를 이끄는 원동력이었다. 이런 인센티브를 설정할 때 가장 큰 부담은 건강을 유지하거나 얻고 그 건강 상태를 유지하려는 동기가 있는 직원에게 정부와 업계가 어떻게 큰 금전적 보상을 줄 수 있느냐다. 하지만 인센티브는 개인 수준이어도 좋다. 건강이 개선되면 의료비 절감, 업무 생산성 향상, 경력 연장, 팬데믹 영향에 대한 걱정 감소 같은 긍정적 결과를 시작으로 당신과 가족의 경제적 상황도 개선된다.

하나 또는 여럿의 동료가 있다. 동료로 구성된 생태계, 즉 목표를 위해 함께 노력하고 서로를 지원하는 공동체를 구축해야 한다. 이 공동체는 한 사람, 소규모 집단, 같은 목표를 추구하는 여러 사람이 모인 대규모 무리 등 다양한 형태일 수 있다.[9] 많은 사람이 웰니스로 향하는 여정의 진화에서 이런 동료 모임의 여러 조합을 경험한다.

동기부여 이론은 관계가 장기적, 내재적으로 동기를 부여하는 비결 중 하나라고 말한다. 엑소스EXOS(프로 운동선수를 훈련하는 회사) 자료에 따르면 특히 뛰어난 선수가 성공에서 다른 요소보다 우선시하는 것은 운동 프로그램이나 단백질 셰이크가 아니다. 특별한 마음가짐과 동료 시스템이다. 행동 변화를 추구할 때 동료(나 동료들)와 함께하는 것은 성공을 가장 잘 예측할 수 있는 변수다.[10]

따라서 재구축을 위해 최선으로 대비할 구체적 변화에 관해 앞으로 더 자세히 살펴보겠지만 지금 당장 시작할 수 있는 행동이 하나 있다.

취향과 관심사를 공유하는 사람을 찾아 무리를 만들자.

나를 이해하는 사람을 찾으라.

당신의 여정에 함께하려는 사람을 찾으라

당신에게 줄 것이 있고 당신도 뭔가를 나눠줘야 할 사람을 찾으라.

당신을 돕고 지지하고 힘을 북돋워줄 수 있는 사람을 찾으라.

이렇게 하면 준비된 셈이다.

13 | 몸 셀프엔지니어링

The Great Age Reboot | 건강과 수명에 기하급수적 영향을 미치는 변화를 만들자

한 심리학자는 앨버트에게 이렇게 말했다. "우리에게 일어날 수 있는 일을 항상 선택할 순 없지만 어떻게 대처할진 선택할 수 있다." 중요한 메시지다. 당신이 통제할 수 있는 것을 통제하라. 여기서 다루는 내용은 노화 대혁명을 맞아 당신 몸을 셀프엔지니어링할 수 있는 최고의 실천법이다.

뇌와 심장 셀프엔지니어링

몸을 개선하는 건강 전략을 따를 때 뇌를 위해 할 수 있는 일과 심장을 위해 할 수 있는 일은 아주 비슷하다. 그 성공의 많은 부분이 대체로 튼튼한 순환계와 원활한 혈류에 달려 있기 때문이다. 심장

에 관해서는 상상하기 쉽다. 운동하고 잘 먹으면 혈관을 깨끗하게 할 수 있다는 생각에 익숙하기 때문이다.

아마 뇌를 유연하게 만드는 일은 상상하기 어려울 것이다. 이두박근 운동으로 근육을 키우거나 수영으로 심장을 튼튼하게 하는 일과는 다르다. 하지만 소뇌 운동을 하루 3세트씩 하진 않아도 장수와 삶의 질을 고려하면 뇌 셀프엔지니어링을 우선순위에 둬야 한다.

이 책의 공동 저자인 앨버트는 90대인데도 여전히 일한다. 현명하고 똑똑하며 독서를 많이 하는 그는 뇌 건강과 장수의 핵심 요소는 스트레스 관리와 우선순위 설정이라고 생각한다. 그는 "중요한 것이 중요한 것이고 나머지는 다 헛소리baloney다"라고 말한다. (참고: 가공육은 뇌와 몸에 좋지 않으므로 실제 볼로냐소시지baloney=bologna도 권장하지 않는다.)

이 전략은 유전자 발현 방식을 바꾸고 뇌와 심장 기능에 영향을 미치는 시스템을 개선한다고 입증돼 있다.

스트레스를 관리하자: 클리블랜드클리닉 연구에 따르면 정기적으로 스트레스를 줄이는 활동을 하는 사람은 스트레스 인지율이 눈에 띄게 감소한다.[1*] 이는 스트레스 관리 능력을 평가하는 가장 좋은 척도 중 하나다. 스트레스 수준을 추적하는 의학적 검사가 거의 없

---

* 한 가지 선택지는 클리블랜드클리닉에서 제공하는 스트레스프리나우StressFreeNow 앱이다(웹사이트나 스마트폰에서 실행할 수 있다). 이 앱은 명상, 안내에 따라 상상하기, 심호흡, 점진적 근육 이완 등 12가지 선택 가능한 스트레스 해소법을 제공한다. (참고로 마이클 박사는 심호흡을 좋아한다. 오른손 검지를 배꼽에 대고 호흡 패턴을 최적화하는 방법이다. 그는 이 방법을 자주 사용하는데 특히 운전 중 어떤 멍청이가 끼어들 때 효과적이다. 그 어떤 것보다 심호흡의 필요성을 제대로 보여준다.)

기 때문이다.[2] 스트레스 감소는 심장병과 뇌 관련 질병 지표를 개선하는 데 도움이 된다.

스트레스받은 뇌의 MRI 영상을 보면 해마가 쪼그라들어 있다. 위축된 해마는 치매의 특징이다.[3] 하지만 실제 뇌 손상은 스트레스 자체에서 오는 것이 아니라 생물학적 반응, 즉 그 상황 동안 연쇄적으로 호르몬과 화학물질을 분비해 뇌와 신체를 교란하는 반응에서 온다는 사실을 기억하자. 따라서 목표는 스트레스를 완전히 없애는 것이 아니라 스트레스에 대한 반응을 개선하는 것이다.

모든 기술의 핵심은 몸을 이완하는 활동을 반복해 초점을 돌리고 생물학적 체계를 안정하는 것이다. 이는 몸이 스트레스로 활성화된 과정에서 회복하게 한다. 이것이 진짜 유전공학이다.

움직이자: 운동에는 스트레스를 줄이고 심장 기능을 개선하며 대사를 촉진하고 지방 축적을 막는 등 온갖 생물학적 이점이 있다. 하지만 운동이 뇌에 미치는 영향이 가장 과소평가된 이점일 것이다.

- 많은 연구에 따르면 신체 활동은 뇌 기능에 긍정적 영향을 미치고 해마 크기를 키워 DNA 스위치를 켜거나 끈다.[4,5,6]
- 격렬한 신체 활동을 하면 뇌혈관 장벽blood brain barrier을 통과할 만큼 작은 단백질을 근육에서 분비하는 유전자가 활성화된다(촘촘한 혈관으로 이뤄진 이 장벽은 독소가 뇌로 들어가지 못하게 막는 일종의 생물학적 벽이다). 이 단백질은 뇌에서 생성돼 해마를 자라게 하는 뇌유래신경영양인자brain-derived neurotrophic factor, BDNF를 분비한다는

점에서 중요하다. 해마가 성장하면 뇌 기능에 좋다. BDNF 수치가 높을수록 알츠하이머와 대부분의 치매에 걸릴 위험이 낮아진다. 이 장 뒷부분인 '운동 계획 셀프엔지니어링'에서 운동을 하려면 구체적으로 뭘 해야 하는지 자세히 설명하겠다. 몸과 뇌를 한꺼번에 개선할 수 있다니 멋지지 않은가?

생선을 먹자: 여러 연구 결과 뇌에 좋은 식품의 가장 강력한 공급원은 생선, 특히 DHA와 오메가3 지방산(아마 오메가7도)이 풍부한 생선이라는 사실이 분명히 밝혀졌다.[7,8] 이 영양소는 연어나 바다 송어 같은 식품에 가장 많다. 이 같은 좋은 지방은 몸에 손상을 입히는 염증을 줄이는 등 뇌와 심장 건강을 개선하는 데 많은 역할을 한다. 연구에 따르면 생선을 자주 먹는 사람의 뇌세포는 그러지 않는 사람의 뇌세포보다 덜 손상된다. 생선을 먹으면 동맥을 깨끗이 유지하는 데도 도움이 된다. (하지만 튀긴 생선이나 수은이 많이 축적된 고등어, 황새치, 옥돔, 참치 같은 생선은 피하는 것이 좋다.) 생선을 별로 좋아하지 않는다면 호두나 해조류로 된 DHA 보충제(250~251쪽 참고)도 생선에 포함된 DHA와 오메가3의 좋은 대체재다. 건강에 좋은 지방이 든 보충제도 좋다. 뇌에는 하루 900밀리그램 이상(무작위 연구 결과)[8], 메타분석 결과에 따르면 심장에는 하루 1100밀리그램 이상이 필요하다.[9,10] 격일로 자연산 연어 170그램이나 바다 송어 280그램 또는 이 정도 양에 해당하는 보충제를 먹거나 둘을 섞어 그에 해당하는 양을 채워야 한다는 뜻이다.

식단을 조정하자: 일부 연구는 지중해 식단 또는 연어, 바다 송어, 개인 맞춤형 보충제 몇 가지를 먹는 페스코베지테리언pesco-vegetarian(육류는 먹지 않지만 물고기와 동물 알, 유제품은 먹는 채식주의자-옮긴이) 식단을 따르면 심혈관 질환에 따르는 사망을 최대 30퍼센트까지 줄일 수 있다고 한다. 이런 식단으로 치매 발병도 최대 60퍼센트까지 억제할 수 있다.[11,12]

지중해 식단은 열량 대부분을 올리브유, 아보카도, 견과류 같은 식물성 지방이나 채소에서 얻어야 한다. 앞에서 증명한 대로 역학 연구에 따르면 연어나 바다 송어를 주로 섭취하는 페스코베지테리언 식단은 뇌와 심장에도 가장 좋다.[13] 이 식이요법에는 설탕, 첨가 시럽, 단순당, 포화지방이 아주 적게 들어 있다. 포화지방(붉은 고기, 유제품, 달걀노른자에 들어 있다)은 장내 세균을 바꿔 염증을 일으키며 그 결과 미국인 80퍼센트 이상에서 염증이 생긴다. 염증은 심장병과 동맥 질환, 뇌졸중을 일으키고 관절염으로 인한 노화를 가속하거나 운동을 줄여 통증을 회피하게 하며 치매와 암 발생 위험을 늘린다. 고섬유질 식단으로 주로 채소나 콩에 든 섬유질을 많이 섭취해야 한다. 동맥 관련 노화 질환과 상태(심장마비부터 뇌졸중, 당뇨병, 염증까지)가 발생할 위험을 낮추는 데 도움이 된다.

몸에 부담을 주는 성분은 피하자: 15시간 연속 텔레비전을 들여다보는 일만 뇌를 마시멜로처럼 만드는 것은 아니다. 실제 마시멜로도 몇몇 음식과 마찬가지로 뇌를 마시멜로처럼 만들 수 있다.

- 가공식품이나 빵에 든 시럽과 첨가당을 피하자(과일 속 당분은 천연이고 몸에서 처리되는 데 시간이 오래 걸려 혈당을 급속히 올리지 않으니 괜찮다). 혈당이 급속히 높아져 정상 범위를 벗어나면 동맥에 플라크가 생기고 에너지 생성 시스템이 무너지며 복부에 지방이 쌓이고 감염이 촉진된다. 또 몸속 곳곳에서 염증을 늘려 간이나 신부전, 면역기능장애, 대부분의 암과 치매 같은 만성질환을 유발한다.
- 포화지방이 든 식품을 피하자. 포화지방이 문제가 아니라 동반되는 단백질이 문제다. 이들은 장내 세균총을 바꿔 뇌와 심장에 염증을 유발한다. 붉은 고기, 달걀노른자, 치즈, 유제품 대부분에는 여러 건강 문제를 일으키는 포화지방이 들어 있다.
- 단순당을 피하자. 단순당(흰 빵이나 파스타 등에 들어 있다)은 설탕처럼 작용해 혈당을 급속히 올리고 염증을 유발한다. 통곡물이나 섬유질 형태의 탄수화물은 염증을 줄이고 뇌와 심장 건강에 좋다(콩, 귀리, 과일, 채소 등).
- 적당한 알코올은 심장에 괜찮다. 남성은 매일 한 잔 반, 여성은 한 잔까지다. 하지만 이것이 뇌에는 해롭다. 따라서 음주에 관한 결정을 내릴 때는 개인 성향과 위험 요인을 고려하자.

뇌를 빠르게 움직이는 훈련을 하자: 여기서 핵심은 '쓰지 않으면 사라진다'는 것이다. 뇌를 꾸준히 사용해 특히 빠른 결정을 내려야 하는 상황을 만들면 뉴런, 뉴런 간 연결, 해마 성장이 촉진된다. 두 연구 결과를 보자. 70~75세 노인에게 10년 동안 단 18시간 뇌 운동 교육을 하고 속도 처리 게임$^{speed-of-processing}$(상황을 재빨리 분석하고 생각해야 하는 게임이다)을 하게 하자 10년 동안 치매 위험이 25퍼센트 줄었고 주요 뇌 영역에서 아세틸콜린^{acetylcholine}(기억 회상에 중요한 신경전달물질)이 늘었다.[14,15] (휴대전화로 스피드게임을 하거나 탁구 아니면 뭐든 뇌를 빠르게 써야 하는 것을 해도 도움이 될 것이다.) 그렇다고 주말 내내 포트나이트 게임에 빠져 있으란 말은 아니다. 정보를 빠르게 처리하고 재빨리 의사 결정을 내려야 하는 게임이 좋다. 브레인HQ^{BrainHQ}사의 더블디시전$^{Double\ Decision}$이나 프리즈프레임$^{Freeze\ Frame}$ 같은 게임은 효과가 입증돼 있어 추천한다.

매일 치실을 사용하자: 1년에 두 번은 치과를 방문해 잇몸병을 예방해야 한다. 치아 사이에 낀 음식 찌꺼기에 세균이 들러붙어 자라면 이 세균이 혈류로 이동해 염증을 일으켜 동맥 내벽을 손상하고 플라크가 쌓이기 쉽게 한다. 플라크가 쌓이면 동맥이 딱딱해지고 좁아져 심장마비, 뇌졸중, 치매가 발생한다.[16]

이런 방법도 시도해보자: 연구 결과에 따르면 앞서 설명한 방법으로 유전자를 켜고 끄는 셀프엔지니어링을 통해 치매, 심장병, 기억력 관련 장애 발생 위험을 낮출 수 있다. 하지만 더 큰 효과를 바란다면 뉴런과 뉴런 간 연결을 강화해 뇌에 더 많은 힘을 보태자. 다음 활동도 유익하다.

- 필터 커피(크림이나 설탕은 넣지 않는다)를 마시고 블루베리를 먹자.

커피는 치매 예방에 좋다(차나 디카페인 커피 연구 결과는 충분하지 않다). 종이 필터로 커피를 거르면 혈청 LDL 콜레스테롤 농도를 높여 심혈관 질환이나 치매 위험을 늘리는 디테르펜diterpene이 제거된다.[17] 블루베리를 먹어도 이런 질병 위험을 낮출 수 있다.[18]
- 낮에 더 먹고 늦은 시간에는 덜 먹자. 7~8시간 사이에만 먹으려고 해보라. 해가 있는 동안에만 먹고 잠들기 최소 7시간 전 하루 열량의 75퍼센트를 섭취하자.[19]
- 한 달에 5일은 오리지널 단식 모방 식단Fasting Mimicking Diet, FMD(간헐적 단식intermittent fasting의 일종*)으로 먹어 텔로미어 재생을 돕자.[20,21] 저단백, 저단당 식단으로 첫날은 1000칼로리, 이어 4일은 750칼로리만 섭취한다. 이때는 주로 토마토 900그램, 양파 900그램, 옥수수 낱알 340그램, 물 340그램을 넣고 향신료로 맛을 낸 수프를 먹는다. 750칼로리를 먹는 날에는 220그램씩 최대 17회 먹는다. 이어 6일 차에는 지중해 식단으로 돌아간다.
- 일주일에 몇 번 사우나를 하자. 연구에 따르면 20분 이상씩 일

---

* 제한식을 하는 다양한 방법을 뭉뚱그려 일컫는 간헐적 단식은 체중을 줄이고 건강과 장수에 실제로 도움이 되는 것으로 보인다. 많은 연구 결과에 따르면 세균, 효모, 벌레, 쥐 등 단순 유기체와 동물이 단식하면 수명이 늘었다. 동물실험에서는 일부 암 진행과 뇌세포 퇴화도 늦춰졌다. 염증과 혈압도 낮아지고 인슐린 민감성도 높아졌다. 물론 단식은 매우 어려우므로 과학자들은 덜 극단적인 방법으로 단식의 이점을 모방할 방법을 연구한다. 단식을 시도하고 싶다면 14~18시간만 단식해도 어느 정도 혜택을 볼 수 있다. 하루 대부분 동안 아무것도 먹지 않으면 신체는 몸을 순환하는 포도당과 저장된 글리코겐을 모두 태워 사용한다. 그 결과 인슐린 수치가 떨어진다. 몸은 당분을 태워 연료로 사용하는 대신 저장된 지방을 사용하기 시작한다. 인슐린 수치가 낮아진 결과 지방을 더 쉽게 사용할 수 있다. 본질적으로 단식은 몸이 케톤증ketosis 상태에 들어가게 하는 과정으로 에너지원으로 지방을 사용한다(평소에는 탄수화물과 저장된 글리코겐을 사용).

주일에 4회 사우나를 한 사람의 최소 15퍼센트에서 치매가 줄었다. 이런 효과가 스트레스가 줄어든 덕분인지, 다른 특성 때문인지는 아직 밝혀지지 않았다. 하지만 고온에 노출되면 스트레스 조건에 반응해 세포에서 열충격단백질heat shock proteins이 방출되기 때문에 이점을 얻을 수 있다고 본다. 뜨거운 물에 목욕하거나 적외선 사우나를 해도 같은 효과가 난다는 뜻이다. (게다가 적외선 사우나는 온도가 낮아 땀이 나지 않으므로 옷을 갈아입을 필요도 없다. 열충격단백질은 온도 변화에 의해 방출된다.)22

- 매일 밤 6시간 반~8시간 충분히 자자(아래 '면역계 셀프엔지니어링' 단락 참고).
- 보충제를 먹자. 종합비타민과 마그네슘, 칼슘 등이 든 종합미네랄, 비타민 D_3, 코엔자임Q10Coenzyme Q10, CoQ10(이하 코큐텐), 건강에 좋은 다양한 프로바이오틱스, 베이비 아스피린(아침에 한 알, 밤에 한 알 복용하고 복용 전후로 따뜻한 물을 반 잔씩 마신다)을 복용하자(246쪽 '약장 셀프엔지니어링' 단락을 참고).

면역계 셀프엔지니어링

새로운 의학이 얼마나 빨리 발전할지, 이런 기술을 이용하려면 비용이 얼마나 들지, 이런 치료와(나) 진단에 어떻게 접근할지는 아직 명확하지 않다. (가까운 미래에도 그냥 병원에 예약 없이 방문해 암을 죽이는 패치를 받아올 순 없을 것이다.) 이게 바로 우리가 셀프엔지니어링을 지지하는 이유다. **확실한 방법이기 때문이다.** 방어 체계가 더 잘 기능하게 하는 행동은 암이나 다른 공격적 질병에 맞서는 최선의 보호책이다.

물론 행동만으로 심각한 질병을 전부 예방하거나 치료할 순 없다. 하지만 행동하면 건강에 도움이 될 확률이 분명 높아진다. 다음은 우리가 권장하는 방법이다.

농산물을 애용하자: 여러 가지 미량영양소를 적게 먹으면 면역 기능이 떨어진다. 그러므로 식단을 다각화하려면 잎채소, 십자화과 채소, 딸기류, 감귤류 등 다양한 식품을 골고루 먹자. 이는 비타민 A, 비타민 B, 비타민 C, 비타민 D는 물론 아연이나 셀레늄 같은 미네랄 등 모든 미량영양소를 섭취할 기회를 늘리는 데 도움이 된다. 계절성 바이러스가 특정 계절에 찾아오고 특히 겨울에 더 활발히 우리를 공격하는 이유는 완전히 밝혀지지 않았다. 하지만 여름에는 몸이 많은 태양에너지에서 비타민 D_2와 D_3를, 따뜻한 공기에서 수분을 얻고 비타민 C나 일부 미량영양소가 포함된 과일과 채소를 더 자주 먹어 몸을 보호할 수 있기 때문으로 추정된다. 선진국 국민의 식단에 흔한 아연, 마그네슘, 구리, 셀레늄 부족을 피하기 위해 하루 두 번(아침과 저녁) 종합비타민과 미네랄 보충제를 반씩 먹어 기본 영양소를 확실히 보충하는 것도 좋다(246쪽 '약장 셀프엔지니어링'을 참고).

(올바른) 단백질을 먹자: 단백질은 핵심이다. 면역 기능에 필수적

인 항체를 만드는 기본 요소이기 때문이다. 연어에 든 건강한 지방은 뇌와 몸 전체에 좋다. 익힌 콩 열매나 콩과 식물, 닭고기나 칠면조 같은 흰 살코기에도 단백질이 들어 있다. 일부 단백질 공급원에는 포화지방이 다량 함유돼 있고 포화지방이 함유된 식품에 든 아미노산은 암 발생을 촉진할 수 있으므로 주의하자. 붉은 고기와 가공육은 멀리하라. 염증에서 회복하고 면역계가 암이나 기타 침입자와 싸우고 난 뒤 생긴 노폐물을 청소하려면 비타민 D_2나 D_3와 단백질, 연어에 든 오메가3와 오메가7(또는 호두나 아보카도에 든 오메가3)이 필요하다. 이런 영양소는 오늘날 질병 예방 연구의 핵심이다.

필요 없는 것은 잘라내자: 면역 기능을 개선하고 암을 예방하려면 앞서 설명한 것처럼 첨가당, 첨가 시럽, 단순당을 제한하는 것이 좋다. 하지만 가공식품을 줄이고 천연 식품으로 대체하면 더 좋다. 전반적으로 재탄생하기 위한 중요한 전환이 될 것이다.

움직이고 움직이고 또 움직이자: 모터 속도를 올리자. 앞서 설명했듯 활동 원리는 면역계에도 중요하다. 한 연구에서는 노인이 운동하면 보호 기능이 있는 T세포가 활발히 생성된다는 사실이 밝혀졌다. 참고로 과도한 운동은 금물이다. 과한 운동(달리기나 자전거 타기, 기타 운동을 두 시간 이상 계속)은 염증을 유발하고 면역계를 저하시킨다.[23] 자세한 내용과 운동량에 관한 조언은 217쪽을 보라.

약물에 지나치게 의존하지 말자: 의학은 중요한 사회적 발전 가운데 하나다. 질병을 치료하고 예방하고 치유할 수 있게 되면서 인간의 수명은 크게 늘었다. 하지만 약물을 과도하게 복용하면 면역 기능이 혼란스러워진다(급기야 중단되기도 한다). 각자 상황이 다르므로 여기서 똑같은 지침을 줄 순 없지만 모든 약물과 보충제를 복용할 때는 의사와 상담할 것을 강력하게 권한다. 일반의약품이나 정기적으로 복용하는 보충제도 마찬가지다.

면역계가 제 역할을 하도록 놔두지 않으면 본질적으로 면역계가 '연습'할 능력을 잃는다. 연습하지 못하면 면역계가 진짜 필요한 순간에 제 기능을 할 수 없다. 그렇다고 부비동염을 치료하지 말고 방치하란 말은 아니다. 진통제를 사탕처럼 마구 털어 넣는 일을 다시 한 번 생각해보라는 뜻이다. 속 쓰림을 다스리는 위산 억제제도 마찬가지다. 위산에는 침입자를 죽이는 놀라운 방어력이 있는데 위산 억제제를 복용하면 이런 방어 체계 일부가 무력화된다.

예방접종을 하자: 제때 예방접종을 받고 매년 독감 예방주사를 맞자. 독감에 걸리면 전반적인 염증이 증가한다. 연구에 따르면 50~60세까지 10년간 매년 독감 예방주사를 맞으면 독감으로 인한 염증과 염증으로 인한 플라크 파괴가 줄어 심장마비와 뇌졸중이 50퍼센트, 같은 연령대에서 사망이 25퍼센트 줄어든다.[24,25] 코로나19로 염증이 생긴 결과 발생할 수 있는 심장마비, 뇌졸중, 기억상실, 신장 질환을 예방하려면 코로나19 백신도 꼭 맞아야 한다. 독감 예방주사를 맞기 전 몇 주 동안 종합비타민을 복용하고 며칠 동안 충분히 자면 인플루엔자 바이러스 예방 성공률이 높아진다.[26,27]

나를 위한 시간을 갖자: 면역계를 위협하는 중요한 요인 중 하나는 만성 스트레스다. 스트레스가 유발하는 일련의 호르몬 반응은 점차 면역 기능을 약화한다. 만성 스트레스가 이어지면 감염과 싸우는 과정에서 몸속 세포를 손상하는 사이토카인^{cytokine}이 쌓인다. 하지만 '자기 관리'를 헛소리로 치부하는 사람도 있다. 사람들은 1. 시간이 없다 또는 2. 너무 힘들다는 이유로 자기 관리에 콧방귀를 뀐다 ("지독한 자기 관리 따위 필요 없어"). 나보다 남을 우선시하는 게 인간 본성인가 싶어질 정도다. 하지만 클리블랜드클리닉의 훌륭한 산부인과 전문의 린다 브래들리$^{Linda\ Bradley}$는 이렇게 말한다. "빈 컵에서 물을 따를 순 없잖아요!"

이렇게 생각해보자. 당신을 돌보는 데 시간을 쏟지 않으면 진정으로 당신이 돕고 싶거나 함께하고 싶은 사람과 오래 있을 수 없다. 스트레스를 완전히 덜어낼 순 없지만(어쨌든 스트레스는 성취감을 느끼며 도전적인 삶을 살 때 생기는 부산물이다) 부정적이고 만성적인 스트레스가 당신 몸에 미치는 영향을 셀프엔지니어링할 방법은 있다.

여기서부터는 스트레스를 날려버리는^{squash} 데 도움이 되는 몇 가지 좋은 방법이다(마이클 박사는 왕년에 스쿼시^{squash}를 아주 잘했다. 그는 스포츠와 경기를 통해 얻은 우정이 관계의 핵심이며 결국 스트레스 해소에 도움이 됐다고 믿는다!).

명상하자: 연구 결과 명상을 하면 텔로미어 길이가 줄어들지 않는다(DNA 끝에 있는 텔로미어는 나이가 들면서 점차 짧아진다). 그러면 전반적인 건강 상태가 좋아지고 스트레스 반응이 줄어든다. 하루에 몇 분만 명상해도 도움이 된다. 명상을 시작하도록 도와주는 앱이나 온라인 동영상도 많다.

심호흡하자: 심호흡은 이완 반응과 관련 있다. 배와 횡격막에서 실제로 숨을 끌어 올린다고 상상해보자.

정서적 관계를 늘리자: 사회적 지원은 스트레스에서 비롯되는 부정적 영향을 줄이는 데 중요하다. 실제로 한 달에 최소 6명과 사회적으로 만나면 여러 긍정적 결과가 있다는 사실이 오랫동안 알려져 왔다. 연구에 따르면 외로운 사람과 사회적인 사람의 혈액 면역표지자에는 차이가 있다. 다른 사람에게 친절하면 면역 기능이 향상된다. 나이나 지위와 관계 없이 무리를 찾아야 하고(무리가 없다면) 정기적으로 교류해야 한다(무리를 찾았다면).[28]

질 좋은 수면을 취하자: 수면은 미국인이 지닌 심각한 셀프엔지니어링 문제 중 하나일 것이다. 수면의 질이 저하되면 면역 기능이 떨어지고 감염성 질환으로 노화가 빨라진다. 충분히 자야 할 뿐 아니라(매일 최소 6.5시간) 수면의 질도 챙겨야 한다. 좋은 수면 위생 환경(침실에서 화면을 보지 않고 잠들기 전 최소 3시간은 음식을 먹지 않으며 욕실에 붉은 파장 조명만 사용하는 등) 조성은 휴식을 취하는 데 매우 중요하다. 잘 때 똑바로 누워 무릎 아래에 베개를 대보자. 밤에 수면을 개선하고 염증을 줄이는 데 도움이 된다(하지만 코골이나 수면무호흡증이 있다면 양압기를 사용하지 않는 한 똑바로 누우면 안 된다). 예방접종을 받기 전날에는 6.5시간 이상 자고 접종 전 최소 3주 동안 종합비타민을 복용하면 백신 성공률이 크게 높아진다고 알려져 있다.

운동 계획 셀프엔지니어링

"야, 소파에서 일어나서 운동해야 해!"라는 말을 하긴 쉽다. 하지만 운동이 왜 효과적인지 좀 더 이해한다면 운동하러 나갈 동기를 불러일으킬 유용한 심리적 도구를 얻을 수 있다. 운동은 심장, 뇌, 근골격계를 위해 할 수 있는 좋은 행동 중 하나다. (주의 사항이 하나 있다. 심장병 병력이나 가족력이 있다면 지난 2주간 한 운동보다 더 격렬한 운동을 시작할 때 반드시 의료 전문가와 상담해야 한다.)

▶ **운동의 몇 가지 이점**

- 런던 연구진 연구에 따르면 운동을 하는 동안 관절연골이 짓눌린다. 이는 실제로 연골 퇴화를 예방한다(운동이 골관절염을 유발하는 염증성 분자 작용을 억제하기 때문이다).[29]
- 연구에 따르면 앉아서 생활하는 시간이 길수록 심혈관 질환 등 여러 문제가 발생할 위험이 커진다.[30]
- 운동은 앉아서 생활하는 사람의 심장 손상을 회복한다. 연구에 따르면 운동이 심장 탄력과 기능을 개선하는 데 도움이 되기 때문이라고 한다.[31]
- 근육량을 유지하거나 조금만 늘려도 대사에 큰 보탬이 된다. 근육이 대사적으로 많은 에너지를 소비하기 때문이다. 지방보다 근육이 많으면 열량을 더 많이 소모할 수 있다. 선순환인 셈이다.

- 근력 운동을 하면 불안, 무관심, 기분 저하, 슬픔 등 우울증 관련 증상이 크게 줄어든다는 연구가 있다.[32]
- 운동하면 지방 증가 없이 체질량이 유지된다. 저널 《노화임상개입Clinical Interventions in Aging》에 실린 연구는 나이 들면서 체질량이 줄면(그리고 지방으로 대체되면) 치매 같은 기억력 문제가 일어난다는 사실을 발견했다.[33]

그럼 무엇부터 시작해야 할까? 어떤 운동이든 안 하는 것보다 낫지만 먼저 하루 60분(깨어 있는 동안 30분마다 몇 분씩) 일부러 움직이는 것부터 시작해보자. 또 몸 전체를 쓰는 운동을 생각해보는 것이 좋다. 가장 강력한 효과를 위해 루틴에 변화를 주는 것도 추천한다.

▶ 권장 사항

- 하루 1만 보 걷기(또는 이에 해당하는 운동. 대략 1분 운동은 100보에 해당한다). 자전거나 러닝머신 타기, 수영, 장보기, 정원 가꾸기도 모두 괜찮다. 핑계 대지 말고 매일 하자.
- 일주일에 2~3회는 어떤 형태든 근력 운동을 한다(근력 운동을 하면서 횟수를 세면 마음이 비워져 명상도 된다). 자세한 내용은 220쪽을 보라. 장기적으로 운동하면서 동시에 허리 통증을 예방하려면 코어를 강화하는 것도 잊지 말자.
- 심혈관 운동(달리기, 빨리 걷기, 수영, 자전거 타기)을 20분씩 주 3회, 연령에 따른 최대 심박수(남녀 모두 대략 220에서 자기 나이를 뺀 수치)

의 80퍼센트까지 심박수를 올릴 만큼 충분한 강도로 실시한다. 한 연구에 따르면 2분마다 20초 동안 최대 힘을 발휘해 권장 최대 심박수를 넘어서는 고강도 인터벌트레이닝high-intensity interval training, HIIT을 20분 동안 주 3회 이상 실시해 연령별 최대 심박수의 80퍼센트까지 끌어 올리면 장애, 치매, 사망이 줄어든다. 영국 저널 《스포츠의학Sports Medicine》에 실린 연구는 걷는 속도를 올리면(연구에서는 시속 7킬로미터) 모든 원인에 의한 사망 위험이 24퍼센트 줄었다. 1분 빠르게 걷고 2분 중간 속도로 걷는 인터벌트레이닝을 할 수도 있다(20분 동안 반복한다). 달리기, 자전거 타기, 수영, 걷기도 된다. (이런 고강도 인터벌트레이닝이 체력을 향상한다는 자료는 많지만 수명을 늘린다는 사실을 밝힌 연구는 지금까지 딱 하나다.)[34]

- 하루 40회 제자리 뛰기를 한다. 이는 림프 흐름을 늘리고 골밀도와 척추 디스크 건강을 개선하는 데 중요하다. 역기 운동을 할 때 근육에 작은 상처를 입혀서 근육을 더 튼튼하게 해 근력을 향상하듯 제자리 뛰기를 하면 뼈와 디스크에 작은 상처가 생겨 부러지지 않고 더 젊어진다.[35,36]

운동을 시작하는 데 도움이 필요한가? 빨리 걷기는 운동을 시작하는 아주 좋은 방법이다. 하지만 다양한 방법으로 근육을 단련하는 것도 중요하다. 다음에 소개하는 간단한 30분짜리 운동은 처음 운동을 시작하는 데 도움이 될 것이다. 체력 수준이나 진행 상황에 맞게 운동 강도를 조절하자.

디지털 타이머를 30분으로 설정한다. 1분이 지날 때마다 한 가지 운동을 정해진 시간 또는 반복 횟수만큼 한다. 그다음 1분 동안 다음 운동을 한다. 필요하다면 시간이나 반복 횟수를 줄이고 더 열심히 하고 싶다면 시간이나 횟수를 늘린다. 주 3회 실시한다.

▶ **10가지 운동:**
하나씩 차례로, 총 3회 반복해 30분 운동을 완성한다

1. (무릎을 높이 올리며) 제자리 '걷기' 20초.
2. 제자리에서 스쿼트 10회(몸을 낮출 때 허벅지와 지면이 평행해야 한다).
3. 무릎이나 발가락을 대고 팔굽혀펴기 5회. 어렵다면 서서 벽을 밀며 해도 된다.
4. 제자리 뛰기 20초.
5. 플랭크 15초. 팔굽혀펴기 자세에서 '올라온' 상태를 유지한다. 등을 평평하게 하고 엉덩이는 약간 내린다.
6. 처음보다 약간 빠르게 제자리 걷기 20초.
7. 제자리에서 스쿼트 30초. 이번에는 천천히 실시한다. 3초 동안 천천히 몸을 낮추고 3초 동안 천천히 일어선다.
8. '곰 기어가기' 20초. 손과 발가락을 바닥에 대고 방 안을 기어 다닌다.
9. '섀도복싱' 45초. 무릎을 약간 구부리고 권투 동작처럼 허공에 오른팔 왼팔을 번갈아 가며 펀치를 날린다.
10. 허리를 굽혀 발가락을 잡고 스트레칭 1분.

사고나 실수('자책')를 막는 셀프엔지니어링

세상에서 가장 몸이 좋은 사람이라도 절벽에서 스케이트보드 타는 것이 취미라면 사고로 목숨을 잃을 확률이 높아진다. 이런 변수를 자책이라고 한다. 테니스에서 상대방이 어려운 변화구를 구사하지 않았는데도 당연히 칠 수 있는 공을 놓치는 경우와 비슷하다. 피할 수 있었던 실수를 저지르며 괴로워하는 사람은 수없이 많다. 다음은 가장 흔한 실수다.

1. 예방 치료를 받지 않는다: 어떤 건강 문제든 조기 발견은 질병이 당신을 너무 빨리 늙게 하기 전에 치료할 중요한 열쇠다. 나쁜 세포는 스스로 재생한다. 우리 몸은 회복력이 뛰어난 멋진 존재지만 나쁜 길로 접어들수록 그 길을 벗어나 원래 있어야 할 자리로 돌아가기가 더 어려워진다. 안타깝게도 매년 건강검진이나 기타 진단을 놓치는 사람이 많다. 다음 항목을 정기검진받자.

- 신체검사: 심장병, 뇌졸중, 정형외과 질환, 대사 질환, 치매 위험을 최소화하는 데 도움이 되는 혈액검사와 기타 검사를 포함해 매년 받자.
- 대장내시경 검사: 과거 대장내시경 검사 결과와 위험 요인을 고려해 45세 이후 3~10년마다(40세인 아프리카계 미국인이라면 독특한 위험 요인이 있으므로 더 일찍) 검사를 받자.

- 부인과/비뇨기과 검사: 매년 받자.
- 여성과 여성형 유방이 있는 남성의 유방 촬영: 30세부터 신체나이 84세가 넘을 때까지 1~2년마다 받자.
- 기타: 50세 이후 2년마다 시력, 청력, 후각, 한쪽 다리로 서기, 악력, 골밀도 검사를 받자.

▶ **장수를 위한 보너스**

일부 장수 전문가들은 암을 조기에 발견하기 위해 60세 이후 5년마다 얇은 절편 전신 MRI$^{\text{thin-slice whole-body MRI}}$ 검사를 받으라고 권하지만 흔히 발견되는 '우연종^{incidentomas}'은 의사와 상담하자. 이런 종양이 우연히 발견되면 의사는 "생검이나 수술을 해 조사해야 한다"라고 말한다. 이 중 상당수는 평생 아무런 해를 입히지 않고 그대로 있는 종양이다. 발견했을 때의 위험이라면 그냥 뒀을 때 무슨 일이 일어날지도 모른다는 불안감과 뭔가 조처하려 할 때의 수술 위험이다. MRI를 찍기 전에 의사와 상의해 그런 게 발견되면 어떻게 할지 논의하자. 이 처치는 분명 일부 생명을 구할 수도 있지만 큰 불안이 생기고 불필요한 종양 제거 수술을 받게 될 수도 있다.

2. 의사의 조언을 듣지 않는다: 연구에 따르면 심혈관 문제를 겪거나 수술을 받고 재활 치료를 처방받은 사람 중 실제로 치료를 받는 사람은 4분의 1도 되지 않는다.[38] 사고나 부상을 당한 뒤 물리치료는 잘 받을까? 치료 기간 끝까지 약물을 복용할까? 의사나 물리

> **유방 촬영과 심장병의 연관성**
>
> 디지털 유방 촬영은 유방암 위험도보다 많은 정보를 준다. 이 검사로 유방 혈관에 칼슘이 침착됐는지도 확인할 수 있다. 연구에서는 40대 여성 약 10퍼센트에게 유방동맥석회화breast arterial calcification, BAC가 있고 80대 여성에서는 이 수치가 50퍼센트로 늘어난다는 사실을 발견했다. 예비 연구에 따르면 유방동맥석회화가 있으면 심장마비, 뇌졸중, 심부전 위험이 커진다.37 따라서 유방 촬영을 한다면 유방동맥석회화가 있는지 구체적으로 물어보자. 만약 그렇다면 심장 전문의를 만나 위험을 평가해봐야 한다. 식단을 바꾸고 스타틴을 복용하고 혈압을 낮추고 운동을 더 많이 하면 심장마비나 뇌졸중 위험을 50퍼센트 이상 줄일 수 있다.

치료사가 운동, 약물, 기타 개입 요법을 처방하는 데는 나름의 이유가 있다. 따라서 당신이 '이제 괜찮다'고 느낀다고 해서 의료 전문가의 처방을 중단해도 된다는 뜻은 아니다. 언제나 의도적으로 그런다는 뜻은 아니다. 2018년 《미국의료연합저널Journal of the American Medical Association》에 실린 조사에 따르면 환자 3분의 1 이상이 치료 지침에 동의하지 않거나 내용을 이해하지 못해도 의사에게 솔직하게 말하지 않는다.39 말하지 않는 것은 뭔가 이해하지 못한 것처럼 보일까 봐 부끄럽거나 두려워서일지 모른다. 하지만 질문하지 않으면 결국 다치는 것은 당신 자아가 아니라 당신 몸 전체다.

3. 다른 의견을 구하지 않는다: 의사나 의료 전문가마다 서로 다른 속도로 일한다. 어떤 사람은 최신 연구를 따라잡지만 그러지 못하는 사람도 있다. 건강과 의학은 복잡한 문제며 심각한 문제에 대해서는 특히 그렇다. 따라서 다양한 의견을 들어봐야 한다. 한 연구

결과 2형 당뇨병 진단을 받은 30세 이상 환자 중 30퍼센트가 넘는 사람이 실제로는 1형 당뇨병이었다.⁴⁰ 병리학자가 생검을 통해 유방암으로 진단한 사람 30퍼센트는 사실 악성이 아니었다. 두 번째 의견은(의사 결정이나 의학적 치료 결과가 3일 이상 이어지는 경우) 갈등을 유발하기보다 오히려 대안적 접근을 제시하고 앞선 의견이나 진단을 보강해준다.⁴¹ 원격 의료 시대에 접어들면서 두 번째 의견을 듣기가 더 쉽고 편리해졌다. 의사들도 이를 환영한다. 이상적이라면 의사 두 명(또는 원한다면 세 명)이 각자의 방법이 지닌 장단점을 거침없이 논하고 합의를 볼 수 있다. 따라서 그 과정은 언제나 "이건 맞고 저건 틀리다"라는 각본이 되는 것이 아니라 팀을 이뤄 당신 상황에 맞는 최고의 방법을 토론할 기회가 된다.

4. 몸의 이야기를 듣지 않는다: 당신 몸은 이제껏 존재해온 가장 훌륭한 피드백 메커니즘이다. 몸은 항상 피드백을 주려고 한다. 예를 들어 통증은 악어 입에서 손을 빼라는 신호다. 계단을 오를 때 숨이 가쁘다면 심장과(이나) 폐 기능이 예전 같지 않다는 신호다. 벨트 버클을 채울 수 없다면 타코를 너무 많이 먹었다는 뜻일 수 있다. 하지만 아무리 좋은 피드백도 무시해버리면 무슨 소용이 있을까? 아무 소용 없다. 그러므로 심각한 상황뿐 아니라 일상에서도 몸이 전하는 메시지에 귀 기울여야 한다. 다음 사례를 생각해보자.

- **고혈압**은 심장 문제부터 인지 장애까지 모든 질환의 지표이자 원인이다. 몸이 보내는 가장 큰 경고 신호이기도 하다(고혈압은 보

통 증상이 겉으로 드러나지 않기 때문에 특히 중요하다). 이는 혈압을 정기적으로 측정해야 한다는 말이기도 하다(집이나 병원에 비치된 혈압계를 이용하면 어렵지 않다). 수축기 혈압 125mmHg, 이완기 혈압 85mmHg 미만이라는 목표를 맞추기 위해 꾸준히 노력하자.

- **코골이**는 한밤중에 배우자끼리 베개 싸움을 하는 것보다 많은 문제를 일으킨다. 코골이는 심장 문제, 고혈압, 우울증, 2형 당뇨병, 수면무호흡증 등과 관련 있다. 원인을 알아보지 않고 방치하면 건강 문제가 악화하고 합병증에 시달릴 위험이 커진다.

5. 잘못된 이야기에 속는다: 애써 모은 돈을 빼내려는 금융 사기에 휘말리고 싶지 않은 것은 당연하다. 사실일 리 없을 만큼 좋아 보인다면 정말 사실이 아니라는 점을 기억하자. 의료 사기도 그렇다. 이건 아주 까다로운 문제다. 게다가 기술이 발전하고 사기꾼도 늘면서 더 까다로워지고 있다. 무엇이 유용하고 무엇이 가짜인지 어떻게 구분할까? 어떤 방법이 과학적 근거가 있고 어떤 방법이 과학을 벗어나버렸는지 어떻게 구분할까? 누구를 믿을지 어떻게 확인할까? 이는 좋은 팀을 구성해 여러 의견과 관점을 저울질하고 직접 조사하는 일의 필요성을 부각한다. 다음에 소개하는 기술 발전은 위험하거나 오해할 만한 정보, 서비스와(나) 제품이 판치는 위험 영역에 속한다.

- **줄기세포**: 특정 엑소좀의 줄기세포와 성장인자는 주요한 돌파구

가 될 가능성이 높다. 이런 기술의 힘을 세포 치유와 회춘에 사용할 수 있다면 아마 노화 대혁명의 일부가 될 것이다. 하지만 현재 많은 기업이 이 분야에서 실제로 할 수 있는 것보다 더 많은 일을 할 수 있다고 주장한다[오늘날 미국에서 이 분야 산업은 30억 달러(약 3조 9000억 원) 규모에 이르지만 대부분 사기다]. 미국에서 FDA가 승인해 진행 중인 특정 임상시험(2020년 중반 현재 단 두 건)을 제외하고 줄기세포 치료법을 시행하는 것은 불법이다. 이 때문에 보통 이런 치료는 규제가 약한 미국 외의 국가에서 실시된다.

- **보충제**: 많은 보충제가 실제 과학적 근거로 뒷받침되지만 일부는 그저 지갑에서 돈을 빼내려는 생체 실험에 불과하다. 대표적인 사례는 단백질 보충제다. 많은 단백질 보충제가 피부에 도움이 된다고 선전하지만 경구 복용했을 때 그 효과를 뒷받침할 과학적 근거는 없다. 기억력 개선에 효과가 있다고 텔레비전에서 광고하는 특정 뇌 보충제는 반복 실험에서 위약과 별 차이가 없었다. 같은 실험을 두 번 했을 때 그 개선 결과가 보충제를 먹든 먹지 않았든 다르지 않았다는 것이다. 다음 장에서는 의사와 함께 살펴볼 만한 충분한 과학적 근거가 있는 보충제를 다뤄 보겠다.

- **복제약(제네릭 의약품) 오염**: 캐서린 에반$^{Katherine\ Eban}$은 훌륭한 책 《라벨 뒤의 진실》에서 대량생산된 의약품은 오염되거나 부정하게 제조돼 라벨에 표시된 함량의 겨우 10~30퍼센트만 포함된 경우가 있다고 폭로했다.[42] 이에 대한 해결책은 라벨에 표시된

성분과 함량을 검증하는 약국에서만 의약품을 구입하는 것이다. 예를 들어 발리슈어^{Valisure}는 놀라운 속도로 성장하는 약국 체인 스타트업이다. 이 약국은 제약회사나 도매상에서 공급받은 약품 제조번호마다 각각의 성분이 정확한 함량으로 들어 있는지 구체적으로 검사해 확인한 뒤 판매한다(우리는 이 회사에서 아무 것도 받지 않았다). 의약품 오염이나 거짓 제조는 계속 이어지고 있다(10년 이상이다). 이런 일이 계속된다면 월마트나 다른 대형 체인 약국은 물론 클리블랜드클리닉 같은 학술 센터에서도 발리슈어와 비슷한 방식으로 의약품을 검증하기 시작할 것으로 예상된다(한국에는 아직 약국이나 도매상에서 의약품 품질을 검증하는 제도가 없으며 모두 식품의약품안전처에서 관리한다-옮긴이).

14 인생 셀프엔지니어링

The Great Age Reboot

은퇴부터 인간관계까지 모든 것을
완전히 새롭게 생각하는 방법

더 튼튼하고 더 나은 몸 만들기는 단순히 신체 메커니즘이 제대로 일하는지 확인하는 것 이상의 의미가 있다. 인생의 경제, 사회, 관계 영역이 전반적인 웰빙에 똑같이 중요하다는 사실을 알려주는 강력한 사례가 있다.

자산 셀프엔지니어링

시장이 요동치는 시기라면 특히 자산 관리가 패들보드를 타고 태평양을 건너는 일처럼 버겁게 느껴질 수 있다. 해야 할 일이 너무 많고 힘들어 어디로도 나아가지 못하거나 심지어 뒤로 후퇴하는 듯 느껴지기도 한다. 이게 바로 많은 사람이 저지르는 돈 관련 실수를 피하기 위해 곁에서 당신을 도와주는 팀이 있는 이유다. 대표적 실수는 다음과 같다.

충분히 저축하지 않는다: 노화 대혁명을 준비할 때 이른 시기에 충분히 저축해 경제적 안정성을 쌓는 일은 재무상 최우선순위다. 억지로 월급에서 돈을 빼내 적금이나 은퇴계좌에 입금하는 대신 돈을 보기도 전에 자동으로 미리 저축되게 하자.

돈은 어디에 투자해야 할까? 가장 좋은 방법은 은퇴계좌를 시장에 분산투자하는 인덱스펀드에 넣는 것이다. 자동으로 되게 한 다음 잊어버리고 할 일을 하자. 한 가지 주의할 점이 있다. 은퇴 저축으로 세금 혜택을 받을 수 있는 사람 대부분이 돈을 충분히 넣지 않는다. 따라서 스스로를 조금 밀어붙여 가능하다면 급여 인상분 대부분을 이 계좌에 넣자. 그러면 나중에 이득을 볼 수 있을 것이다. 건강 생체표지를 달성하면 회사가 건강보험료를 할인해주는 경우 여윳돈을 건강저축계좌$^{Health\ Savings\ Account,\ HSA}$(HSA가 없다면 로스 IRA$^{Roth\ Individual\ Retirement\ Account}$)에 붓다가 65세 이후 HSA를 은퇴계좌로 전환하자(HSA는 기본적으로 건강보험 및 의료비 관련 계좌지만 은퇴계좌로도 사용된다. 납부하는 동안 세금을 공제받고 은퇴 후에 이 돈을 의료비로 사용할 수 있으며 그 금액에는 세금이 붙지 않는다. IRA는 근로소득이 있는 미국인이 저축할 수 있는 개인 은퇴계좌로 직장에서 제공하는 퇴직연금 외에 추가로 은퇴 자금을 납입하는 방법이다. 납부 당시 세금 공제 혜택은 없지만 은퇴 후에는 원금과 투자소득을 비과세로 찾을 수 있다-옮긴이).

저축을 너무 미룬다: 저축도 운동과 마찬가지로 무한정 미루면 안 된다. 지금 당장 시작하거나 다시 시작하자. 내일로 미루면 그런 내일이 수없이 이어지다 몇 년이 지나버린다.

감정적으로 대응한다: 반사적으로 반응하지 말자(시장이나 가족 상황 등에). 가장 좋은 경제적 결정은 한순간 갑작스럽게 내릴 수 없고 상황이 진정됐을 때 할 수 있다. 돈에 대해서는 실행 기능이 파충류 뇌보다 앞서야 한다. 감정은 휴가 계획을 세우거나 기념일 선물을 고르거나 당신이 응원하는 팀이 이기거나 졌을 때나 쓰는 것이지 돈 관련 결정에는 아니다.

집을 절대 못 잃을 투자 대상으로 생각한다: 부동산은(대부분의 실물 자산과 마찬가지로) 대체로 가치가 상승하지만 항상 그렇진 않다. 변수가 다양하므로(주변 지역 집값이나 전반적인 경제 환경 등) 내 집 가치가 항상 오르리라고 기대할 순 없다.

대출에 의존한다: 빚은 문제를 해결하기보다 대체로 더 큰 문제를 일으킨다. 수입을 넘어 돈을 써버리고 싶은 유혹이 찾아올 때도 있지만 감당할 만한 범위에서 살면 경제적 안정성을 확보하는 데 도움이 된다.

너무 적극적이다: 매수, 매도, 거래를 반복하며 시장을 앞서 나갈 수 있다고 생각하는 사람도 있다. 더 나은 게임을 하는 방법은 인내심을 갖는 것이다. 안다. 흥미진진하진 않다. 너무 많이 움직이면 위험과 수수료가 따르므로 자산을 적절히 분배해 포트폴리오를 구성한 다음 오래 기다리면 큰 이익을 얻을 수 있다.

재정 상황을 정기적으로 검토하지 않는다: 건강검진을 매년 받듯 경제 포트폴리오도 검진받아야 한다. 지금 어떤 자산을 보유하고 있는지, 추세는 어떤지 살피고 재무상담사와 상의해 포트폴리오를 손볼지 그대로 둘지 결정해야 한다. 성급하게 결정할 필요는 없다. 정기적으로 평가하고 좋은 정보를 바탕으로 결정을 내리자. '오르고 있어서' 매수하거나 '떨어지고 있어서' 매도하진 말자. 소 잃고 외양간 고치는 셈이다.

은퇴 셀프엔지니어링

당신이 한두 세대 전을 기억할 수 있는 나이라면 당시 은퇴가 어떤 모습이었는지 알 것이다. 직장을 한두 번 옮기고 경력 내내 기본적으로 비슷한 일을 하며 아마도 승진하거나 똑같은 업무를 처리하면서 하루하루를 보냈을 것이다. 65세 무렵이 되면 일을 그만두고 모아둔 은퇴 자금과(이나) 고용주가 제공한 연금으로 단순한 여생을 살았다.

시간을 빨리 감아 지금의 노동자를 떠올려보자. 이들은 더 자주 직장을 옮기고 기술이 있다면 자영업을 시작하기도 한다. 한 직업에 안주하지 않고 다양한 수입원을 조합해 더 유연하게 살아간다. 하지만 여전히 62~70세를 적당한 은퇴 시기로 보며 저축이 허락하는 한 '괜찮은 삶'을 살려고 한다.

그럼 노화 대혁명 시대에는 무슨 일이 일어날까? 90세 이상 인구가 대략 4700만 명이 되고 그중 25~40퍼센트가 여전히 노동에 활발히 참여하는 시대라면? 이들은 지금의 55~60세와 비슷하고 1960~1980년대 40세처럼 여전히 건강하고 활력 있으며 의미 있는 기여를 할 수 있는데?

경력이 더는 단순하거나 전통적인 것이 아닐 수도 있다. 경력은 다양해질 것이다. 일을 바라보는 관점이 크게 달라진다. 직장 생활이 지금 같은 40년 정도가 아니라 60~70년이 되면 사람들은 여러 가지 의미 있는 직업을 원하게 된다.

2050년 혁명 세계에서 일반적 은퇴 연령은 지금의 65세보다 훨씬 높은 80세에 가까워지고 퇴직급여는 보통 75세는 돼야 시작될 것으로 예상된다. 이들은 과거 어떤 은퇴자 집단보다 더 건강하고 더 젊은 '상태'일 것이다. 멋진 노후를 보낼 자금을 모아두진 못했을 수도 있지만 과거 그 어느 세대보다 제대로 준비돼 있을 것이다. 넉넉한 돈을 상속받고 확정기여형DC 연금을 더 오래 부은 덕에 과거에는 상상조차 할 수 없던 수준의 부와 은퇴 소득을 누린다.

아직 대답할 수 없는 큰 질문도 있다. 여윳돈과 시간으로 뭘 할 것인가. 몸이 더 젊게 느끼고 행동할 것이므로 젊게 보이고 싶다는 욕구도 치솟는다(젊다고 느끼면 당연히 젊어 보이고 싶을 것이다!). 효과적인 성형수술과 치료법이 한층 보편화되고 피부가 주름살 하나 없이 유전적으로 재탄생할 수 있다(262쪽 '외모 셀프엔지니어링'에서 피부를 더 젊게 유지하는 방법을 자세히 알아보자).

수명 증가의 영향으로 이전 어떤 세대보다 돈을 많이 벌어 재량소득도 크게 늘어난다. 이런 자산이 국가 경제에 미치는 전반적 효과는 이루 말할 수 없을 정도다.

은퇴는 당신과 당신 건강에 영향을 미칠 몇 가지 심오한 질문도 제기한다.

먼저 인생에서 뭘 하고 싶은가? 무슨 일을 하면 행복할까? 사회에 어떤 기여를 하고 싶은가? 무엇이 더 큰 목적의식을 갖게 하는가?

이런 질문은 주 수입원이 끊기기 전, 경력(과 경력 전환)을 고려할 때 더욱 중요하다. 2050년이 되면 지금은 상상도 못하는 다양한 직업이 생길 것이다. 프랭크, 우리 해왕성 전문 여행사에 관심 있는데! 기술과 사회가 변함에 따라 지원 구조도 달라진다. 새로운 틀에 적응하고 작업하는 개인의 능력이 더 강조된다.

결론적으로 재설계된 은퇴는 그저 새로운 '근속 기간'만 의미하진 않는다. 사고방식이 새로워져 직업으로는 당신의 일부만 정의할 수 있다. 목적의식, 만족감, 낙관성을 가져다줄 다양한 직업에 당신이 얼마나 잘 적응하는지도 또 다른 기준이 된다. 은퇴를 새롭게 바라볼 때 몇 가지 고려할 사항이 있다.

- 당신이 좋아하고 신체적으로 할 수 있는 일을 찾아 그 일에 집중하자.
- 교육받을 기회를 찾아 열정을 계속 펼칠 새로운 분야의 기술을 개발하자.

- 경제적으로 안정됐다고 느끼면 돈보다 열정을 불태울 새로운 분야에서 두 번째, 세 번째, 네 번째 직업을 찾자.

관계 셀프엔지니어링

미래를 예측하거나 의견을 낼 때는 장기이식 같은 과학이나 복리, 당신이 소유한 숫자에 매몰되기 쉽다. 진행, 과정, 취사선택에 관한 지침도 수없이 따져야 한다. 하지만 사랑하는 사람과의 관계에서 취사선택할 것을 빼면 노화 대혁명을 말할 수 없다. 비틀스는 "필요한 건 사랑뿐All you need is love"이라고 노래하며 새로운 세상을 열었다. 몸과 마음, 과학과 영혼, 해부학적 심장과 은유적 심장은 서로 떼려야 뗄 수 없기 때문이다.

재탄생한 세상에서 내게 무엇이 의미 있는지, 내가 누구이고 뭘 하며 살지 진지하게 생각하는 일 외에 더 중요한 일은 없다. (칼럼니스트이자 작가인 데이비드 브룩스David Brooks가 "당신은 추도사대로 살고 있는가, 이력서대로 살고 있는가Are you living your eulogy or your résumé?"라고 질문한 것과 비슷하다.)[1]

한 가지는 분명하다. 노화 대혁명은 가족 구조의 역학(비혈연가족 포함)과 직장 세계의 본질을 전에 없던 방식으로 바꿀 것이다. 나이 들면서 흐름에 따르는 태도가 필요하겠지만 몇 가지를 미리 생각해 두면 도움이 된다.

오늘날 가계도라고 하면 흔히 자녀, 부모, 조부모로 이뤄진 3대를 떠올린다. 물론 이 공식은 경우에 따라 다르다. 조부모가 일찍 돌아가셔서 안 계신 경우도 있고 증조부모가 살아계신 경우도 있다. 우리는 이전 세대에서 조부모를 만나는 일이 흔치 않았다는 사실을 종종 잊는다.

시간이 지나며 이혼율이 치솟고 출생률이 떨어졌으며 가계도는 한층 복잡해졌다. 때로 한 가족 단위가 아니라 다양한 방향으로 뻗어나가는 다층적 확대가족이나 혼합가족이 생기기도 한다. 자녀 없이 서로 사랑하는 비혈연가족을 이룰 수도 있다.

이제 기존 구조에 평균수명을 대략 40년 더한다고 생각해보자. 무슨 일이 생길까? 3대가 아니라 자녀, 부모, 조부모, 증조부모, 고조부모로 구성된 5대 가족에 비혈연가족이 더해진 가족이 흔한 단위가 될 수도 있다. 사람들은 계속 인생의 굴곡과 변화를 겪고 여전히 이혼하며 이에 따라 혼합가족도 늘어날 것이다.

가족은 작은 단위가 아니라 부족이 된다.

무엇보다 장수가 가속되면 좋은 건강 상태의 주요 원천인 연인, 가족, 친구 같은 끈끈한 관계가 더 중요해진다. 나이 들수록 관계를 유지하는 일은 특히 초고령층에 매우 중요하다(관계는 우리를 과거에 머물지 않고 현재에 살게 하기 때문이다). 더 젊어지면 관계는 타인과 개인적으로 공감하는 데 도움을 준다.

우정과 애정 관계를 다시 채우는 일은 인생 전반에서 필수다. 일곱 살에 처음 학교에 들어갈 때든 은퇴할 때든 마찬가지다. 친구와 가족이 세상을 떠나거나 이사를 가면 그들 사이의 우선순위가 바뀐다. 이들을 대신할 사람을 찾지 못하면 관계가 사라져 고립된다. 관계를 채우려면 노력해야 한다. (코로나19 봉쇄 당시 찾아온 최악의 상황은 고립으로 인해 건강에 중요한 요소인 관계가 약화하면서 스트레스와 경제적 걱정이 증가한 것이었다.)

손주들은 관계를 시작하기 좋은 대상이지만 멀리 떨어져 살거나 관심이 부족한 경우가 많다. 따라서 당신이 선호하는 '가족'을 만들어야 한다. 혈연이 아니어도 된다. 배우자도 혈연이 아니다. '사랑하는 가족'에는 혈연도 포함되지만 왜 그렇게 제한해야 하는가? '사랑하는 가족'은 혈연보다 오래 지속될 수 있지만 그러려면 열린 마음과 사랑, 노력이 필요하다.

관계의 질(과 존재)이 건강에 큰 영향을 미친다는 사실은 말할 필요도 없다. 다음 연구를 살펴보자.

- 가족이 없어 생기는 사회적 고립은 고령 인구에서 흔하게 찾아볼 수 있다. 고립되면 스트레스의 영향뿐 아니라 사망과 심각한 질병 위험도 늘어난다. 항상 외롭다고 말하는 사람이 약 43퍼센트나 되는 요즘은 특히 이런 사실을 꼭 인지해야 한다.
- 결혼 생활이 '매우 행복하다' 또는 '상당히 행복하다'고 평가한 기혼자는 '그렇지 않다'고 응답한 사람에 비해 10년 동안 사망할 확률이 20퍼센트 낮았다. (결혼한 남성은 더 큰 혜택을 누리는 것으로 보인다. 행복한 이성 간 결혼 생활을 하면 55세에 남성은 약 3년, 여성은 약

2년 더 젊어진다. 결혼 생활이 불행해도 남성은 더 늙지 않지만 여성은 3년 더 늙는다.)

- 사회관계망이 넓은 노인은 셀프엔지니어링하고 최상의 건강 상태를 위한 생활 습관을 선택해 게임에서 앞서 나갈 수 있다. 노인이 사회생활에 덜 참여하면 건강 예방 서비스나 검진을 놓칠 확률이 33퍼센트 높아지고 스트레스뿐 아니라 스트레스로 인한 노화와 치매를 더 많이 겪는다. 사회적 관계는 스트레스가 몸과 뇌 기능에 미치는 부정적 영향을 완화하는 데 중요하다.

연구에 따르면 사랑하는 관계의 핵심은 '정서적 민감성'이다. 말 그대로 주변 사람을 위해 몸뿐 아니라 마음도 함께 있어주는 것이다. 이는 연인 관계는 물론 우정에도 적용된다.

성생활 셀프엔지니어링

나이가 들면서 다양한 이유로 성기능이 떨어질 수 있다는 사실은 더는 비밀이 아니다. 기능상 이유도 있고(동맥이 노화돼 혈류가 약해지면 혈액이 제대로 성기에 도달하지 못한다) 심리적 원인도 있다(감정은 흥분과 밀접한 관련이 있다). 단순히 논리적인 이유도 있다(스트레스가 극심한 날은 침대가 사랑을 나누기보다 잠을 자기에 더 적합해 보인다).

그렇다고 성기능장애를 노화의 불가피한 부분으로 치부해야 한다는 말은 아니다. 건강한 관계에서 건강한 성생활은 많은(게다가 분명한) 혜택을 주기 때문이다.

남성에게 가장 흔한 육체적 문제는 발기부전이다. 발기가 되지 않거나 유지되지 않는 것이다. 약물의 도움을 받을 수도 있지만 해당 부위 혈류를 개선하는 활동(운동을 하고 잘 먹기)을 하는 것도 도움이 된다. 여성은 폐경 후 호르몬 변화를 겪으면서 흔히 윤활액이 부족해지고 흥분이 잘되지 않는다. 혈류뿐 아니라 친밀함도 중요하다는 사실을 알아야 하며 몸이 예전 같지 않다는 사실도 이해해야 한다(전희에 더 많은 시간을 쏟아야 한다는 뜻이다). 75세에도 성관계를 유지하는 데 가장 중요한 변수는(파트너 유무 외에) 염증 수치(혈액검사에서 고감도 C반응성단백질 high-sensitivity C-Reactive Protein, hsCRP로 확인한다)가 58세 수준은 돼야 한다는 점이다.[2] 앞서 설명했듯 유전적, 후성유전적으로 셀프엔지니어링하면 염증 수치를 낮출 수 있다. 매년 혈액검사를 받아 LDL 수치를 확인하라고 권장하는 이유다. 염증 수치를 확인하는 데 도움이 되는 검사 지표에는 hsCRP, 골수세포형과산화효소 myeloperoxidase, MPO, 산화LDL OxLDL, 아포지단백 B, 산화트리메틸아민 Trimethylamine oxide, TMAO, 인터류킨6 Interleukin-6, IL-6, FP-Iso, 비대칭디메틸아르기닌 asymmetric dimethylarginine, ADMA 등이 있다.

통증, 우울증, 심장병 같은 건강 문제나 이를 치료하기 위해 사용하는 약물도 성기능장애라는 부작용을 초래할 수 있다(다른 의견을 들어봐야 하는 또 다른 이유다). 여기서 요점은 당신을 총체적으로 돌보면 삶의 모든 측면에 긍정적 영향을 미친다는 것이다.

사회생활 셀프엔지니어링

사회적 참여는 정신과 건강, 인생을 위해 할 수 있는 중요한 일 중하나다. 하지만 특히 소파에 파묻혀 넷플릭스를 뒤적이거나 힘든일이 있을 때 방구석에 틀어박히는 경향이 있는 사람에게는 쉽지않은 일이다. 모두에게 똑같은 방법을 추천할 순 없다. 어떤 사람에게는 효과가 있는 방법이라도 다른 사람에게는 맞지 않을 수 있기때문이다. 그래서 우리는 학계 동료에게 질문했다. 여기서 몇 가지아이디어나 영감을 얻어 나이 들어갈 때 이 중 하나를 당신의 우선순위로 삼을 수 있을 것이다. 다음 이야기를 들어보자.

"전 태극권 모임에 들었어요(건강에도 좋고 사회관계를 맺으려는 사람들도 만날 수 있죠). 멀리 사는 친구들과는 문자가 아니라 전화로 수다를 떨며 우정을 이어가고요. 친구 세 명과는 생일이 좀 지났어도 함께 '생일 파티' 모임을 하죠." ─ 질, 63세

"점심이나 저녁 식사, 골프 라운드, 동창회와 소모임, 스키 여행, 골프 여행 같은 것을 함께 계획합니다." ─ 워런, 75세

"전 테니스와 플랫폼 테니스(카누에서 쓰는 패들을 닮은 나무채로 스펀지 공을 치는 테니스의 일종으로 패들테니스라고도 한다─옮긴이)를 해요. 모여서 경기하고 팀끼리 경쟁합니다. 이렇게 부부 동반뿐 아니라 여성

들과도 폭넓은 관계를 맺게 됐어요. 테니스를 치기도 하지만 함께 영화를 보고 저녁 식사를 하고 카드놀이를 하거나 다 같이 휴가를 가기도 하죠. 딸의 청소년 스포츠 모임에도 적극적으로 참여하면서 학부모 대표와 학교 운동부 후원회장도 맡고 있습니다. 이렇게 친구를 사귀고 경기 전후에는 부모들을 만나거나 청소년들과 자원봉사를 하기도 해요. 남편, 딸과 그룹 채팅방에서 함께 저녁 식사를 계획하거나 그날 제대로 먹힌 농담이나 밈 같은 것을 주고받으며 온종일 일상을 공유하죠. 교회에서도 자원봉사하고요. 20대 조카들과는 스냅챗Snapchat으로 소통해요. 다들 먼 곳에 있는데도 사진을 주고받을 수 있다니 쉽고 정말 재밌어요. 심지어 아프가니스탄에 있는 조카와도 자주 할 수 있고요. 정말 좋아해요."—홀리, 50세

"친구나 가족과 소통할 재밌는 방법 중 하나는 마르코폴로Marco Polo라는 앱이에요. 영상 메신저 앱이죠. 이 앱을 이용해 어릴 적 친구 세 명과 매일 그룹 영상 채팅을 하고 엄마와 시누이, 뉴욕에 살 때 알게 된 친구들과도 만나요. 서로 일상을 공유하고 무엇보다 매일 웃을 수 있죠."—앤, 69세

"가족들과 페이스타임FaceTime으로 연락해요. 우리 애들은 할아버지 할머니께 집안 곳곳을 보여드리고 웃긴 표정을 짓거나 기니피그 새끼에게도 인사드리라고 하죠."—에리카, 41세

"45년 전 고등학교 자선 행사에서 버몬트샬레 주말 스키 이용권을 구입해 여섯 부부가 함께 이용한 적이 있어요. 이 여행은 그 뒤로 몇 년동안 이스탄불처럼 먼 곳까지 포함해 스무 번이나 함께 떠난 여행의 첫 단추였습니다. 함께 쇼핑하고 저녁 식사를 준비하고 치우는 일을 분담하고 책을 미리 읽어 와 토론하거나 오랫동안 산책하면서 우정이 돈독해졌죠. 헌신적인 우리 12명은 큰 기쁨과 유머, 추억으로 단단히 엮여 있어요. 그 뒤 일곱 명이 세상을 떠났지만 남은 다섯 명은 멀리 떨어져 살아도 여전히 끈끈하게 이어져 있어요."—잭, 72세

"전화를 드리거나 그저 사랑한다는 말을 담은 연하장을 보내기만 해도 부모님이 아주 기뻐하세요. 이렇게 인간관계를 맺는 일은 정말 중요하죠."—아이비, 54세

"요즘 전 여행을 많이 해요. 여행하는 또래들(본질적으로 고독한 활동인 음악이나 비디오게임에 '접속'해 있지 않은)은 공항이나 비행기 같은 곳에서도 대화를 시작하고 함께 이야기를 나누는 데 상당히 열려 있어요. 때로 날씨나 비행기 연착, 읽고 있는 책 같은 소재로 사소한 잡담을 하며 이야기를 시작하기도 해요. 더 실질적인 대화를 나누거나 명함을 교환하기도 하고요. 때로 그런 만남이 우정이나 동반관계로 이어지기도 합니다. 지금 제 공동 사업자는 몇 년 전 오하이오주 애크런에서 수하물을 기다릴 때 만난 사람입니다. 그때 우연

히 나눈 대화 덕분에 서로 공통적인 사업 관심사가 있다는 사실을 알았죠." ─제프, 61세

"해군의 아내였을 때 만난 친구들과 새로운 도시에서 1년에 한 번 모여요. 모두 네 명인데 어떤 도시에 가든 그곳에서 관광하고 이야기를 나누는 것만으로도 항상 즐거워요. 올해는 내슈빌에 가려고 해요." ─토니아, 57세

"구글은 우리가 거의 모든 분야에서 전문가가 될 수 있게 도와줍니다. 저녁 식사 모임에서 제가 모르는 주제가 나와도 구글만 있으면 되죠. 잘 모르는 사람처럼 보이거나 대화에 끼지 못할까 봐 걱정할 필요는 없어요. 그냥 구글에 검색해보면 돼요. 오랜 친구에게 좋은 인상을 남기고 새로운 친구를 사귀는 데도 좋아요." ─메리, 62세

"몇 년 전 남편과 저는 가족과 더 가까이 지내려고 48년이나 살던 지역에서 이사했어요. 42년 동안 살던 집을 떠나야 했지만 무엇보다 친구 관계가 중요했죠. 새로운 친구들을 만나는 일이 급선무였어요. 그러려면 시간과 노력이 들고 마음을 열어야 하죠. 진부하지만 사실입니다. 친구를 사귀려면 먼저 스스로 친구가 돼야 합니다. 친구는 아침에 일찍 일어나고 독서 모임이나 마작 모임 같은 활동에 참여할 이유가 돼줍니다. 친구들이 가족 명절 식사에 껴줘서 외롭지도 않고요. 다 서로 주고받아야 하는 일이에요. 수술하거나

병에 걸리거나 사랑하는 사람을 잃었을 때도 친구들이 전화를 걸어주고 끼니도 챙겨주고 찾아와줘요. 친구들은 내가 혼자가 아니라 관심받고 있다고 느끼게 해주죠. 맞아요, 시간이 걸리는 일입니다. 하지만 사회적 만남이 없으면 외로워지고 나 자신을 너무 많이 걱정하게 돼요."—마샤, 78세

"저는 지역사회에서 자원봉사하는 일에 열정을 쏟고 있어요. 집 없는 아이를 돌보고 거동이 불편한 사람에게 책을 읽어주거나 노인들을 병원에 모셔다드리거나 함께 산책하는 등 다양한 봉사활동을 할 수 있어요. 도움이 필요한 사람을 돕는 일을 좋아하는, 마음 맞는 친구들이 많아요. 자원봉사를 하면 남을 도울 수 있을 뿐 아니라 봉사자도 그 역할을 통해 큰 감사를 느낍니다. 전 몇 년 전 친구들과 함께 생일이나 크리스마스에 '선물 안 하기'를 시작했어요. 꼭 선물을 주고 싶어 하는 사람에게는 대신 짬을 내 지역사회에서 자원봉사를 해달라고 부탁했죠. 처음에는 망설이다가 이제는 저처럼 하는 사람이 놀랄 만큼 많아요. 이런 방식으로 좋은 친구들을 많이 만났어요. 선행의 선순환이죠."—도나, 67세

"고등학교나 대학 시절 친구들과 매년 전국 여러 지역에서 만나려고 한마음으로 노력합니다. 골프를 치거나 낚시를 하고 며칠 동안 도시를 돌아다니며 맛있는 음식을 먹죠. 가족 이야기를 하고 옛 추억을 떠올리는 멋진 시간입니다."—웨일, 50세

"전 기회가 있을 때마다 친구들이나 가족과 소통해요. 택시나 기차를 타거나 공항에 있을 때면 그 시간을 활용해 가까운 친구나 가족에게 문자를 보내요. 아이들이나 엄마와도 매일 통화하고요. 여동생과도 일주일에 여러 번 통화합니다. 소통 빈도는 소통 시간만큼이나 중요해요. 전 크로아티아를 떠난 지 30년이나 됐지만 이런 식으로 그곳에 있는 가족, 친구들과 계속 소통합니다."—톰, 56세

"친구를 사귀는 데도, 친구를 지키는 데도 시간이 걸립니다. 어린 시절 농장에서 자랄 때부터 대학과 대학원을 다니며 평생 사업체를 여럿 운영하고 책 여섯 권을 편집하기도 했죠. 일주일에 50~70시간씩 일하기도 했고요. 그 과정에서 많은 것을 얻었습니다. 전 이걸 '놀이'라고 불러요. 그동안 항상 전업으로 일하는 우리 형제들(저와 20분 거리에 사는 제 베프예요)은 각자 친구들과 즐겁게 지냈죠. 파티에 다니고 캠핑하고 스노모빌이나 보트를 타고 사냥이나 사교활동을 하면서 사람들과 즐거운 시간을 보냈습니다. 은퇴가 가까워지면서, 게다가 실제로 은퇴하고 나서는 시간이 더 남아돌았어요. 제가 형제들에게 제 '놀이'를 함께하자고 할 때면 다른 친구들과 다른 걸 즐기고 있더군요. 그들은 제게 내줄 시간이 거의 없었고 지금도 항상 '뭔가 다른 일'을 하느라 시간이 없어요. 함께 모이면 즐겁지만 그들도 나름대로 친구가 많고 전 반대로 '제 일'이 많죠. 우정을 쌓으려면 시간이 필요하다는 사실을 알게 됐습니다. 노력을 해야 해요. 우정은 관심을 갖지 않으면 저절로 생기지 않습니다. 정성을

다해 보살펴야 하고 특히 '시간'이라는 거름도 줘야 합니다. 또 다른 깨달음도 얻었습니다. 좋은 우정과 사회관계망을 최우선으로 삼으면 인생 후반기에도 이를 형성할 수 있다는 사실이죠.

친구를 만들려면 자신을 내줘야 합니다… 시간을 내야 해요. 당신과 당신 감정, 관심을 기꺼이 나누고 다른 사람의 이야기를 들을 준비가 돼 있어야 합니다. 약간 위험을 감수해야 하긴 하지만요…. 하지만 가장 행복한 기억은 '장난감'을 얻었을 때가 아닌 것 같아요. 영원한 우정을 얻었을 때죠.

저는 몇몇 친구들과 주로 이메일로 연락합니다. 이메일은 제 인생에서 특별한 다른 사람들과 매일(어떤 관계에서는 아주 가끔) 일상적으로 진지하고 재밌게 소통할 수 있게 해줍니다. 인정받는다고 느낄 수 있고 [제가 그렇듯] 상대방도 이 관계를 중요하게 여긴다고 느낄 수 있어요. 각각 세 개의 친구 모임과 거의 매일 이메일을 주고받습니다. 작은 사회관계망인 셈이죠. 서로 다른 모임이에요. 하나는 은퇴한 동료 모임, 다른 모임은 퇴역군인 모임, 마지막은 가족 모임입니다. 아이들은 네 번째 모임이고요. 삶이 너무 빡빡하고 바쁘게 돌아가는 시대에 살고 있지만 매일 몇 분이라도 시간을 내 이메일을 쓰고 관계가 지속된다는 사실을 음미하는 일은 즐거워요. 이메일은 지나치게 방해되진 않아서 여유 시간에 몇 분만 짬을 내면 금방 확인할 수 있습니다. 보람 있는 경험이고 사람들과 '편지 주고받기'도 훨씬 수월해지죠."—잭, 72세

약장 셀프엔지니어링

이상적으로는 먹는 음식으로 몸에 힘을 보태는 비타민, 미네랄, 미량영양소와 다량영양소를 모두 얻을 수 있어야 한다. 하지만 연구에 따르면 각 영양소의 일일권장량$^{\text{daily values, DV}}$ 또는 일일권장섭취량$^{\text{recommended daily intake, RDI}}$을 기준으로 우리 중 99.9퍼센트는 그 양을 100퍼센트 섭취하지 못하며 모든 비타민과 미네랄 일일권장량의 20퍼센트 이상을 섭취하는 사람도 7퍼센트에 불과하다. 다음은 노화를 줄이고 수명을 연장한다고 알려진 비타민, 미네랄, 보충제, 약물이다. 이를 복용할 때는 의사와 상담해야 한다. 항노화 연구자 중에는 동물실험 데이터가 좋다고 특정 약물을 직접 복용하는 사람도 있다(하지만 사람에게서 효과가 입증되지 않은 것도 있다).

▶ **비타민 D_3**

왜 먹어야 할까: 미국 인구 42~48퍼센트는 비타민 D 결핍이다. 이는 거의 확실히 수명을 단축한다.[3] 연구에 따르면 혈중 비타민 D_3 농도가 35ng/ml 이상일 때 다양한 이점이 있다. 암을 예방하고 동맥이 노화의 영향을 받지 않으며 당뇨병을 되돌릴 수 있고 발기부전이 예방되며 심지어 모든 원인에 의한 사망이 줄어든다.[4] 비타민 D_3 농도가 35ng/ml면 10~20ng/ml일 때보다 몸의 기능이 더 젊어진다는 사실은 데이터로도 분명히 드러나지만 비타민 D_3 농도가 50ng/ml나 80ng/ml가 된다고 35ng/ml일 때보다 반드시 더 좋

은진 알 수 없다. 사실 보충제를 복용해 비타민 D_3 농도를 35ng/ml 이상으로 올린다 해도 35ng/ml보다 낮을 때 생기는 질병이나 질환이 줄어드는진 알 수 없다. 하지만 우리는 그럴 것이라 예상하며 15ng/ml보다 35ng/ml일 때 더 좋다는 사실은 명확히 알려져 있다.

무엇을 주의해야 할까: 매년 혈액검사를 통해 비타민 D_3 보충제를 얼마나 먹어야 혈중 농도를 35ng/ml까지 올릴 수 있는지 확인하자(80ng/ml보다 50ng/ml을 권장하긴 한다). 혈중 비타민 D 농도가 107ng/ml을 넘지 않으면 독성은 거의 없다.[5]

얼마나 먹어야 할까: 혈액검사 전까지 매일 1000IU를 복용하되 개인에 따라 복용량을 조절하자. 나이가 들수록 비타민 D_3를 만들지 못하거나 흡수율이 떨어지므로 점점 더 많이 먹어야 한다.

▶ 종합비타민/종합미네랄

왜 먹어야 할까: 우리는 대체로 필수비타민과 미네랄이 부족하다. 그리고 특히 이들이 장수에 미치는 영향을 보여주는 좋은 자료가 많다. 연구에 따르면 종합비타민을 10년 이상 복용하면 암 발생률이 줄어든다(65세 이상 남성은 전립선암 외의 암 발생률이 8퍼센트 이상 줄어든다).[6,7] 하버드대학교에서 20년 동안 추적 조사한 '의료인 추가 연구'에 따르면 종합비타민과 미네랄을 복용량의 절반씩 하루 두 번 복용하면 심장이 더 젊어지고 더 강하게 펌프질하며 명백한 심혈관 질환이 25퍼센트 이상 줄어든다(확실히 드러나진 않지만 천천히 몸이 느려지게 하는 질환도 마찬가지다).[8]

무엇을 주의해야 할까: 물에 타 먹거나 음식에 더하는 비타민 등을 의사의 감독 없이 추가하면 득보다 실이 많을 수 있으므로 금한다. 예를 들어 보충제로 비타민 B를 과량 섭취하면 유방암이나 조기 사망이 늘어날 수 있다.[9,10]

얼마나 먹어야 할까: 아침에 반, 저녁에 반 나눠 복용한다(이렇게 하면 혈중 영양소 농도를 거의 일정하게 유지할 수 있다). 일일권장량 또는 일일권장섭취량에 근접한 용량의 영양소가 함유된 종합비타민을 먹자(한 가지 영양소를 과하게 섭취하면 영양소 간 작용 관계가 혼란스러워져 득보다 실이 클 수 있다).

▶ 구연산칼슘과 마그네슘

왜 먹어야 할까: 칼슘은 뼈를 튼튼하게도 하지만 여러 면에서 몸의 기능을 더 젊게 유지한다. 건강한 뼈와 치아, 근육 기능, 신경 메시지 전달을 위해서는 칼슘을 적당히 섭취해야 한다. 칼슘은 몸을 정상적으로 유지하는 데 필요한 호르몬과 효소가 분비되도록 돕는다. 보통 하루 칼슘 필요량의 절반 정도(약 1200밀리그램)를 식사를 통해 섭취하므로 칼슘 600밀리그램에 마그네슘 300밀리그램이 더해진 보충제를 복용하면 좋다. 마그네슘은 칼슘이 유발하는 변비를 예방하는 데 도움이 된다. 칼슘은 불면증을 예방하고 근육과 신경 기능을 조절하며 혈당과 혈압을 조절하는 데도 도움이 될 뿐 아니라 단백질, 뼈, 건강한 DNA를 만드는 데도 중요하다. 뼈 골절과 운동 부족으로 인한 노화 위험도 줄어들게 한다. 마그네슘도 흔히 결

핍되기 쉬운 영양소이므로 혈중 마그네슘 수치를 관찰하는 것도 중요하다.

무엇을 주의해야 할까: 칼슘을 보충제로 600밀리그램 이상 섭취하면 전립선암 위험이 늘어나며 전립선암에서 발견되는 위험은 흔히 유방암에서도 발견된다(반대도 그렇다).[11,12] 여성에게는 또 다른 특별한 위험도 있다. 고령 여성 거의 70퍼센트가 칼슘을 복용한다고 보고하지만 뇌졸중을 앓았거나 대뇌백질변성 white matter lesion (뇌혈관 질환 지표)이 있는 환자가 칼슘을 하루 600밀리그램 이상 섭취하면 치매 발병 가능성이 최대 7배까지 높아진다는 사실은 모른다.[13]

얼마나 먹어야 할까: 칼슘 보충제를 600밀리그램 이상 섭취하지 말라. 음식에 든 칼슘은 보충제로 먹는 칼슘과 다른 방식으로 몸에 영향을 미치며 더 안전하게 혈관 문제를 예방한다. 따라서 뇌졸중을 앓은 적이 있다면 반드시 칼슘이 풍부한 음식을 먹어 칼슘을 섭취하자. 매일 칼슘 1000~1200밀리그램 섭취를 목표로 삼으면 된다.

- 무지방 우유 한 컵(276밀리그램)에는 칼슘 일일권장섭취량의 23퍼센트가 들어 있다.
- 참깨 한 큰술에는 칼슘 일일권장섭취량의 9퍼센트가 들어 있다.
- 무지방, 무첨가 요구르트 한 컵에는 칼슘 일일권장섭취량의 30퍼센트가 들어 있다.
- 뼈 있는 연어 통조림 84그램에는 칼슘 일일권장섭취량의 21퍼센트가 들어 있다.

- 익힌 흰콩 한 컵에는 칼슘 일일권장섭취량의 13퍼센트가 들어 있다.
- 아몬드 28그램에는 칼슘 일일권장섭취량의 8퍼센트가 들어 있다.
- 익힌 콜라드 그린 한 컵(226그램)에는 칼슘 일일권장섭취량의 19퍼센트가 들어 있다.

▶ **DHA 오메가3**

왜 먹어야 할까: 생선 기름에 든 성분인 DHA는 뇌의 영양분이다. 사람 대상 무작위 연구 결과에 따르면 DHA는 건강을 유지하는 데 도움이 된다. 60세 이상을 조사한 다른 무작위 대조시험에서는 DHA가 뇌 기능을 개선해 마치 6년 더 젊어진 것처럼 뇌 처리 속도를 빨라지게 하는 효과를 보였다.[14] 오메가3 섭취는 황반변성 초기부터 눈을 보호하는 다섯 가지 실천법 중 하나다(다른 네 가지는 카로티노이드 carotenoid의 일종인 두 물질, 루테인 lutein과 제아잔틴 zeaxanthin 복용, 금연, 선글라스 착용이다).[15]

무엇을 주의해야 할까: 생선에서 추출한 일부 DHA는 알레르기를 일으킬 수 있다. 복제약 생선 기름이 아닌 DHA를 섭취해야 한다는 점을 명심하자. 생선에서 추출한 제품은 활성형 DHA가 함유되지 않은 경우가 많다. 또 최근 데이터에 따르면 '생선 기름'을 많이 먹으면 심방세동이 발생할 위험이 약간 있다. 그렇지만 50세 이상인 대다수에게는 실보다 득이 크다. 의사와 이 부분을 상담하자.

얼마나 먹어야 할까: 매일 DHA 900밀리그램 또는 일주일에 자연

산 연어 340~450그램 또는 바다 송어 560~670그램을 섭취하자. 북미에서 이 중요한 '생선 기름'을 꾸준히 공급하는 생선은 연어와 바다 송어뿐이다. 아니면 해조류(해조류에서 추출한) 오메가3 DHA를 하루 900밀리그램 이상 섭취하자.

▶ **저용량 아스피린**

왜 먹어야 할까: 49세 이상이라면 누구나 의사와 상의하도록 권고되는 장수 보충제가 하나 있다. 바로 저용량 아스피린이다. 81밀리그램짜리 베이비 아스피린(장용정이나 코팅정 아스피린이 아니다)을 매일 두 알 복용하는 것이다. 이 정도 용량의 아스피린을 복용하면 아홉 가지 암(직장암, 식도암, 간암, 폐암, 대장암 포함)과 뇌졸중, 발기부전, 심부정맥혈전증 같은 심장과 동맥 관련 질환을 예방할 수 있다.[16] 남성 35세, 여성 45세 이상에게는 평균적으로 암이 줄어든다는 이점도 있으며 전반적으로 실보다 득이 크다.[17]

무엇을 주의해야 할까: 위장 장애나 출혈이 생길 수 있으므로 복용 전 의사와 상의하자. 아스피린을 복용할 때는 복용 전후 따뜻한 물을 반 컵 마시면 위장 부작용을 70퍼센트 이상 줄일 수 있다. 아침에 한 알, 저녁에 한 알 복용한다. 암과 동맥기능장애를 막는 항염증 효과는 16시간만 유지되기 때문이다. 꾸준히 복용해야 한다. 이틀만 잊어도 정맥과 혈관에서 혈전이 늘어나는 반동성 위험이 증가한다. 에스트로겐, 프로게스테론, 테스토스테론 같은 호르몬 대체제는 모두 혈액응고성을 높이므로 이 약물을 복용하는 사람이 아스피린도 복용하려면 의사와 상의해야 한다. 아스피린을 복용할 때 소의 초유 2000밀리그램을 함께 복용하는 경우도 있다. '장 누수'와 아스피린 같은 비스테로이드성 소염진통제nonsteroidal antiinflammatory drugs, NSAIDs로 인한 위장관 부작용이 80퍼센트가량 줄어든다.[18] 액상 아스피린이 FDA 승인을 앞두고 있긴 하지만 소 초유 정제와 함께 복용할 때보다 부작용이 더 크게 줄어드는진 아직 알 수 없다(현재 미국에서는 60세 이상에는 심혈관 질환 예방 목적으로 아스피린을 사용하지 말라고 권고했으며 아스피린 복용의 득과 실에 관해 논란이 많으므로 복용 시에는 반드시 의사의 권고를 따라야 한다-옮긴이).

얼마나 먹어야 할까: 매일 아침과 저녁 베이비 아스피린(81밀리그램짜리) 한 정을 복용한다. 복용 전후로 따뜻한 물을 반 컵씩 마신다.

▶ **오메가7**

왜 먹어야 할까: 오메가7 지방산은 염증과 인슐린 저항성을 줄여 장수에 도움을 준다.[19]

무엇을 주의해야 할까: 순수하지 않거나 포화팔미트산palmitic acid을 포함(산자나무에서 추출한 제품)한 경우가 아니라면 알려진 문제는 없다.

얼마나 먹어야 할까: 정제된 오메가7을 매일 420밀리그램 섭취한다.

▶ **프로바이오틱스**

왜 먹어야 할까: 프로바이오틱스(발효식품에 들어 있는 몸에 좋은 박테리아)는 음식에 함유된 젊음과 에너지 요소를 대사하는 데 도움을 준다. 일주일에 붉은 고기 112그램 이상이나 돼지고기 170그램 이상을 먹으면 장내 세균 구성이 달라지고 동맥 노화, 심장마비, 뇌졸중을 유발하는 화학물질이 생성된다.[20,21] 이런 식품을 피하면 장기적으로 분명히 더 건강해질 수 있다. 마이크로바이옴의 세균 다양성 감소도 노화와 관련 있다.[22]

무엇을 주의해야 할까: 발효식품을 가능한 한 꾸준히 섭취하는 것은 세균 다양성을 얻는 좋은 방법이다. 향후 5~10년 안에 개인 맞춤형 프로바이오틱스를 추천할 수 있을 것이다.

얼마나 먹어야 할까: 매일 락토바실루스GG$^{Lactobacillus\ GG,\ LGG}$ 또는 비피도박테리움 비피덤$^{Bifidobacterium\ bifidum}$을 포자 형태로 섭취해 장내 세균총의 다양성을 높이자(이 형태는 위산을 거치면서도 생존한다). 또는 두세 가지 프로바이오틱스(컬처렐^{Culturelle}, 다이제스티브어드밴티지$^{Digestive\ Advantage}$ 또는 트루바이오틱스^{TruBiotics} 등)를 번갈아 가며 하루 40억 마리 유산균을 생균 또는 포자 형태로 섭취해 마이크로바이옴의 다양성을 늘리자.

▶ **코엔자임 Q10**

왜 먹어야 할까: 코엔자임 Q10(코큐텐)은 다른 효소와 함께 작용해 나이가 들어도 에너지를 충분히 생산하게 한다.[23] 당뇨병과 고혈압

위험을 줄여 노화 혁명을 위한 뇌 기능을 향상하기도 한다. 두 가지 연구에 따르면 코큐텐은 심장마비, 뇌졸중 및 모든 원인으로 인한 사망 위험을 크게 낮춘다. 몸속 각 세포의 에너지 중추인 미토콘드리아의 활력을 회복하는 데 도움을 주기 때문이다. 아토르바스타틴atorvastatin이나 로수바스타틴rosuvastatin 등 LDL을 낮추는 스타틴을 복용 중이라면 혈중 코큐텐 수치가 50퍼센트까지 줄어들 수 있으므로 보충제를 복용해 수치를 높여야 한다.[24]

무엇을 주의해야 할까: 스타틴은 상당한 항염증 효과가 있어 심장동맥은 물론 뇌동맥의 젊음을 유지하는 데 도움이 된다.[25] 하지만 복용자 중 15퍼센트는 근육통을 경험하는데 다른 스타틴계 약물로 바꾸거나 코큐텐을 보충하면 보통 증상이 완화된다. 코큐텐 복용을 제한할 만한 부작용은 알려지지 않았다. 신경계 질환이 있는 환자는 장수를 위해 권장량의 여섯 배를 복용해도 위약보다 큰 부작용을 겪지 않았다.

얼마나 먹어야 할까: 매일 200밀리그램을 복용하자(50세 이상이고 특히 LDL 수치가 70mg/dL 이상이면 스타틴에 관해 의사와 상의하자).

▶ 아보카도 소야 불검화물

왜 먹어야 할까: 장수를 돕는 주요한 방법 중 하나는 관절염을 예방하는 약물을 복용하는 것이다. 1990년대부터 프랑스에서는 관절염 예방을 위해 아보카도 소야 불검화물avocado soya unsaponifiables, ASU을 처방해왔다. 2013년 《영국의학저널British Medical Journal》에 발표된 3년

간의 대규모 연구 결과에 따르면 ASU를 하루 300밀리그램 복용한 집단은 위약 집단에 비해 고관절 골관절염 진행이 현저히 줄었다.[26] 검화saponification(비누화라고도 한다-옮긴이)는 기름과 양잿물로 비누를 만드는 과정인데 ASU는 아보카도와 대두(소야)에서 추출한 기름에서 비누화되지 않은 나머지 1퍼센트다. ASU는 아보카도 기름과 대두유를 1:2로 섞어 만들기 때문에 A1S2라고도 불린다.

무엇을 주의해야 할까: 심각한 부작용은 보고되지 않았다.[27]

얼마나 먹어야 할까: 매일 300밀리그램을 섭취하자.

▶ **NAD 전구체 NR**

왜 먹어야 할까: NAD 전구체인 NR은 세포에 에너지를 공급해 미토콘드리아의 기능을 도움으로써 세포가 더 젊게 기능하게 한다고 알려져 있다.[28,29] 2019년 컨퍼런스에 참석한 항노화 연구진 대부분은 자신도 NR을 복용하고 있다고 (손을 들어) 밝혔다. 쥐 모델에 NR을 복용하게 하면 알츠하이머병을 되돌릴 수 있고 노화로 인한 근육기능장애를 보인 여러 모델에서 근육 기능을 회복하는 데도 도움이 되는 것으로 확인됐다. 여러 과학자는 미토콘드리아에서 에너지 생성이 저하되는 것이 일부 노화 증상의 중요한 원인 중 하나라고 생각한다. 따라서 트루니아젠Tru Niagen 같은 보충제를 복용해 NAD 수치를 올리면 미토콘드리아가 몇 년은 더 젊게 기능하는 데 도움이 된다. 적어도 에너지 수준이 더는 저하되지 않도록 막는다고 생각하는 사람도 있다.

무엇을 주의해야 할까: 사람에게 시험한 안전성 결과는 좋지만 NR(트루니아젠이나 이와 비슷한)을 섭취했을 때 동물에서와 마찬가지 효능을 보일진 알 수 없다.

얼마나 먹어야 할까: 사람에게 적절한 복용량은 확실히 알 수 없다. 다만 여러 동물 종에서 미토콘드리아 기능을 개선한 복용량을 사람 대상으로 환산해보면 200~300밀리그램 정도다.

> 앞서 설명한 보충제 시험 데이터를 보면 많은 사람에게 위험보다 이득이 클 것 같다(반드시 의료진과 상의해야 하는 것은 물론이다). 아래 설명하는 보충제는 일반화할 수 있을 만큼 득과 실이 명확하지 않으므로 당신에게 맞는지 의료진과 꼭 상의해야 한다. 앱을 사용하거나 우리 웹사이트(longevityplaybook.com)를 방문해 다음 보충제에 관해 자세한 정보를 알아보자.

▶ **커큐민과 비오페린**

왜 먹어야 할까: 커큐민curcumin은 나이 들수록 특히 중요한 인지기능에 도움이 된다. 커큐민과 비오페린bioperine은 인지 저하와 기능 저하 발현을 예방하기 위해 함께 사용돼왔고 둘을 함께 사용한 동물 실험과 역학 실험에서 실제로 예방 효과를 보였다.[30,31] 사람 대상으로 둘을 함께 복용하는 소규모 임상시험이 진행 중이다.

무엇을 주의해야 할까: 지금까지 두 약물을 노인에게 널리 사용해야 한다는 명확한 지침은 없으며 후속 연구도 보류돼 있다. 효과는 항염증 특성에서 나타난다. 부작용으로 두통이 보고됐다.[32]

얼마나 먹어야 할까: 지금까지 실시된 동물실험 용량을 인체로 환산해보면 하루 세 번 500밀리그램을 복용할 때 부작용이 가장 적을 것으로 보인다.

▶ **메트포르민**

왜 먹어야 할까: 메트포르민metformin은 동물실험과 인체 역학 실험 하나에서 수명을 늘리고 만성질환 부담을 줄인다고 입증됐다.[33,34]

무엇을 주의해야 할까: 메트포르민을 복용하면 운동의 이점을 얻지 못할 수 있다는 우려가 있다(고강도 운동을 한 것처럼 식욕 억제, 체중 감소, 근육 합성 등의 효과를 볼 수 있기 때문이다-옮긴이). 따라서 운동을 열심히 하지 않는 사람에게는 권장하지만 활동적인 사람에게는 권장하지 않는다(운동하지 않는 날에 메트포르민을 복용하는 사람도 있다).[35] 이는 NAD(NR)가 인체에 미치는 부작용이나 독성이 없다고 보는 우리 시각과는 상당히 대조된다. 메트포르민을 복용하면 저혈당이 올 수 있고 탈수증 환자에게서 생명을 위협하는 심각한 산증acidosis이 보고되기도 했다.[36] 게다가 일부 복제약 제품에서는 과량 복용했을 때 암을 유발하는 오염 물질이 보고되기도 했다.

얼마나 먹어야 할까: 메트포르민 500밀리그램을 하루 두 번 복용하거나 아침에 1000밀리그램, 저녁에 500밀리그램을 먹는 집단을 위약 집단과 비교하는 대규모 임상시험이 진행 중이다.

크레아틴creatine이나 N-아세틸시스테인 같은 다른 보충제나 라파마이신rapamycin 같은 약물은 특정 집단에 잠재적으로 위험보다 이점이 더 클 수 있다. 데이터는 계속 쌓이므로 의사와 상의하거나 우리 웹사이트(longevityplaybook.com) 또는 앱을 방문해 여러 보충제에 관한 자세한 정보를 알아보라. 우리 과학 팀은 이런 데이터를 검토하고 검증해 계속 업데이트하도록 노력할 것이다.

비판적 안목 셀프엔지니어링

인터넷은 놀랍다. 손가락만 까딱하면 넘쳐나는 정보를 얻거나 강아지와 오리가 뛰노는 신기한 영상도 볼 수 있다. 어떻게 좋아하지 않을 수 있겠는가? 하지만 단점도 있다. 잘못된 정보도 많다는 사실이다. 디지털 세상은 확실한 조언이나 좋은 영감을 준다. 이곳에는 우리를 돕는 지원군도 많지만 여전히 신중하게 접근해야 한다.

잠시 생각해보자. 최근 한 연구에서는 온라인 증상 검사기를 조사했다.[37] 인간 의사의 오진 비율은 약 5퍼센트이고(미국 성인으로 치면 연간 1200만 건에 달하는 수치. 두 번째 의견을 들어야 한다는 주장이 더 신빙성을 얻는 이유다) 디지털 도구의 오진은 50퍼센트에 이른다. 2019년 《영국의학저널》에 실린 한 연구에 따르면 온라인 진단 도구가 정확한 진단을 내리는 비율은 34퍼센트에 불과했다. 0은 아니지만 진짜 의사보단 못하다.

이는 현명한 디지털 소비자의 중요성을 강조한다. 온라인에서 얻은 정보를 하나의 데이터로 보고 사람의 의견을 더해(예를 들어 의사와 두 번째 또는 세 번째 의견) 문제와 해결책을 결정해야 한다.

　의학에 관한 결정을 내릴 때 우리는 일화적 접근법을 사용하는 경우가 너무 많다. 친구가 그러는데 자기 친구가 매일 아침 블루베리 세 알을 먹고 당뇨가 싹 나았대. 음, 블루베리가 좋긴 하지만 블루베리 세 알만 먹고도 그렇게 큰 효과를 볼 수 있는지 확신할 순 없다. 감정이 작용하는 전형적 사례다. 대다수는 개인적 이야기에 휩쓸린다. 그런 이야기도 영감을 얻는 데는 좋다. 하지만 우리는 이야기를 너무 맹신하고 유일한 정답이라고 생각하는지도 모른다. 통계는 복잡하지만 통찰을 준다.

　그러므로 의학이나 금융 연구 결과와 보고서를 볼 때는 비판적 소비자가 돼야 한다. 이것이 어떻게 쓰이는지 알면 부풀려진 기사 제목을 넘어 그들이 소개하는 의료적 개입을 어떻게 받아들일지 파악할 수 있다. 다음 표준 용어는 의학 지식을 이해하는 데 도움이 될 것이다.

　관찰observation: 관찰은 역학조사 연구를 통해 실시된다. 인구와 행동을 관찰해 어떤 변수가 작용하는지 파악함으로써 의학 패턴에 관한 통찰을 얻을 수 있다. 예를 들어 어떤 연구에서 일정 기간 5만 명에게 식습관과 건강 기록을 보고하게 했다고 치자. 연구자가 참가자들의 식습관과 건강 기록에서 모든 변수를 통제하면 의미 있는 데이터를 추출할 수 있다. 일주일에 다섯 번 이상 디저트를 먹는 사람은 심장마비 위험이 50퍼센트 높다는 연구 결과가 나온다면 어떨까? 직접적인 인과관계는 아니다. 사실 바나나 아이스크림이 동맥을 막는지 아닌지는 아무도 모른다. 하지만 어느 정도 의미 있는 통찰을 줄 만한 패턴이 분명히 있다는 사실은 알 수 있다.

개입intervention: 패턴을 파악하면 질문이 남는다. 무엇이 도움이 될까? 어떤 행동, 장치, 약물, 기타 치료법을 써야 문제를 일으키는 생물학적 메커니즘을 멈추거나 개선할 수 있을까? 여긴 상상만큼 탄탄한 연구 분야다. 특히 식이요법, 스트레스 관리법 또는 약물이나 기타 해법 등 연구진이 어디에 관심을 두는지에 따라 잠재적 해답은 수없이 많다. 연구 결과가 주는 정보뿐 아니라 연구가 얼마나 엄격하게 수행됐는지도 살펴 연구 의미를 확인해야 한다. 변수를 통제했는가? 쥐 대상 실험인가, 사람 대상 실험인가? 연구 피험자는 몇 명인가? 대형 제약회사나 국립보건원의 지원을 받은 연구인가? 뉴스 보도나 트윗에 담긴 정보를 해독하기가 언제나 말처럼 쉽진 않지만 잠시 시간을 내 추적해볼 가치는 있다(보통은 기사에 원본 논문이 링크돼 있다). 링크를 클릭해 해당 데이터가 뉴스 기사를 뒷받침하는지 확인해보자.

메타분석meta-analysis: 메타분석은 여러 연구 결과를 종합해 그중 가장 중요한 데이터에 관한 포괄적 개요를 내놓는다. 하지만 메타분석의 결론은 메타분석에 사용된 연구 질에 따라 달라진다. 생선 기름을 먹으면 심장마비가 줄어드는지 알고 싶다면 피험자가 복용한 생선 기름의 품질과 양은 어떤지, 대조군이 선택한 기름(대조군이 심장마비를 늘리는 기름을 섭취하진 않았는지)은 무엇인지 고려해야 한다. 이 점을 기억하자. 쓰레기가 들어가면 쓰레기가 나온다. 환자 100명을 대상으로 한 연구 10가지를 살폈는데 그 연구가 모두 제대로 설계되지 않았다면 환자 1000명을 분석한 결과라고 해서 더 신뢰할 만하다고 볼 순 없다.

이중맹검double-blind, **위약대조**placebo-controlled: 이 연구는 결과와 결론에서 위약 효과를 배제하고 해당 개입이 유의미한지 확인하기 위해 이뤄진다. 위약을 사용하면 피험자는 자신이 실험용 약물을 받았는지 아니면 약물과 맛, 모양, 느낌이 비슷한 위약을 받았는지 알 수 없다. 여기서 문제는 위약 집단의 일부 또는 많은 피험자가 아스피린이 좋다고 믿고 위약과 아스피린을 함께 복용하는 경우다(한 연구에서는 실제로 피험자 36퍼센트가 이렇게 믿고 실험 협약을 '어긴' 적이 있다). 때로 진짜 이야기가 데이터 표 아래 묻히기도 한다. 따라서 뉴스를 해석하려면 주변 팀의 도움을 받는 일이 상당히 중요하다.

동료심사peer-reviewed: 인터넷에는 뭐든 올라오기 때문에 당신이 믿는 어떤 연구가 동료들의 엄격한 검토를 거쳤는지 확인하고 싶을 수 있다. 동료심사란 연구 방법과 절차를 검증하기 위해 전문가들이 시행하는 독립적 분석이다. 하지만 동료들도 나름의 편견이 있으므로 '동료심사'가 '신이 내린' 완벽한 심판이 아니라는 사실도 명심해야 한다.

숫자number: 피험자는 몇 명인가? 7명? 이 숫자는 그다지 견고하지 않다(그전에는 환자가 모두 사망했지만 지금 7명 중 6명이 새로운 치료를 받고 살아남은 것이 아니라면 말이다). 보통 피험자 수가 많을수록 결과가 더 명확하다. 예를 들어 효과가 10퍼센트라는 뜻은 피험자 10퍼센트에 100퍼센트 영향을 줬다는 뜻일 수도, 모든 피험자에게 10퍼센트 영향을 줬다는 뜻일 수도 있다. 같은 결과는 아니지만 어느 쪽을 말하는지 판단하기가 쉽지 않다.

외모 셀프엔지니어링

새로운 젊음을 느낀다면 젊어 보이고 싶어질 것이다. 하지만 나이가 들면 필연적으로 주름이 는다. 과학자들은 이런 노화를 '피부 기능 저하'라고 부른다.

우리는 컬럼비아대학교 외과 부교수인 아서 W. 페리Arthur W. Perry 박사에게 이를 막을 몇 가지 선택지를 알려달라고 부탁했다. [피부 보호제와 이에 관한 자세한 정보는 그의 웹사이트(DrPerrys.com)를 참고하자. 그는 훌륭한 의사이자 숙련된 외과의인 한편 젊게 보이는 제품을 만드는 데 놀라운 업적을 남긴 과학 괴짜이기도 하다.]

미국에서는 얼굴 리프팅부터 복부 성형까지 매년 성형수술이 180만 건 실시된다. 레이저 제모나 보톡스, 필러 등 '최소 침습' 시술(칼을 대지 않는다)은 매년 약 1600만 건 실시될 정도로 인기가 높다. 이런 시술은 피부 나이를 신체나이만큼 젊어 보이게 하는 데 실제로 도움이 된다. 우리는 자신이 느끼는 나이대로 젊어 보이기 위해 최선을 다한다. 진료실에서 실시하는 여러 시술은 위험도가 낮고 회복 기간이 짧거나 전혀 없지만 수술은 여전히 감염이나 출혈, 혈전, 더 심각한 위험이 있다. 사람마다 감수할 수 있는 위험 정도가 다르므로 시술을 받기 전 있을 수 있는 모든 합병증과 이점을 고려하고 받을 수 있는 시술에 대해 내과 전문의와 상의하자.

이런 서비스는 주치의의 검증을 거치지 않고 소비자에게 직접 판매되므로 정보를 잘못 전달하거나 심지어 사기인 경우도 안타깝지만 드물지 않다. 그래서 4억 1100만 건이 넘는 성형수술 웹사이트(영어 웹사이트만이다)에 실린 정보가 당신이 힘들게 번 돈을 노리고 있는지 잘 알아봐야 한다.

▶ 피부 관리

젊게 보이는 것은 담배를 피우지 않고 햇빛에 무방비로 노출되지 않는 데서 시작된다. 하지만 아무리 피부를 보호하려 애써도 피부는 30세가 지나면 1년에 1퍼센트씩 얇아지게 돼 있다. 칸나비디올$^{cannabidiol, CBD}$ 오일, 숯, 식물 줄기세포, 펩타이드 등의 제품을 홍보하는 과대광고가 판치지만 이를 뒷받침하는 과학적 근거는 많지 않다. 피부를 젊어 보이게 한다고 입증된 성분은 이보다 훨씬 적다. 여기에는 비타민 A, 비타민 C, 과일산, 니아신아미드^{niacinamide}(비타민의 일종) 등이 있다.[38] 피부 관리에 가장 중요한 것은 피부 노화를 늦추고 피부암을 줄인다고 입증된 미분화아연$^{micronized\ zinc}$이 든 자외선 차단제다. 미네랄 자외선 차단제(무기 자외선 차단제)면 더 좋다. 여기에 든 산화아연$^{zinc\ oxide}$과 이산화티타늄$^{titanium\ dioxide}$이 피부 표면에

밀착돼 자외선을 반사하기 때문이다. 티타늄이 든 자외선 차단제는 땀이 나면 피부를 죽은 사람처럼 칙칙한 회색으로 만들기 때문에 아연이 든 제품이 낫다. 비아연 또는 비티타늄 자외선 차단제의 효과는 FDA에서 입증되지 않았다. 게다가 독성이 있고 호르몬을 교란할 수도 있다.39 자외선 지수$^{UV\ Index}$가 3 이상이면 자외선 차단제를 발라야 한다. 스마트폰으로 매일 아침 자외선 지수를 확인할 수 있다.

얼굴 피부 관리의 기본은 세안이다. 하루 두 번 피부와 비슷한 산도^{pH}인 중성 비누로 세안한다(라벨에 '중성 pH'라고 적힌 것을 확인하자). 세안할 때는 세안 수건으로 피부를 거칠게 하는 죽은 세포인 각질을 제거하자. 아침에는 SPF 15인 피부 보호제를 사용하고 밤에는 밤에 효과가 있는 비타민 A와 비타민 C를 피부에 더하자. 두 비타민은 피부에 도움이 되지만 자외선을 받으면 파괴된다(실제로 낮에 바르면 피부 노화를 유발할 수도 있다).

하룻밤이나 일주일만 바르면 젊음을 되찾게 해준다고 약속하는 크림이나 에센스는 조심하자. 피부는 수십 년에 걸쳐 얇아지는데 그 과정을 늦추려고만 해도 당신 몸에는 많은 것이 필요하다. 일부 '항노화' 제품을 사용하면 일시적으로 젊어 보일 순 있지만 그 효과는 염증이나 이에 따른 부종(부기) 탓에 일시적으로 주름이 감춰지는 것일 때가 많다. 그렇다, 하루쯤은 효과가 있겠지만 장기적으로는 피부가 더 늙는다. 즉각적 효과를 주지만 염증을 일으키지 않는 다른 제품도 있다. 이런 제품에는 마르면서 처진 눈꺼풀과 주름을 팽팽하게 펴는 실리콘이 함유돼 있다. 화장과 비슷하다. 씻어내면 다시 주름이 생긴다. (신데렐라가 이 제품을 사용했을지도 모른다.)

다른 몇 가지 주의할 점도 있다. 첫째, 믿기지 않을 정도로 너무 좋다고 주장하는 제품이 있다면 그 주장은 가짜일 가능성이 높다 (현실을 직시하자. 정말 그렇게 효과가 좋다면 FDA가 처방약으로 분류해야 한다고 주장했을 것이다!). 둘째, 당신이 사려고 하는 화장품이 단골 레스토랑 저녁 식사 한 끼 가격보다 비싸다면 그만두자. (1870년 바셀린이 출시된 이래 높은 평가를 받는 모든 보습제도 노화를 방지한다는 과학적 근거는 거의 없다. 하지만 건성 피부에는 도움이 될 수 있다.) 셋째, 아토피성 피부염 또는 습진이 있거나 날씨나 과도한 세안, 폐경기 호르몬 감소로 피부가 건조하고 갈라진다면 세라마이드^{ceramide}, 진정제, 습윤제(휴!) 같은 성분이 함유된 보습제가 합리적인 치료법이다.

신중하게 피부 관리법을 선택하면 노화 과정을 늦출 수 있지만 결국은 눈이 처지고 주름이 생기기 마련이다. 필러^{filler}, 박피, 레이저, 보톡스는 주름을 살짝 비켜 가는 데 도움이 된다.

▶ **비침습적 기술**

| 보툴리눔독(보톡스) |

우리 몸에서 운동을 권하지 않는 유일한 근육은 얼굴 근육이다. 얼굴 피부 아래 근육을 반복해서 접었다 펴면 결국 피부가 약해지기 때문이다. 어느 날 아침 일어나면 실제로 콜라겐층에 균열이 생긴 주름을 보게 될지도 모른다.

보톡스botulinum toxin, botox 같은 신경독은 반복적인 피부 근육 당김을 멈춰 주름을 최소화하고 실제로 주름을 치유하고 채울 수 있다. 이 약물은 인류에게 알려진 가장 강력한 독소지만 잘만 활용하면 좋다. 외모를 개선할 뿐 아니라 실제로 더 행복해지게 해준다(심리학 연구에 따르면 찡그리지 못하는 사람은 찡그리는 사람보다 기분이 좋다).

보톡스 주사는 이마의 가로 주름, 11자 주름(미간 세로 주름), 눈가 주름에 가장 유용하다. 효과는 4개월 정도 유지된다.[40]

| 필러 |

우리가 보톡스보다 필러를 선호하는 이유는 얼굴 하단의 '노화 제거'에 도움이 되기 때문이다. 필러는 사실 1980년대 초 나이 든 연예인들이 젊어 보이기 위해 소에서 추출한 콜라겐을 사용한 후 널리 퍼졌다. 오늘날 필러 주사 시술은 가히 예술의 경지에 이르렀다. 숙련된 성형외과 전문의와 피부과 전문의는 히알루론산hyaluronic acid을 이용해 얼굴과 목의 주름과 흉터를 채우고 광대뼈와 턱을 포동포동하게 만들며 턱살을 감추고 팔자주름과 늘어진 입꼬리 주름을 펴고 입술 윤곽을 잡고 끌어올리고 입술을 부풀리기도 한다. (그렇다, 립스틱이 번진 것 같은 색 번짐을 해결할 방법도 있다!)

필러 시술을 할 때는 필러가 실수로 혈관에 주입되거나 흡수될 수 있으므로 얼굴 하단에 시술하는 편이 가장 안전하다. (얼굴 위쪽 혈관은 눈과 뇌의 중요 혈관과 이어져 있어 위험할 수 있다.) 드물지만 실명, 뇌졸중, 피부 손실 같은 위험도 있고 예술적 감각이 없는 의사(혹은 수의사)가 시술하면 오리처럼 부어 보이는 경우도 흔하다. 필러 주사를 맞고 실명한 사람도 50명에 이르기 때문에 의사를 선택할 때는 신중해야 한다!

요즘 출시된 최신 히알루론산은 1년 정도 유지돼 주름을 채우는 것보다 많은 역할을 한다. 피부를 단단하게 함으로써 새로운 주름이 생기지 않게 한다. 가장 흥미로운 점은 피부가 살이 찐다고 착각해 콜라겐을 더 많이 생성하기 시작한다는 것이다.[41] 이렇게 콜라겐이 생성되면 주름 필러가 어느 정도 지속될 수 있고 몇 년 뒤에는 더 멋지게 보일 수도 있다.

| 첨단 기술 |

얼굴에 화상을 입히는 것을 비침습적이라 보긴 어렵지만 빛, 소리, 전기 같은 다양한 에너지는 모두 통제된 화상을 유발한다. 사람은 피부를 수축하고 두껍게 해 화상을 치유한다. 노화에 대응할 때 필요한 과정과 똑같다.[42] 〈새터데이나이트라이브 Saturday Night Live〉 쇼의 한 장면처럼 보일지 모르지만 말 그대로 피부를 태워 얼굴에 활력을 채우기 위해 고안된 기계가 수백 가지는 된다.

레이저는 수십 년 동안 사용돼왔지만 지금도 첨단 기술처럼 보인다. 이 장비로 붉은 모세혈관, 기미, 주름을 제압할 수 있다. 피부를 떼어내 큰 통증과 상처를 남기는 옛 기술은 '분획형 fractionated' 레이저(레이저를 분획해 쏘는 방식으로 한국에서는 프락셀로 통용된다—옮긴이)로 대체됐다. 시술자가 어떤 레이저를 사용하는지에 따라 다르지만 CO_2 레이저는 피부에 작은 구멍을 뚫어(회복할 때까지 기다려주겠다) 피부가 수축하고 두꺼워지게 함으로써 이 작업을 가장 효율적으로 해낸다. 구멍 사이에는 피부가 그대로 남아 있다. 이 치료를 받으면 며칠은 숨어 지내야 하지만 고통스러운 상처는 남지 않는다. 기존 절제술('피부를 벗겨낸다')과 달리 프락셀 레이저는 부분 마취 크림만 바르면 견딜 만하다. 레이저와 트리클로로아세트산trichloroacetic acid, TCA 박피술을 받으면 6일 정도는 숨어 지내야 한다. 별로 아프진 않지만 피부 각질이 벗겨져 뽀송하고 매끈한 피부가 드러날 때까지는 끔찍해 보일 수 있다. 심장이 약한 사람은 주의하라. 하지만 깊게 필링하면 시간을 몇 년 되돌릴 수 있고 그 효과는 수십 년 유지된다.

피부를 매끄럽게 하려면 프락셀 레이저를 몇 번 반복해서 받아야 하지만 치료가 어려운 볼 주름에는 특히 효과적이다.

고주파radio frequency와 **마이크로니들**microneedle이 인기를 끌고 있다. 이들이 피부 노화에 도움이 된다는 증거도 있다. 하지만 일부에서는 이런 기술을 뒷받침하는 과학에 의문을 제기한다. 레이저나 고에너지 초음파와 마찬가지로 고주파는 '에너지를 생성하는 기계'다. 이런 장비는 피부가 수축하고 두꺼워지게 해 우리 몸이 스스로 치유하는 통제된 화상을 일으킨다. 제대로 치료하면 피부가 좋아진다. 하지만 오스카 시상식에서 본 배우들처럼 제대로 치료받지 못한 사례도 있다. 마이크로니들은 롤러에 붙은 미세한 바늘로 피부를 찔러 상처를 내고 상처 치유 과정을 자극해 젊어 보이게 한다. 마이크로니들이 자외선으로 유발되는 일부 피부 노화를 예방한다는 증거가 있지만 장비 표준화도 이뤄지지 않았고 그 효과와 결과의 유지력을 입증하는 과학적 증거도 많지 않다. 튼살이나 피부를 얇아지게 하는 흉터에는 마이크로니들이 적합할 수 있다.

고에너지 집속 초음파high-energy focused ultrasound는 피부를 젊어지게 하는 새로운 방법으로 회복 기간이 거의 필요 없는 몇 안 되는 기술 중 하나다. 소리 에너지를 피부 아래 몇 초 동안 집중적으로 발사해 작은 상처를 만들고 치유 과정을 자극한다. 울쎄라Ultherapy라고 부르는 이 시술은 주름진 얼굴, 목, 가슴 피부를 매끄럽게 만들고 턱과 눈썹을 섬세하게 끌어 올린다. 한 번 시술 후 완전한 효과를 보려면 3개월이 걸리고 이후 효과는 2년 정도 유지된다.[43] 울쎄라는 마른 사람이나 생리적으로(신체나이) 50~60대인 사람에게 가장 효과가 좋다.

| 필링 |

일부 화학물질은 말 그대로 피부를 녹여 피부가 더 고와 보이게 한다. 깊게 필링할수록 효과는 더 크지만 회복 기간이 길다는 단점이 있다. 필링은 피부색이 밝은 사람에게 가장 유용하며 피부 톤을 정돈하고 얼룩덜룩한 색소 침착을 제거한다. 더 깊게 필링하면 주름을 수십 년 동안 편 상태로 유지할 수 있다. 어떤 필링을 받을지는 대체로 얼마나 고통을 참을 수 있는지에 따라 다르다. 글리콜산 필링glycolic peeling은 회복 시간을 낼 여유가 없거나 피부 톤이 어두운

사람에게 적합하다. 깊은 필링은 얼룩덜룩해질 수 있기 때문이다. 피부과 전문의, 성형외과 전문의, 수간호사가 시술한다(표피 필링도 일부 사람에게 화상을 입힐 만큼 효과가 다양하므로 피부관리실에서 받는 것은 권장하지 않는다). 주말 내내 해변에서 놀다가 피부가 탔다면 TCA 필링으로 대부분의 흔적을 지울 수 있다. 이 시술은 흉터가 생기기 쉬우므로 반드시 의사에게 받아야 한다. 페놀^{phenol}을 사용한 더 깊은 필링도 여전히 사용되지만 독성이 더 강하므로 예전만큼의 인기는 없는 편이다.

| 주름진 가슴 치료 |

얼굴에 효과가 좋은 고에너지 집속 초음파인 울쎄라는 윗가슴 주름인 가슴골을 매끄럽게 하는 데도 효과가 있다. 주름이 아주 깊다면 히알루론산 주름 필러도 도움이 된다. 레이저는 흉터를 유발할 수 있어 이 부위에 사용하긴 위험하지만 강력펄스광$^{intense\ pulsed\ light,\ IPL}$은 해변에서 너무 오래 놀다가 생긴 얼룩덜룩한 색소 침착을 흐리게 하는 데 도움이 된다. 미묘하지만 실제 효과를 보려면 몇 주 간격으로 IPL을 여러 번 받아야 하는데 한 번에 수백 달러가 들 수도 있다.

| '그것' 제거하기 |

나이가 들면 피부에 '그것'이 많이 생긴다. 양성 검버섯(주근깨 같은), 지루성 각화증(따개비 같은), 점(색소 생성 세포의 양성 종양으로 털이 있거나 없을 수 있고 볼록하거나 평평하거나 갈색, 검은색, 분홍색일 수 있다), 쥐젖, 사마귀, 전암단계 광선각화증premalignant actinic keratoses(긁힌 자국처럼 보이고 피부가 과하게 자라나거나 벗겨진다), 심지어 피부암도 나이가 들면 슬그머니 찾아온다. 성형외과나 피부과에서 '그것'을 깎아내거나 잘라내거나 냉동으로 떼어내거나 벗겨내는 시술을 받으면 눈에 띄게 호전된다. 혼자 집에서 시도하진 말라. 훈련된 의사의 눈(또는 대규모 데이터베이스를 지닌 AI 시스템)으로 봐야 '그것'이 실제 암인지 아닌지 판별할 수 있다.

▶ **수술 또는 침습적 시술**

노화가 진행되면 피부 관리나 비침습적 기술이 결국 더는 먹히지 않는다. 진짜 수술을 받아야 할 때다. 눈꺼풀 성형, 눈썹 성형, 얼굴 리프팅 등은(정도에 따라 다르지만) 모두 외모에서 수 년을 지워준다. 보통 피부를 벗겨내고 정교하게 조정해야 하며 정맥마취나 부분 마취를 하고 실시해야 한다. 마취과 전문의에게 약간의 진정제를 받고 안전하게 시술받을 것을 강력히 권한다. 얼굴 리프팅을 받을 때는 다리에 출혈과 혈전이 생길 위험이 크므로 전신마취는 피하는 것이 좋다.

| **얼굴 리프팅** |

필러, 보톡스, 레이저, 필링 같은 비침습적 시술로 젊음을 유지하는 데는 한계가 있다. 언젠가는 얼굴 리프팅만이 정답이라고 결정

할 수도 있다. 하지만 그때까지 너무 오래 기다리진 말라. 예를 들어 얼굴 리프팅은 주름이 그랜드캐니언처럼 깊어질 때까지 기다리는 것보다 더 젊을 때(예를 들어 55세 미만) 시행하는 편이 효과가 더 오래 지속되고 더 좋아 보이기 때문이다. 성형외과 의사 수만큼이나 얼굴 리프팅 기술도 다양하지만 대부분은 턱살 한 층과 피부를 순식간에 리프팅한다. 새로운 기술인 '짧은 흉터 리프팅short scar lifts'은 귀 위쪽과 뒤쪽에서 리프팅하므로 흉터를 숨기기 좋고 머리카락도 지킬 수 있다. 아무리 뛰어난 외과 의사라도 헤어라인을 절개하면 연약한 모낭이 손상되는 경우가 많으므로 이 방식은 피하는 편이 좋다. 남성은 대체로 절개 부위를 가릴 수 있는 긴 머리카락이 없어 좀 더 까다롭다.

| **눈꺼풀 리프팅** |

안구를 완충하는 지방이 끝내 밀려 나와 눈꺼풀이 처지면 피곤해 보인다. 눈꺼풀 리프팅을 할 때는 의사가 눈꺼풀을 마취하고 나머지 피부를 잘라낸다. 무리해서 어색해 보이지 않게 시술하는 것이 관건이다. 최신 기술을 사용하면 이마나 두피를 절개하지 않고도 눈썹을 뼈 가장자리로 들어 올릴 수 있다. 이 '눈썹 고정술browpexy'은 과거의 과도한 눈썹 리프팅보다 자연스럽다. 최근에는 매일 눈꺼풀 리프팅과 (일시적이지만) 비슷한 효과를 내는 약물(안약)도 승인됐다.

| 목과 턱 지방흡입 |

나이가 들면 원치 않는 부위로 지방이 옮겨 간다. 노화하면서 광대뼈는 꺼지고 턱선은 불분명해진다. 끔찍한 칠면조 턱처럼 처지거나 목에 주름이 생기기도 한다. 목과 턱의 지방을 흡입하는 지방흡입은 비용 대비 효과가 큰 시술 중 하나다. 성형수술에서 언제나 가장 인기 있는 두 수술 중 하나인 지방흡입은 목 피부를 팽팽하게 조여 살이 많이 빠진 것처럼 보이게 한다. 지방흡입을 하면 지방이 가득하던 피부가 더 넓게 퍼지기 때문에 팽팽해 보인다. 지방을 얼리거나 가열하거나 녹여서 없애는 방법도 인기지만 목 지방 제거에 가장 입증된 방법은 지방흡입이다. 국소마취와 가벼운 진정제를 사용하면 한 시간이면 끝난다. 멍이 조금 들지만 며칠만 지나면 다시 활동할 수 있다.

| 코 성형 |

코끝이 노화되면 처지고 불룩해진다. 코 성형술은 콧구멍 사이를 살짝 절개하고 자동차 후드처럼 들어 올려 연골과 뼈를 드러낸 다음 깎아낸다. 노인의 코 성형은 청소년의 콧구멍 수축술보다 좀 더 보수적으로 실시된다. 뼈는 잘 골절되지 않지만 나이가 들면 뼈가 훨씬 약해지기 때문이다.

| 손 회춘 |

얼굴은 40세인데 손이 70~100세라면 어떨까? 지난 10년 동안

성형외과 의사들은 노화된 손을 젊어지게 하는 방법을 찾아냈다. 피부가 얇고 주름지면 힘줄과 혈관이 노출된다. 흔히 백색칼슘수산화인회석인 래디어스^{Radiesse}를 이용한 필러는 이런 피부 구조를 숨기고 CO_2 레이저를 이용해 주름지고 얼룩덜룩한 피부를 개선한다. 손 레이저는 몇 분밖에 걸리지 않고 보통 팔뚝도 레이저를 받으므로 경계선이 눈에 띄지 않는다. 손등에 드러난 정맥을 절제하는 외과 의사도 있지만 향후 의료 시술을 받으려면 정맥이 필요하므로 좋은 생각은 아니다.

▶ 몸 회춘

| 유방 수술 |

임신 후에는 유방이 노화하면서 처지고 수축한다. 가장 흔한 성형수술은 실리콘 보형물을 이용하는 것이지만 40세 이후에는 신중하게 생각해야 한다. 유방 촬영 시 판독과 정확성을 방해할 수 있기 때문이다. 보형물을 삽입했다면 안전을 위해 최소 1년에 한 번은 MRI를 촬영해야 한다. 드물지만 유방보형물 관련 역형성 대세포림프종$^{implant\text{-}associated\ anaplastic\ large\ cell\ lymphoma,\ BIA\text{-}ALCL}$이라는 게걸스러운 침입자가 생기는 더 위험한 경우도 있다. 표면이 거친 보형물을 이식한 여성 3만 명 중 한 명이 이 암에 걸릴 위험이 있어 일부 국가에서는 이런 보형물 사용을 금지하는 방안을 고려 중이다.[44] 탐탁지 않게 들리지만 수술로 제거하면(암과 보형물 모두) 대체로 사라지고 치료된다. 이 질환을 더 잘 이해하려면 많은 연구가 진행돼야 한다.

또 다른 흔한 미용 유방 성형술은 유방고정술mastopexy이라는 유방 당김 수술이다. 유두를 끌어 올리고 남은 피부를 제거해 유방을 젊은 시절 모양으로 만든다. 리프팅 시술에 사용되는 것과 같은 절개술을 이용해 큰 가슴을 축소하는 유방축소술도 있다(유방이 크면 등과 목 통증을 유발할 수 있고 날이 더워지면 효모균으로 인한 발진이 생길 수 있다). 미용 유방 수술은 보통 전신마취를 하며 외래 수술로 진행된다. 며칠만 지나면 일상으로 돌아갈 수 있다.

| 복부 성형 |

임신하거나 임신 기간에 초콜릿 글레이즈드 도넛을 너무 많이 먹으면 뱃살이 늘어진다. 튼살이 생기고 자세도 나빠지며 허리도 아파온다. 식스팩을 만드는 복부 근육이 임신 중 옆으로 처지기 때문이다(맥주를 과하게 마셔 배가 나온 남성도 마찬가지다). 복부 성형은 이런 근육을 교정하고 과도한 피부와 지방을 제거한다. 무엇보다 이 시술은 '1석 4조'다. 수술을 받으면 외모가 나아질 뿐 아니라 기분도 좋아지고 자세도 곧아지며 복부 근육이 탄탄해진다. 이 수술은 전신마취를 하고 진행하며 보통 입원하지 않아도 된다. 절개 부위에 며칠 동안 배액관 몇 개를 삽입한 채 있어야 하므로 조금 귀찮고 침대에서 일어날 때 아플 수 있지만 체형이 극적으로 달라진다. 복부 성형으로 건강을 되찾는 것이다. 하지만 출혈이나 생명이 위독할 수 있는 혈전이 생기는 위험도 실제로 존재한다. 흡연자라면 이 수술을 받을 생각조차 하지 말라. 흡연자에게는 끔찍한 피부 손실을

포함한 합병증이 발생할 확률이 훨씬 높다.[45]

| 지방흡입 |

다이슨^{Dyson}이라면 복부, 엉덩이, 허벅지뿐 아니라 브래지어 라인 아래 접힌 등, 통통 살이 붙은 발목, 무릎^{chubbs}(리얼리티 프로그램을 보지 않는 사람이라면 그냥 무릎이라고 해두자)(리얼리티 쇼에서 미국 미식축구 선수 닉 첩^{Nick Chubb}이 무릎 수술 이야기를 한 것에 빗댄 표현—옮긴이) 같은 특정 부위 지방을 뽑아내는 지방흡입술을 고려하길 바랄지도 모른다. 피부를 미세하게 절개하고 지방을 제거하면 보통 피부가 쪼그라든다. 튼살이 생기거나 피부가 늘어지면 이미 피부가 늘어나 있어 제대로 수축하지 못한다는 뜻이다. 이때는 지방흡입이 적절치 않다. 지방흡입은 체중을 감량하는 방법이 아니라 원치 않는 여유 지방을 뽑아내 윤곽을 잡는 방법이라는 사실을 명심하자. 남발하지 않는다면 매우 안전한 수술이다. 의료진의 경험상 지방을 5킬로그램 이상 흡입해야 한다면 수술 전에 먼저 체중을 감량해야 한다.

| 브라질리언 엉덩이 리프팅 |

브라질식도 아니고 실제 엉덩이 리프팅도 아닌 이 잘못된 이름의 수술은 뱃살에서 지방을 채취해 엉덩이에 주입하는 방법으로 엉덩이를 둥글게 부풀려 미적으로 아름다운 뒤태를 만든다. 하지만 종종 끔찍한 결과를 가져오기도 한다. 실제로 이 수술을 한 공인된 성형외과 전문의 중 3퍼센트는 지방이 혈류로 들어가 폐를 막는 바

람에 환자를 사망케 한 경험이 있다.[46] 미국 성형외과에서 이 말도 안 되는 수술을 금지했으면 좋겠다. 다른 나라는 이미 그러고 있다. 대신 런지, 스쿼트와 다른 엉덩이 운동으로 엉덩이 모양을 예쁘게 만들 수 있다.

| 셀룰라이트 제거 트리트먼트 |

그런 방법은 없다. 셀룰라이트를 완화할 수 있다고 입증된 약물, 식품 보충제, 크림은 없다. 몇 년에 한 번 잊을 만하면 셀룰라이트를 제거할 수 있다고 약속하는 기계가 등장하지만 부기가 사라지면 셀룰라이트는 다시 돌아온다. 너무 깊게 움푹 팼다면 몸의 다른 부위에서 지방을 가져와 채울 수 있다. 하지만 지금은 셀룰라이트를 줄이는 어떤 특별한 치료법도 적극 추천할 수 없다.

15 노화 대혁명 셀프엔지니어링

The Great Age Reboot | 장수 계획을 어떻게 시작할까

지금쯤이면 당신의 DNA 스위치를 셀프엔지니어링하는 일이 절대적으로 중요하다는 사실을 잘 알았으리라 믿는다. 좋은 생활 습관을 선택해 유전자를 켜거나 꺼서 미래를 이끄는 것이다.

의료계가 당신을 위해 할 수 있는 일과 스스로 할 수 있는 일이 만나는 지점에서 어떻게 대비해야 할까?

여기 준비 과정 다섯 단계를 제안하겠다. 하지만 당신에게 맞춤화할 수 있고 또 그렇게 해야 한다. 이미 잘해나가고 있는 일도 있을 것이다[건강 상태가 아주 좋고(거나) 신중하게 저축해왔다면 다행이다!]. 하지만 그렇다고 멈추면 안 된다. 당신 삶과 주변 환경이 어떻게 달라질지 항상 생각해야 한다.

나이가 들면 상황이 달라진다. 인생이 변화구를 던지면 또 상황이 달라진다. 사회적 변화에 따라 달라지기도 한다.

따라서 우리의 제안은 좋은 건강 상태와 부를 보장하는 고정된 계획이 아니다. 당신이 지금 어디에 있고 어디로 나아가고 싶은지 찬찬히 살펴보도록 돕는 것이다. 현재 상태와 목표, 꿈, 비전을 대략 살피면 이 책에서 설명하는 실행 단계를 제대로 활용할 수 있다.

리부트는 다리가 세 개인 의자다

의학 지식과 치료법의 발전으로 우리는 더 오래 더 건강하게 살 수 있다. 이는 연구자, 의사, 병원, AI 손에 달려 있다. 이들은 새로운 지식을 활용해 우리 도움 없이도 이 과정을 계속해나갈 것이다.

경제적 안정이 보장된다. 더 오랫동안 풍요롭고 행복한 삶을 누리려면 일하고 노동의 결실을 저축해야 한다.

삶을 유지할 수 있다. 건강하게 일할 수 있고 재정을 잘 관리하면 생계를 유지할 수 있다. 하지만 우리는 삶도 유지해야 한다. 우리 모두는 마음과 정신, 영혼에 관한 많은 결정을 내려야 한다.

다음 다섯 단락을 통해 당신의 지금 나이가 어떻든 당신만의 길을 찾을 수 있을 것이다.

앞으로 일어날 일: 데이터가 결정을 지배한다

▶ **해야 할 일: 나만의 데이터를 수집하자**

어떤 변화가 먼저 일어날지, 광범위할지, 당신이 어떤 변화를 활용할지에 상관없이 한 가지만은 확실하다. 무엇이 당신에게 가장 좋을지는 데이터가 알려준다는 점이다. (아직) 당신 혼자서는 이런 자료를 얻을 수 없지만 조력자 팀(유전자 검사나 혈액검사 등)의 도움을 받으면 이를 얻을 수 있다. 이때 강조해야 할 중요한 원칙이 있다.

- 데이터를 이용해 올바른 결정을 내리려면 먼저 데이터를 모아야 한다. 데이터를 평가해 무엇이 강점이고 무엇을 개선해야 하는지 파악할 수 있다.

주의점: 숫자를 보면 화가 날 수도 있다(체중계 숫자나 은퇴계좌에 찍힌 금액을 보고 우울해질 수도 있다). 하지만 감정보다 논리를 앞세워 데이터를 바탕으로 어떤 노력을 해야 할지 살펴보자. 그럼 다음 단계는? 데이터가 원하는 수준에 도달하도록 노력하는 것이다.

할 일: 초기 숫자를 적은 파일(엑셀 스프레드시트나 일기장도 좋다)을 만들자(다음 표를 참고하자). 바로 알 수 있는 숫자도 있고 의사를 만나 상담하거나 온라인 의학 차트를 참고하는 등 어딘가를 방문해야 알 수 있는 것도 있다. 오후에 잠시 짬을 내 표를 기록하고 매년 업데이트하면 시간에 따른 변화를 추적할 수 있다.

나의 건강

나이: _____

체중: _____

혈압(목표: 수축기 125mmHg 미만, 이완기 85mmHg 미만): _____

허리둘레(목표: 인치로 환산했을 때 키의 절반 미만): _____

혈당(목표: 98mg/dL 미만): _____

LDL 콜레스테롤(목표: 70mg/dL 미만): _____

고급 정보

아포지단백 B(목표: 80mg/dL 미만): _____

지단백 A$^{\text{lipoprotein A}}$(목표: 30mg/dL 미만): _____

고감도 C반응성단백질(목표: 1.0 미만): _____

인터류킨6(목표: 1.8pg/mL 미만): _____

산화트리메틸아민(목표: 2uM/L 미만): _____

골수세포형과산화효소(목표: 470pmol/L 미만): _____

일반 정보

흡연 여부(목표: 금연): _____

스트레스 관리(목표: 예): _____

최근 예방접종: _____

마지막 시력 검사 결과: _____

마지막 청력 검사 결과: _____

마지막 후각(냄새) 검사 결과: _____

마지막 골밀도 검사 결과: _____

마지막 전립선세포진PAP 또는 전립선 검사 결과: _____

마지막 대장내시경 검사 결과: _____

추가 정보

고강도 운동 중 최대 심박수: _____

20분간 고강도 유산소운동을 하고 멈춘 후 2분 이내에 심박수가 떨어지는가: ___

_____

14장에서 권고한 피부 관리를 하는가: _____

13장에서 권고한 뇌 운동을 하는가: _____

14장에서 권고한 보충제를 복용하는가: _____

| **나의 자산** |

연 수입: _____

은퇴계좌 자산: _____

기타 자산 가치: _____

부채(신용카드 사용액 및 기타): _____

총수입 10퍼센트를 은퇴계좌에 저축하는가: _____

저축 포트폴리오는 얼마나 다각화돼 있는가: _____

▶ **앞으로 일어날 일: 모임의 중요성이 훨씬 커진다**

| **해야 할 일: 팀을 구축하자** |

동료 체계를 만드는 일은 지금 당장 실행할 수 있는 아주 중요한 방법 중 하나다. 사회적 지원은 건강에 가장 큰 영향을 미치는 요소 중 하나이기 때문이다(우울증 같은 명백한 질병 시나리오뿐 아니라 치매 같은 노화 관련 질환에도 마찬가지다). 2020년 코로나19 팬데믹이 우리에게 가르쳐준 것이 있다면 서로 물리적으로 함께할 수 없는 시기에도 관계를 유지하기 위해 노력해야 한다는 사실이다.

동료 체계를 수립하는 것이 그저 피클볼 파트너를 찾기 위해서만은 아니다. 혁명 그리고 이와 관련된 모든 것을 관리하도록 도와줄 사회, 의료, 재정, 전략 팀을 필요한 곳에 확실히 구축해두는 것이다. 의학이 발달하면서 정보를 다각도로 평가하고 결정을 내리게끔 도울 사람이 더 많이 필요해졌다. 선택지와 대안이 너무 많고 각 선택지는 더 세부 영역에 대한 정보를 더 많이 담고 있기 때문이다. 최첨단 치료법에 관한 결정은 물론 어려운 선택을 내려야 할 때 생기는 사람 간 문제 해결에도 팀이 필요하다.

한 가지 지침은 이렇다. 젊을 때는 나이 많고 경험도 풍부한 의사나 재무전문가를 원한다. 하지만 나이 들수록 젊은 의사나 전문가가 필요하다. 최신 발전과 기술에 밝고 향후 25~30년은 함께할 수 있는 사람이기 때문이다.

팀 구축은 그저 목록을 한번 검토하고 밀어두는 것이 아니라 계속 평가해야 하는 일이다.

할 일: 팀을 떠받치는 기둥 네 개를 생각해보자. 지금 팀원을 적어보자. 어떤 영역이 부족하다면 이를 보완하기 위해 뭘 할 수 있을지 생각해보자. 나이가 듦에 따라 팀이 달라질 수 있다는 사실도 깨닫자. 사회적 관계를 유연하게 유지하는 일은 당신이 지닌 위대한 기술 중 하나라는 사실을 인식하자.

의료 (주치의, 전문의)	재무 (회계사, 투자 전문가)	가족 (혈연, 비혈연)	사회 (더 폭넓은 모임과 관계)

▶ **앞으로 일어날 일:**

경제적 안정은 변화하는 세상에서 당신을 지켜준다

| 해야 할 일: 저축, 저축 또 저축하라 |

당신이 할 수 있는 가장 중요한 일은 저축이다. 저축하고 더 저축하자. 말보다 실천이다. 2008년 불황과 2020년 팬데믹으로 대규모 경제 침체가 다가왔을 때처럼 경제가 어려워지면 우리는 저축의 중요성을 더 분명하게 느낄 수 있다. 미래의 의학 발전으로 당신은

더 건강해지고 더 오래 일할 수 있겠지만 경제적 안정은 피할 수 없는 경제 위기에서 스스로를 보호하는 데 도움이 된다.

오늘의 저축은 내일의 소비와 동의어다. 그리고 당신에게 남은 내일은 아주 많다. 수입이 많지 않아도 매주 저축하자. 더 많이 벌면 더 저축하자. 평생 수입의 10퍼센트를 저축한다고 계획하고 더 많이 모을 수 있는지 자문해보자. 그러면 노후에 더 안정을 찾고 경제적 스트레스에서 벗어날 것이다. 저축이 소득보다 빨리 늘어야 한다. 상당한 보너스를 받았다 해도 과소비하고 싶은 충동은 잠시 접어두자(보너스를 하나도 받지 못하는 시기를 위해 묶어둬야 한다!). 수입이 늘 때마다 증가분의 20퍼센트를 더 모으는 등 더 많은 몫을 저축하자. 수입이 늘기 전에도 어떻게든 살지 않았는가.

경제적 스트레스로 큰 압박을 받으면 건강한 몸도 아무런 의미가 없다. 그 반대도 마찬가지다. 몸이 불편하면 아무리 돈이 많아도 재미가 없다. 저축을 시작하기 위한 몇 가지 중요한 조언을 추가하겠다.

- 헤지펀드와 사모펀드를 굴리는 전설적 투자자들이 거둔 눈부신 수익률이 연일 머리기사를 장식하지만 대다수는 그런 전략을 시도할 만한 기술도, 기반도 없다. 연구에 따르면 대다수에게 가장 좋은 방법은 판매 수수료 없는 저수수료 인덱스펀드에 분산 투자하는 것이다. 지금 절약하는 수수료 1달러(약 1300원)는 연간 5퍼센트 수익률로 환산했을 때 42년 후 8달러(약 1만 원)나 된다.

- 항상 '시장 상황'에 관심을 갖자. 언제 시장에 들어가고 나가야 할지 아는 척하지 말라. 사실 우리는 잘 모른다. 매도, 매수를 반복하면 불필요한 수수료, 세금, 손실만 생긴다. 통화공급량이 계속 늘어나는 한 늘어난 통화 일부는 시장과 경제에 활력을 불어넣을 것이다.
- 대출은 기분 좋다. 최악의 상황이 닥쳐 빚을 갚아야 하기 전까진 말이다. 따라서 빚을 지는 대신 수입 범위 내에서 생활하자. 지출을 충당하기 위해 보너스나 임금 인상에 기대지 말라. 그것이 생기지 않으리라 가정하고 생기더라도 기념 식사를 하는 정도로 마무리하며 나머지 대부분은 저축하자. 대부업체를 이용하거나 신용카드로 다른 비용을 막는 함정에 빠지는 사람도 있다. 만일 그런 상황이라면 너무 늦기 전에 지금 당장 그만두라. 지출을 줄여야 한다. 우리는 필요하지 않은 것을 사들이길 좋아한다. 지출 패턴에서 우선순위를 정하고 당신이나 가족에게 안 되는 것은 안 된다고 말하자. 경제적 스트레스를 줄이고 편안한 은퇴 생활을 보내는 데 도움이 될 것이다.

할 일: 지금의 저축 전략을 적어보자. 이제 지출을 분석하고 매달 생활비를 줄여 은퇴계좌나 기타 저축 계좌로 돈을 더 많이 돌릴 수 없는지 계산해보자. 그다음에는 (월급에서) 더 많은 돈을 직접 은퇴계좌로 보내기로 결정하자. 쉬운 선택은 아니지만 당신이 할 수 있는 중요한 선택 중에서는 비교적 쉽게 할 수 있는 일이다.

지출	월간 저축	연간 저축(x12)
1.		
2.		
3.		

▶ **앞으로 일어날 일: 의료 발전으로 치유와 치료가 가능해지겠지만 자연이 주는 약으로 치료제를 피할 수 있다**

| 해야 할 일: 음식에 대한 접근법을 혁신하라 |

우리에게는 당뇨병과 고콜레스테롤혈증을 치료할 약이 있고 언젠가는 줄기세포를 복구하거나 뇌세포를 대체할 약을 개발할 수도 있다. 하지만 많은 의사가 애초에 이런 약이 필요 없게 할 방법이 있다고 말한다. 이미 자연이 우리에게 주고 있는 이점을 활용하는 것이다.

음식은 자연이 주는 연료이자 약이지만 많은 사람이 나쁜 열량을 너무 많이 섭취해 스스로를 망친다. 이 책에서 우리는 생선, 채소, 건강한 지방처럼 먹으면 몸에 좋은 식품을 다뤘다.

물론 평소 식단을 바꾸기란 쉽지 않다. 특히 과거에 건강한 식습관에 소홀했다면 더욱 그렇다. 하지만 시작은 할 수 있다. 가장 좋은 방법은 뭔가를 빼는 것이 아니라 대체물을 찾는 것이다. 탄산음료 대신 과일을 넣은 탄산수를 마시면 어떨까? 매일 밤 디저트를 먹는 대신 일주일에 이틀로 줄이고 나머지 닷새는 딸기 한 그릇을 먹어보면 어떨까?

할 일: 건강에 좋지 않은 음식이나 식습관 세 가지를 적어보자. 건강에 좋지 않은 습관을 건강에 좋은 습관으로 바꾸는 데 도움이 될 만한 음식이나 활동을 적어보자.

습관/음식	대체물
1.	
2.	
3.	

▶ 앞으로 일어날 일: 변화는 빠르게 다가온다

| 해야 할 일: 회복력을 받아들이라 |

장수를 바라보는 새로운 관점을 장기적으로 받아들여야 한다. 행복한 삶을 오래 누리는 쉬운 길은 없다. 즉각 반응하고 빠르게 타이핑하며 대강 스크롤해 훑어보는 데 익숙한 소셜 미디어 문화에서

이 개념을 받아들이기란 어렵다. 의학 발전으로 선택 폭이 넓어졌다는 점은 좋지만 그 과정에서 우리는 더 혼란스러워지고 뭘 믿어야 할지 알 수 없어지거나 진짜와 가짜의 차이를 구분하기 어려워졌다. 따라서 노화 대혁명을 관리하려면 변화에 대처할 올바른 마음가짐을 가져야 한다.

인내심 있게 앞으로 다가올 고난과 스트레스를 어느 정도 받아들이고 견뎌내야 한다. 인생은 단거리경주가 아니라 마라톤이다. 따라서 속도보다 인내심, 회복력, 마음이 중요하다. 지난 수년간 우리가 지키려 노력한 철학은 다음과 같다.

- 인생은 쉽지 않다. 우리를 사랑하는 친밀한 친구, 동료, 인생의 동반자, 무엇보다 좋은 시절이든 나쁜 시절이든 함께할 공동체가 있다면 인생이 조금은 쉬워진다.
- 인생을 계획하자. 하지만 당신에게 일어나는 일 대부분은 계획한 것이 아니라는 사실을 기억하자. 예를 들어 반려자, 중요한 사람, 친구를 어떻게 만났고 대학, 직장, 거주지를 어떻게 선택했는가?
- 당신에게 일어나는 일을 스스로 선택할 순 없지만 대처 방법은 언제나 선택할 수 있다. 따라서 지금 고혈압이 있다면 생활 습관이나 약물로 곧바로 조절할 수 있다.
- 과거에 얽매이지 말자. 당신 삶은 현재와 미래로 구성돼 있고 과거는 당신이 나아갈 방향을 탐색하는 데 도움이 된다.

- 누가 공로를 인정받는지 신경 쓰지 않는다면 당신이 성취할 수 있는 것에는 한계가 없다. 항상 다른 사람과 협력하고 승패를 공유해야 한다.
- 당신이 사랑받고 싶은 만큼 다른 사람을 사랑하자. 우리는 다른 사람에게서 배울 때 더 나은 자신이 된다. 우리는 지식 중심 사회에 살고 있다. 계속 배우자!
- 인생을 살아가며 다음 목표를 갖자. 도넛에 뚫린 구멍이 아니라 도넛 자체에 집중하자. (도넛을 너무 많이 먹진 말고!)

할 일: 당신에게 가장 중요한 '인생의 주문'을 적어보자. 당신을 이끌어줄 지침과 가치가 될 것이다. 이런 주문은 매일 크고 작은 결정을 내릴 때 도움을 주고 전반적인 행복을 키우게 하며 기나긴 길에서 당신을 이끌 것이다.

해야 할 일

스무 살 이상 젊어지는 노화 관련 주요 결정

▶ **지금 20대~30대 초반이라면**

| 건강 |

유전: 유전적 위협 요인이 있는지 파악하자(확인해야 할 올바른 질문을 아는 데 도움이 되도록 조상에 관해 알아보는 프로그램이나 여러 가족력 제도와 앱을 이용할 수 있다). 당신의 위험 요인을 파악하고 주치의와 상담하자. 그리고 행동을 통해 이런 위험을 바꿀 수 있다는 사실을 깨달아야 한다.

독소: 독소는 모두 피하자. 담배는 모두 끊자(연초든 파이프든 시가든). 지금은 즐거워도 나중에 심장병이나 다른 고통을 감당할 만큼의 가치는 없다. 마리화나를 쓴다면 피우지 말고 복용하자(마리화나와 다른 약물이나 물질은 모두 어린이 손에 닿지 않게 하고 갑작스럽게 방문한 손님이 욕실을 사용할 때 무심코 약장을 열어볼지 모르니 조심해서 간수하자). 생활공간이나 업무 공간은 가능한 한 고속도로에서 멀리 떨어진 곳에 마련하자. 음식을 먹기 전이나 공공시설을 이용한 뒤에는 반드시 손을 씻자. 부탁이다.

요리 기술: 채소를 올바르게 써는 법을 배우자. 건강에 도움이 되는 가장 간단한 방법이다. 요리 기술을 배우면 질병과 싸우는 데 도움이 되는 채소를 더 먹을 수 있기 때문이다. 마이클 박사는 수천 명을 연구한 결과 좋은 칼에 투자하고 신속하고 효율적으로 칼을 다루는 법을 배우면 식사 준비 시간을 크게 절약할 수 있다는 사실

을 발견했다. 게다가 내가 좋아하고 몸에도 좋은 식품으로 맛있는 식사를 준비하려는 욕구와 의지가 기하급수적으로 늘어난다.

| 돈 |

교육: 과거를 돌아볼 때 한 해만 더 교육받아도 수익이 연평균 7퍼센트 늘었다. 하지만 교육은 그저 자랑하기에 좋기만 한 투자여선 안 된다. 연구에 따르면 모든 학교와 전공 분야가 동일한 수익을 보장해 주진 않는다. 교육을 받으려면 기타 연주처럼 노력이 필요하다. 좋아하는 일을 추구하는 것은 좋지만 생계를 유지하는 길로 이어지지 않는다면 취미일 뿐이다. 흥미롭고 재밌는 분야라도 뚜렷한 경력으로 이어지지 않는 경우도 있다. 10만 달러(약 1억 3000만 원)를 빌려 (아마도 흥미롭고 고상한 분야에서) 일하며 현실적으로 연간 2만 달러(약 2600만 원)를 번다면 총수입의 절반 이상을 10년 동안 빚을 갚는 데 써야 하므로 재정이 악화된다.

비상시 계획: 직장에서 일하며 생계를 위해 돈을 벌기보다 가족을 돌보는 일을 택하는 사람이 많다. 이 상태가 몇 달 혹은 20~25년 이어지기도 한다. 이혼이 넘쳐나는 세상에서는 급여를 받는 노동을 그만둔 첫날부터 혹시 헤어졌을 때 스스로 어떻게 먹고살지 생각해 둬야 한다. 그때까지 습득한 기술로 가족이나 아이들을 돌보는 일을 할 수도 있다. 하지만 집 바깥에서 일할 계획이라면 시장에 팔릴 만한 추가 기술을 배워야 할 수도 있다. 이 같은 비상시 계획이 있으면 삶의 충격에 더 잘 대비할 수 있다.

▶ **지금 35~60세라면**

| 건강 |

습관: 건강과 부를 의미 있게 바꿀 방법을 찾는다면 나쁜 습관을 버리고 좋은 습관을 들일 수 있다(분명 그럴 수 있다). 모두 생활 리듬, 즉 생활의 기본이 되는 박자를 만드는 일이다. 이런 리듬은 좋은 습관을 들이고 올바른 결정을 내리고 자연스럽게 건강해지고 부를 쌓는 생활 습관을 구축하는 기초가 된다.

| 돈 |

투자: 가능한 한 과세이연투자tax-deferred investment 계좌를 이용해 수익률을 높이자. 이런 계좌에 투자해 벌어들인 돈에는 지금부터 나중에 찾을 때까지 세금이 붙지 않으므로 더 빨리 불어난다. 국세청에 세금을 내지 않아도 된다니 좋은 일이다. 나라에 돈을 쏟아붓기보다 그 돈을 당신을 위해 잘 굴리는 편이 낫다. 게다가 전체 고용주의 약 절반이 과세이연 은퇴연금에 매칭해 돈을 부어준다. 그리고 '달걀을 모두 한 바구니에 담지 말라'는 투자의 진리는 그게 정말 좋은 바구니라도 적용되는 조언이다. 유명한 회사(보통은 자신이 일하는 회사)와 사랑에 빠져 자산 대부분을 그 회사 주식에 몰아넣는 사람이 너무 많다. 하지만 아무리 좋은 기업이라도 결국 비틀거리다 빠르고 갑작스럽게 무너지기도 한다. 판매 수수료가 없고 수수료도 낮은 다각화된 인덱스펀드는 평균보다 조금 높은 장기수익을 보장한다. 게다가 시간이 지날수록 상당히 좋다. 다양한 주식, 인덱스

펀드, 부동산지수, 채권지수 연동 상품, 부동산, 약간의 금을 더하면 포트폴리오를 다각화할 수 있다. 연구에 따르면 판매 수수료가 없고 수수료도 낮은 인덱스펀드(와 상장지수펀드 Exchange Traded Fund, ETF)가 장기적으로 투자자에게 가장 높은 수익을 안겨줬다.

교육: 자녀와 자녀의 능력을 현실적으로 생각하자. 자녀가 대학에 갈 만한 재목인가 아니면 중퇴할 만한 녀석인가? 대학에 간다면 교육비를 지원할 것인가 아니면 휴가비나 여가비까지 대줄 것인가? 자녀가 사회생활에 진입할 괜찮은 코스를 밟고 있는가? 그렇지 않다면 자녀의 대학 지원을 중단하고 그 돈을 은퇴를 위해 저축하자.

▶ 지금 60~80세 이상이라면

| 건강 |

식단: 채식 식단(연어는 예외다)으로 바꾸고 낮 동안에만 식사하자. 해가 지면 아무것도 먹지 않고 케톤증 상태를 만든 다음 낮에 다시 좋은 식품을 먹는 패턴을 반복하면 여러 유전적 스위치를 켜거나 끄는 데 도움이 된다(동물과 인체 실험 증거가 많다). 이렇게 하면 몸은 먼저 생존 모드로 들어가 오래된 세포를 먹어치우고 다시 성장 모드로 들어가 젊은 세포를 채운다. 이런 식습관만으로도 13년 이상 젊어질 수 있다. 피해야 할 5대 중범 식품도 있다. 트랜스 지방, 포화지방(마이크로바이옴을 바꾸는 단백질에 동반된다), 단당류, 첨가 시럽, 영양소가 제거된 탄수화물이다(특히 이런 탄수화물은 혈당을 급격하게 올

린다. 언젠가는 혈당을 실시간으로 확인할 수 있겠지만 먼저 혈당을 99mg/dL 이하로 유지하는 것이 안전하다).

게임: 추리 게임이나 기억력 게임은 추리력이나 기억력에만 도움이 된다. 70세 이상을 대상으로 한 무작위 대조 연구 세 건 결과에 따르면 속도 처리 게임으로 치매를 예방할 수 있었다. 10년 동안 18시간 뇌 운동 교육을 하고 뇌 운동을 하게 하자 치매 발생률과 유병률이 25퍼센트 이상 줄었고 주요 뇌 영역에서 신경전달물질 생성과 분비가 늘었다.

| 돈 |

일: 일을 즐긴다면 왜 그만두려 하는가? 조금 덜 일하고 싶다면 일을 줄이되 계속 돈을 받고 일하면 어떨까? 수입이 있으면 경제적 스트레스가 줄고 더 늘어날 기대수명에 대비해 계속 저축할 수 있다. 계속 일하면 활동과 기술 면에서도 지금 세상과 계속 이어질 수 있다. 일은 사회적 틀도 마련해준다. 지금 은퇴해서 저축을 헐지 않고 가진 자원으로 생활하려면 자산이 얼마나 돼야 할지 평가해보자. 어떤 지출 패턴이 가능할까? 현실적으로 생각하자. 갑자기 짠 나타나 당신을 도와줄 요정 대모가 있으리라 믿을 만큼 어리진 않지 않은가. 원하는 지출 패턴을 감당할 수 없다면 계속 일하면서 저축하거나 현실에 맞춰 원하는 지출을 재평가하자. 둘 다 하면 더욱 좋다!

자원봉사: 당신의 시간, 지식, 돈으로 사회적 선행을 베풀 수 있

다. 디킨스의 《크리스마스 캐럴》에 나오는 달라진 스크루지 영감을 떠올려보자. 당신보다 위대하고 선한 뭔가의 일부가 된다면 삶이 달라진다. 자원봉사는 여러 나이 대의 사람과 소통하는 기회이고 '당신 팀'에서 옛 팀원이 사라졌을 때 팀원을 보충할 발판이 돼주기도 한다.

재산: 유언장에 재산 처분에 관해 명확하게 남기자. 까다로운 문제를 해결하고 정기적으로 재검토하자. 자선단체와 사랑하는 사람에게 얼마나 줄 것인가? 어떤 자선단체에 기부할 것인가? 사랑하는 이들에게 공평하게 나눠줄 것인가? 자녀(혈연이나 비혈연), 손주, 증손주에게는 얼마나 돌아가게 할 것인가? 부유한 사람이나 약물 문제가 있는 사람에게는 얼마나 줄 것인가? 2년마다 1시간 정도 변호사와 함께 유언장을 재검토하고 달라진 삶과 우선순위에 맞춰 유언장을 수정할 것을 권한다.

나가며 | **코로나19에 관한 짧은 이야기**

2020년 초, 코로나19가 전 세계를 강타했을 때 우리는 이 책의 초고를 막 완성한 상태였다. 건강, 면역, 의학 발전, 장수의 이점, "장수는 가장 위대한 혁신자가 될 것이다"라는 문구의 의미에 관해 1년 넘게 연구하고 이야기 나누고 전략을 세우고 고민했다는 뜻이다.

우리는 팬데믹을 거치며 우리가 고심해온 의료와 경제라는 두 가지 세계에 의문을 품게 됐다. 건강과 웰빙은 어떻게 될까? 재정 안정성은?

팬데믹은 인명 손실, 금전 손실을 입히고 인간의 필멸성을 바라보는 관점을 바꾸며 우리 사회에 큰 피해를 줬다. 이는 또 결코 우리가 마주하리라 예상하지 못했지만 결국 새로운 현실이 돼버린 문제에 과학과 의학이 어떻게 적응하며 이를 조정하고 해결하기 위해 연구했는지 조명했다.

세상은 변했다. 맞다. 하지만 변하지 않은 것도 있다. 바로 이 책의 주제, 건강 운명을 좌우할 통제권은 대부분 여전히 당신에게 있다는 것이다. 통계를 보자. 코로나19로 사망한 사람 70퍼센트 이상이 당뇨병, 비만, 고혈압, 암 또는 기타 면역결핍이나 심혈관 질환 같은 동반 질환을 앓고 있거나 달력나이로 70세 이상이었다.[1] 그리고 이런 요인(달력나이 제외)은 생활 습관을 바꾸면 조절할 수 있다. 그렇다고 손해가 덜해지진 않는다. 하지만 중요한 사실을 알 수 있다. 통제할 수 없다고 생각하는 일도 어느 정도는 통제할 수 있다는 점이다.

지금까지 살펴봤듯 가능한 한 건강을 유지해야 앞으로 다가올 모든 의학 발전의 혜택을 누릴 수 있다. 하지만 코로나19는 그 이면도 생각하게 했다. 당신이 예측하지 못한 위협에 맞서 스스로를 보호할 수 있다는 점이다. 심지어 현대 의학이 따라잡기 전에도 말이다. 바로 할 수 있는 한 당신 몸을 최대한 강인하게 하는 것이다.

코로나19는 여러모로 당신 삶을 바꿔놨다. 사랑하는 사람을 잃거나 직장을 잃고 업무를 처리하거나 사람들과 교류하는 방식을 조정해야 했다.

코로나19 팬데믹으로 얻은 교훈과 경험이 뭐든 이를 통해 노화 대혁명에 적용할 수 있는 또 다른 중요한 교훈을 얻었길 바란다. 바로 우리는 역동적인 세상에 살고 있다는 것이다. 당신이 새로운 기회를 얻고 의료적 미래에 대해 새로운 결정을 내려야 하는 세상이다. 여기에 적응하고 그 과정에서 자신을 얼마나 잘 돌볼 수 있을지가 곧 당신이 얼마나 오래, 잘, 건강하게, 젊게 살 수 있는지 결정할 것이다.

● 2050년까지 현실이 될 농담 반 진담 반 14가지 예측

①	당신 자신의 줄기세포와 3D 프린팅을 이용해 신체 각 부위(뇌는 제외)를 대체할 수 있다.
②	많은, 어쩌면 대부분의 암이 완치된다(생존이 아니라 완치다).
③	보통 150세까지 살 것으로 보인다.
④	평균 은퇴 연령은 75세 이상이 된다.
⑤	1994년생 농구 선수 야니스 안테토쿤포 Giannis Antetokounmpo는 그의 아들과 함께 여전히 NBA 현역으로 뛰고 있다. 손자도 곧 합세할 것이다.
⑥	거울을 보면 당신의 활력징후 vital sign가 나타난다. 이 거울은 의심스러운 피부 자국을 판별해 중앙 의료 포털에 보고한다. 그러면 건강과 웰니스 팀에서 이를 즉시 검토한다.
⑦	매년 건강검진 때 혈액검사뿐 아니라 필요하다면 백색지방을 갈색지방으로 바꾸는 지방 대체술을 받는다.
⑧	대법원은 과학적, 기계적 수단으로 아이를 낳게 하는 의료 발전 기술과 관련해 의회가 통과시킨 법안이 합헌인지 검토한다.
⑨	이미 70대에 접어들었는데도 아직도 휴대전화 요금을 내달라고 조르는 밀레니얼 세대 자녀를 부양하느라 지쳤다고 호소하는 부유하고 건강한 베이비붐 세대를 다룬 기사가 연일 머리기사를 장식한다.
⑩	개인 침실과 욕실, 공동생활공간을 갖춘 대형 공동주택이 훨씬 더 활성화된다.
⑪	안구에 야간 투시경과 망원렌즈 설정을 심는다.
⑫	노년을 기대한다(두려워하지 않는다). 모든 연령에서 훨씬 건강해지기 때문이다.
⑬	세포와 유전자 조작으로 정확한 기준을 충족하는 맞춤형 신생아를 만들 수 있다.
⑭	항노화 타코가 나온다!

감사의 말

이 책의 저자들은 우리의 구상을 정확하고 놀랍도록 도발적인 현실로 바꿔준 내셔널지오그래픽 출판부의 훌륭한 팀과 그들의 노력, 헌신, 열정에 감사를 표하고 싶다. 힐러리 블랙Hilary Black과 로런 퍼셀Lauren Purcell은 이 책이 독자와 공유하려는 내용을 훨씬 잘 반영할 수 있도록 글쓰기와 구성을 꾸준히 멋지게 이끌었다. 둘의 헌신이 없었다면 독자는 우리가 장수는 물론 장수가 당신과 가족에게 미칠 영향을 이해하는 데 도움이 되리라고 확신하는 최상의 자료를 얻지 못했을 것이다. 프로젝트 매니저 모리아 페티Moriah Petty는 팬데믹 영향을 많이 받긴 했지만 일정에 맞춰 작업을 이끌어줬다. 리사 토머스Lisa Thomas, 멜리사 패리스Melissa Farris, 니콜 밀러 로버츠Nicole Miller Roberts, 주디스 클라인Judith Klein, 킴 루이스Kim Lewis, 대닌 굿윈Daneen Goodwin, 앤 데이Ann Day, 머리사 라슨Marisa Larson에게도 깊이 감사한다.

마이클 F. 로이젠

내 책은 언제나 사람들이 더 건강하게 장수하도록 돕겠다는 목표의 보조 도구다. 도서 에이전트이자 멋진 편집자인 동시에 사려 깊은 독자인 캔디스 퍼먼(Candice Fuhrman)의 도움이 없었다면 불가능한 일이었을 것이다. 진심으로 고마워요, 퍼먼! 이 프로젝트를 위해 애써준, 앞서 언급한 내셔널지오그래픽 모든 팀에도 감사한다. 특히 책 표지나 각 장에 관해 말도 안 되는 걱정을 견뎌준 블랙에게 고맙다. 그는 매우 뛰어난 편집자일 뿐 아니라 전체 프로젝트를 감독하고 이 책이 최선의 결과물이 되도록 독려해줬다. 그의 사려 깊은 리더십 덕분에 이 책이 나올 수 있었다. 이 책과 책에 담긴 메시지를 깊이 지지해준 내셔널지오그래픽 전 편집장 수전 골드버그(Susan Goldberg)에게도 깊은 감사를 드린다.

물론 이 모든 노력은 우리 가족의 전적인 헌신이 없었다면 불가능했을 것이다. 특히 지지와 격려, 날카로운 지적을 아끼지 않은 성녀 같은 멋진 아내 낸시(Nancy) 박사에게 감사한다. 약사인 젠(Jen)과 소아내분비학자인 제프(Jeff)도 격려를 쏟아줬다. 101세가 넘어 돌아가신 장모님 매리언(Marion)은 노년도 매우 활기찬 시기가 될 수 있음을 보여줬다. 장모님이 우리에게 미친 영향이 이 책에 담겨 있다. 여동생 마샤(Marsha)와 처남 리처드 로리(Richard Lowry)도 비판적 독자로 이 책에 영향을 줬다. 이 직계가족에 카체스(Katzes), 우놉스키스(Unobskeys), 캄포도니코스(Campodonicos) 같은 '확장된 가족'이 때로 더해졌다. 이 책의 개념을 지지하고 비평해준 메멧(Mehmet)과 리사 오즈(Lisa Oz), 이들의 가족 다프네Daphne, 존 몰딘John Mauldin, 잭 와서먼Zack Wasserman에게도 감사를 전한다.

공동 저자 앨버트와 매주 탁구 경기를 하며 나눈 긴 대화(와 그의 아내이자 동반자인 오드리Audrey의 잦은 의견)가 없었다면 이 책도 없었을 것이다. 이 최종 결과물이 그의 유머와 명석함을 잘 담았으면 한다. 다른 공동 저자 피터의 명확하고 간결한 경제 분석도 큰 자극이 됐다.

우리는 모두 '노화 대혁명 회사Great Age Reboot Company'의 자문위원에게 영감을 받았다. 팻 콕스Pat Cox 박사, 니콜라 핀리Nicola Finley, 루이스 몰리나우Louis Malinow, 래리 메이Larry May, 해리 오큰Harry Oken, 줄리언 베일스Julien Bailes, 닉 진스Nick Genes, 로버트 콜튼Robert Colton, 어서 사티시Usha Satish에게 감사한다. 모두 클리블랜드클리닉의 동료, 임상의, 과학자, 전문가거나 내게 "장수는 차세대 혁신자Longevity Is the Next Disruptor™"라는 말을 알려준 웰니스연구소Wellness Institute 동료들이 세운 토대 위에 있는 사람들이다. 언제나 과학적 엄밀성을 강조하는 믈라덴 골루빅Mladen Golubic 박사는 큰 박수를 받을 만하다. 장수 분야의 다른 외부 전문가에게도 감사하다. 특히 샤이 에프라티Shai Efrati, 피터 아티아Peter Attia, 피터 디아만디스Peter Diamandis, 데이비드 싱클레어에게 감사드린다. 그리고 노화 대혁명 회사와 앱, 웹사이트, 팟캐스트 등을 만드는 데 도움을 준 팀이 없었다면 이 일을 하지 못했을 것이다. 라파엘 체디노Rafhael Cedeno, 코리 브리지스Corey Bridges, 존 데이John Day, 랜덜 미로프Randall Myeroff, 크레이그 코거트Craig Cogut와 의장 데이비드 에이브럼슨David Abramson에게 감사한다.

무엇보다 나는 전통이라는 틀을 깨고 클리블랜드클리닉을 가장 일하기 좋고 환자들이 치료받기 좋은 곳으로 만드는 여러 의료진과 함께 일할 수 있어 행운이라고 생각한다. 특히 문화와 장기적 결과 모두에서 웰니스를 원한다면 말이다. 클리블랜드클리닉 CEO는 우리 조직이 계속 질병 치료와 간병에만 집중해서는 훌륭한 기관이 될 수 없다는 뜻을 고수했다. CEO 토비 코스그로브Toby Cosgrove는 물론 신임 CEO 톰 미할예비치Tom Mihaljevic 박사는 우리 클리닉이 이미 질병 치료에서 최고지만 모든 직원과 우리가 만나는 모든 사람을 위해 웰니스가 우리 일의 일부가 돼야 한다고 단언했다.

특히 웰니스 운영 책임자인 퍼시 바테나Percy Bhathena, 수석 코치 에이미 개넌Amy Gannon, 수석 영양사 크리스틴 커크패트릭Kristin Kirkpatric이 중요한 역할을 해줬다. 과학적 공헌과 건설적 비판을 해준 모든 분 그리고 이 작업을 완수할 수 있도록 격려하고 시간을 허락해준 분에게 감사드린다. 지난 몇 년 동안 재능 있고 창의적인 모임에서 연구할 수 있어 행운이라고 생각한다. 마틴 해리스Martin Harris 박사, 브리지트 더피Bridget Duffy 박사, 마이클 오도넬Mike O'Donnell 박사, 데니스 케니Dennis Kenny 박사, 리치 랭Rich Lang 박사, 라울 세발로스Raul Seballos 박사, 스티븐 파인리브Steven Feinleib 박사, 바버라 메싱거래포트Barbara Messinger-Rapport 박사, 록샌 수콜Roxanne Sukol 박사, 리치 카타부케Rich Cartabuke 박사에게 감사드린다. 마이클 케셀Mike Kessel, 미라 일릭Mira Ilic, 캐런 타보르Karen Tabor, 캐런 존스Karen Jones, 짐 영Jim Young 박사에게도 감사한다. 리치 카르모나Rich Carmona 박사를 비롯한 캐니언 랜치

Canyon Ranch 전문가에게도 감사의 말을 전한다. 시내 학교 교사 모임 전반을 이끈 로절린드 스트릭랜드Rosalind Strickland와 영감을 준 오티스 모스Otis Moss 목사님에게도 감사한다.

이 책에 과학적 영감을 준 분도 많다. 키스 로치Keith Roach와 고故 아니타 슈리브Anita Shreve, 정확성을 기하기 위해 책의 각 부분을 읽어준 여러 노인병과 내과 전문의에게 특별한 감사를 표한다. 내용을 검증하고 확인하고 책에 전문 지식을 더해준 신체나이 팀의 다른 분들에게도 감사를 전하고 싶다.

내 행정비서 재키 프리Jackie Frey는 이 작업을 가능하게 해줬고 그레이스 티트게마이어Grace Titgemeier는 참고 자료를 더 정확하게 가다듬어줬다. 〈유에스뉴스앤드월드리포트U.S. News & World Report〉에서 클리블랜드클리닉을 27년 연속 심장 치료 분야 1위로 꼽은 것은 우연이 아니다. 내 전 비서 앤마리 프린스Anne-Marie Prince와 다이앤 리버랜드Diane Reverand에게도 특별한 감사를 전하고 싶다. 그는 동료들이 불쾌해할까 봐 걱정하지 말라고 말해줬다. 과학적 근거만 탄탄하다면 유전자를 스스로 조절할 수 있다는 사실을 당신이 이해할 수 있도록 동기를 부여하려는 내 노력을 이해해줄 것이라고 말해주기도 했다.

물론 글을 훨씬 정확하고 읽을 만하게 만들어준 테드 스파이커Ted Spiker도 빼놓을 수 없다. 그가 얼마나 멋진 사람인지 이루 말할 수 없다(그래요, 제가 동사로 문장 끝냈어요. 알아요, 안다고요).

나는 이 책이 독자가 더 젊고 오래 사는 데 도움을 주길 바라며 또 그러리라 믿는다. 우리 의료 시스템에서 더 오랫동안 질병과 싸우지 않아도 되는 사람이 늘어난다는 생각은 의사에게 가장 큰 보람이 아닐 수 없다.

피터 린네만

이 책은 내게 깨달음을 주는 배움의 경험이었다. 52년 전 시작한 이 과정에서 끊임없이 배우고 성장하는 기쁨을 알게 해준 루실 G. 포드Lucille G. Ford 박사에게 감사의 말씀을 전한다. 101세 생일을 앞둔 그는 생산적으로 나이 드는 노화의 표본이기도 하다. 조금은 회의적이던 내게 이 모험에 동참하자고 권해준 오랜 친구이자 공동 저자인 앨버트에게도 감사를 표하고 싶다. 끊임없는 질문에 끈질기게 대답해준 공동 저자 마이클에게도 감사드린다.

앨버트 래트너

사람들이 건강하게 장수를 누릴 수 있도록 돕고 싶다는 열망을 심어준 아내 오드리와 클리블랜드클리닉에 감사드린다. 그들의 기술과 탁월함에 내 경험을 더할 수 있게 해준 마이클, 피터, 테드에게도 감사한다.

미주

들어가며: 노화 대혁명이란 무엇인가

1   Singapore University of Technology and Design, "Print Me an Organ: Why Are We Not There Yet?" *ScienceDaily*(2019). www.sciencedaily.com/releases/2019/12/191211082709.htm.

2   Adam Hoffman, "Tiny Robots Can Clear Clogged Arteries," *Smithsonian Magazine*(2015), https://www.smithsonianmag.com/innovation/tiny-robots-can-clear-clogged-arteries-180955774/.

3   Mingtao Zhang, Emily A. Eshraghian, Omar Al Jammal et al., "CRISPR Technology: The Engine That Drives Cancer Therapy," *Biomedicine & Pharmacotherapy* 133(2021), doi: 10.1016/j.biopha.2020.111007.

4   Sarah K. Madden, Aline Dantas de Araujo, Mara Gerhardt et al., "Taking the Myc Out of Cancer: Toward Therapeutic Strategies to Directly Inhibit c-Myc," *Molecular Cancer* 20, article no. 3 (2021), doi:10.1186/s12943-020-01291-6.

5   David A. Sinclair and Matthew D. LaPlante, *Lifespan: Why We Age—and Why We Don't Have To*(New York: Thorsons, 2019); 데이비드 A. 싱클레어·매슈 D. 러플랜트 지음, 이한음 옮김,《노화의 종말》(부키, 2020).

6   Michael F. Roizen, *RealAge: Are You as Young as You Can Be?*(New York: Harper

Collins, 1999); 마이클 로이젠 지음, 민병진 옮김,《당신의 '건강나이'는 몇 살입니까》(문학사상사, 2001).

7   Yasuyosh Ouchi, Hiromi Rakugi, Hidenori Arai et al., on behalf of the Joint Committee of Japan Gerontolgical Society and Japan Geriatrics Society on the Definition and Classification of the Elderly, "Redefining the Elderly as Aged 75 Years and Older: Proposal From the Joint Committee of Japan Gerontological Society and the Japan Geriatrics Society." *Geriatrics Gerontology International* 17, no. 7 (2017), doi:10.1111/ggi.13118.

8   William C. Hittinger, "Metal-Oxide-Semiconductor Technology," *Scientific American* 229, no. 2 (1973): 48–59, doi:10.1038/scientificamerican0873-48.

9   Michael F. Roizen and Mehmet C. Oz. *YOU: Losing Weight: The Owner's Manual to Simple and Healthy Weight Loss* (New York: Free Press, 2011).

10 Dana Goldman, "The Economic Promise of Delayed Aging," *Cold Spring Harbor Perspectives in Medicine* 6, no. 2 (2016): a025072, doi:10.1101/cshperspect.a025072.

11 CDC/NCHS, "Life Expectancy at Birth, at 65 Years of Age, and at 75 Years of Age, by Race and Sex: United States," *Vital Statistics Rates in the United States* (2010), https://www.cdc.gov/nchs/data/hus/2010/022.pdf.

PART 1. 과거에서 미래로

1   "Life Expectancy in Industrial and Developing Countries in 2020," *Statista Research Department* (Nov. 27, 2020). https://www.statista.com/statistics/274507/life-expectancy-in-industrial-and-developing-countries/.

2   Theresa Andrasfay and Noreen Goldman, "Reductions in 2020 U.S. Life Expectancy Due to COVID-19 and the Disproportionate Impact on the Black and Latino Populations," medRxiv, (October 2020), doi:10.1101/2020.07.12.20148387.

3   CDC, National Center for Health Statistics, "Life Expectancy in the U.S. Declined a Year and a Half in 2020," July 21, 2021, https://www.cdc.gov/nchs/pressroom/nchs_press_releases/2021/202107.htm.

4   Ibid.

● **01 · 과거를 살펴 미래를 내다보다**

1   U.S. Census Bureau, "United States Population Projections: 2000 to 2050" (2018), https://www.census.gov/library/working-papers/2009/demo/us-pop-proj-2000-2050.html.

2   Elizabeth Arias and Jiquan Xu, "United States Life Tables," *National Vital Statistics Reports* 68, no. 7 (June 2019), https://www.cdc.gov/nchs/data/nvsr/nvsr68/nvsr68_07-508.pdf.

3   Max Roser, Esteban Ortiz-Ospina, and Hannah Ritchie, "Life Expectancy." *Our World in Data*, 2019, https://ourworldindata.org/life-expectancy.

4   Steven Woolf and Heidi Schoomaker, "Life Expectancy and Mortality Rates in the United States, 1959–2017," *JAMA* 322, no. 20 (2019): 1996–2016, doi:10.1001/jama.2019.16932.

5   Stein Emil Vollset, Emily Goren, Chun-Wei Yuan et al., "Fertility, Mortality, Migration, and Population Scenarios for 195 Countries and Territories From 2017 to 2100: A Forecasting Analysis for the Global Burden of Disease Study," *The Lancet* 396, no. 10258 (2020): 1285–1306, doi:10.1016/S0140-6736(20)30677-2.

6   Max Roser, Esteban Ortiz-Ospina, and Hannah Ritchie, "Life Expectancy." *Our World in Data*, 2019, https://ourworldindata.org/life-expectancy.

7   Jeffrey S. Passel and D'Vera Cohn, "U.S. Population Projections: 2005–2050," Pew Research Center, 2008, https://www.pewresearch.org/ hispanic/2008/02/11/us-population-projections-2005-2050.

8   Christopher Ingraham, "Look at How Much Weight You're Going to Gain," *Washington Post*, January 29, 2016, https://www.washingtonpost.com/news/wonk/wp/2016/01/29/the-age-when-you-gain-the-most-weight.

9   T. J. Sheehan, S. DuBrava, L. M. DeChello et al., "Rates of Weight Change for Black and White Americans Over a Twenty Year Period," *International Journal of Obesity* 27 no. 4 (2003): 498–504, doi:10.1038/sj.ijo.0802263.

10 JAMA Network Journals, "Weight Gain From Early to Middle Adulthood Linked to Increased Risk of Major Chronic Diseases, Death," *Eureka Alert*, July 18, 2017.

11 Nicholas S. Hendren, James A. de Lemos, Colby Ayers et al., "Association of Body Mass Index and Age With Morbidity and Mortality in Patients Hospitalized With COVID-19: Results From the American Heart Association COVID-19

Cardiovascular Disease Registry," *Circulation* 143 (2021): 135–144, doi:10.1161/CIRCULATIONAHA.120.051936.

12 Andrew J. Scott, Martin Ellison, and David A. Sinclair, "The Economic Value of Targeting Aging," *Nature Aging* 1 (2021): 616–623, doi: 10.1038/s43587-021-00080-0.

13 사회적 관계가 노화에 미치는 중요성에 대한 논의를 더 살펴보려면《당신의 '건강 나이'는 몇 살입니까?》와 로이젠의 저서《내몸 사용 설명서^{YOU}》시리즈를 보라.

14 Gill Livingston, Andrew Sommerlad, Vasiliki Orgeta et al., "Dementia Prevention, Intervention, and Care," *The Lancet* 390, no. 10113 (2017): 2673–2734, doi:10.1016/S0140-6736(17)31363-6.

15 Harry Owen Taylor, Robert Joseph Taylor, Ann W. Nguyen et al., "Social Isolation, Depression, and Psychological Distress Among Older Adults," *Journal of Aging and Health* 30, no. 2 (2018): 229–246, doi:10.1177/0898264316673511.

16 Isobel E. M. Evans, David J. Llewellyn, Fiona E. Matthews et al., "Social Isolation, Cognitive Reserve, and Cognition in Healthy Older People," *PLoS ONE* 13, no. 8 (2018): 1–14, doi:10.1371/journal.pone.0201008.

● 02 · 미래 당신의 몸, 우리의 세계

1 "System/360 Dates and Characteristics," IBM, https://www.ibm.com/ibm/history/exhibits/mainframe/mainframe_FS360.html; "Mainframe Computers," Computer History Museum, https://www.computerhistory.org/revolution/mainframe-computers/7/161–1965.

2 United Nations, Department of Economics and Social Affairs, World Social Report 2020: *Inequality in a Rapidly Changing World* (New York: United Nations, 2020).

PART 2. 매혹적인 과학

1 Kirsten J. Colello and Angela Napili, "Older Americans Act: Overview and Funding," *Congressional Research Service* (April 22, 2021), https://crsreports.congress.gov/product/pdf/R/R43414.

2   "Too Many Patents," *Patent Progress*(2014). https://www.patentprogress.org/systemic-problems/too-many-patents.

3   Patrick Cox, *The Methuselah Effect—How the Trend Toward Longevity Is Accelerating—and Soon Will Turn Your World Upside Down*(Dallas: Mauldin Economics, 2016).

- **03 · 카멜레온 세포**

1   Cleveland Clinic, "Heart Failure: Understanding Heart Failure," https://my.clevelandclinic.org/health/diseases/17069-heart-failure-understanding-heart-failure/management-and -treatment.

2   "Osaka University Transplants iPS Cell-Based Heart Cells in World's First Clinical Trial," Japan Times, January 28, 2020, https://www.japantimes.co.jp/news/2020/01/28/national/science-health/osaka-university-transplants-ips-cell-based-heart-cells-worlds-first-clinical-trial.

3   Satoshi Kainuma, Shigeru Miyagawa, Koichi Toda et al., "Long-Term Outcomes of Autologous Skeletal Myoblast Cell-Sheet Transplantation for End-Stage Ischemic Cardiomyopathy," *Molecular Therapy* 29, no. 4 (April 2021), doi: 10.1016/j.ymthe.2021.01.004.

4   "Neurons at the Laboratory Can Be Integrated Into Human Brain Tissue," Universitat de Barcelona, August 27, 2020, https://www.ub.edu/web/ub/en/menu_eines/noticies/2020/08/004.html.

5   Beatriz Suárez-Álvarez, Ramón M. Rodriguez, Vincenzo Calvanese et al., "Epigenetic Mechanisms Regulate MHC and Antigen Processing Molecules in Human Embryonic and Induced Pluripotent Stem Cells," *PLoS ONE* 5, no. 4 (2010): e10192. doi.org/10.1371/journal.pone.0010192.

6   Ratnesh Singh, Oscar Cuzzani, François Binette et al., "Pluripotent Stem Cells for Retinal Tissue Engineering: Current Status and Future Prospects," *Stem Cell Reviews and Reports* 14, no. 4 (2018): 463–483, doi:10.1007/s12015-018-9802-4.

7   Federico Quaini, Konrad Urbanek, Antonio P. Beltrami et al., "Chimerism of the Transplanted Heart," *New England Journal of Medicine* 346, no. 1 (2002): 5–15.

8   Jerry W. Shay and Woodring E. Wright, "Hayflick, His Limit, and Cellular Ageing," *Nature Reviews Molecular Cell Biology* 1 (2000): 72–76, doi:10.1038/35036093.

9   Yafit Hachmo, Amir Hadanny, Ramzia Abu Hamed et al., "Hyperbaric Oxygen Therapy Increases Telomere Length and Decreases Immunosenescence in Isolated Blood Cells: A Prospective Trial," *Aging* 12, no. 22 (2020): 22445–22456, doi:10.18632/aging.202188.

10 Joy Q. He, Eric S. Sussman, and Gary K. Steinberg, "Revisiting Stem Cell-Based Clinical Trials for Ischemic Stroke," *Frontiers in Aging Neuroscience* 12 (December 14, 2020): 575990, doi:10.3389/fnagi.2020.575990.

11 Charles A. Goldthwaite, Jr., "The Promise of Induced Pluripotent Stem Cells (iPSCs)," in *Regenerative Medicine* (Bethesda, Md: National Institutes of Health, 2006).

12 Changhan Lee and Valter Longo, "Dietary Restriction With and Without Caloric Restriction for Healthy Aging," *F1000Research* 5 (January 29, 2016): 117, doi:10.12688/f1000research.7136.1.

13 Rafael de Cabo and Mark P. Mattson, "Effects of Intermittent Fasting on Health, Aging, and Disease," *New England Journal of Medicine* 381 (2019): 2541–2551.

14 Hyung Wook Park, "Longevity, Aging, and Caloric Restriction: Clive Maine McCay and the Construction of a Multidisciplinary Research Program," *Natural Sciences* 40, no. 1 (Winter 2010): 79–124, doi:10.1525/hsns.2010.40.1.79.

15 Wen-Chung Tsai, Tung-Yang Yu, Gwo-Jyh Chang et al., "Platelet-Rich Plasma Releasate Promotes Regeneration and Decreases Inflammation and Apoptosis of Injured Skeletal Muscle," *American Journal of Sports Medicine* 46, no. 8 (2018): 198–1986, doi:10.1177/0363546518771076.

16 Karthik Arumugam, William Shin, Valentina Schiavone et al., "The Master Regulator Protein BAZ2B Can Reprogram Human Hematopoietic Lineage-Committed Progenitors Into a Multipotent State," *Cell Reports* 33, no. 10 (December 8, 2020): 108474, doi:10.1016/j.celrep.2020.10847.

● 04 · 세포의 마술

1   Tamara Tchkonia, Yi Zhu, Jan van Deursen et al., "Cellular Senescence and the Senescent Secretory Phenotype: Therapeutic Opportunities," *Journal of Clinical Investigation* 123, no. 3 (2013): 966–972, doi:10.1172/JCI64098. 다음도 보라. Susan Buckles, "Turning the Clock Back on Aging," Mayo Clinic Center for Regenerative Medicine, September 17, 2020, https://regenerativemedicineblog.mayoclinic.

org/2020/09/17/turning-the-clock-back-on-aging/.
2   UNITY Biotechnology, "UNITY Biotechnology Announces 12-Week Data From UBX0101 Phase 2 Clinical Study in Patients With Painful Osteoarthritis of the Knee," *GlobeNewswire*, August 17, 2020.
3   Saul A. Villeda, Kristopher E. Plambeck, Jinte Middeldorp et al., "Young Blood Reverses Age-Related Impairments in Cognitive Function and Synaptic Plasticity in Mice," *Nature Medicine* 20 (2014): 659–663, doi: 10.1038/nm.3569.
4   Judith Campisi, Pankaj Kapahi, Gordon J. Lithgow et al., "From Discoveries in Ageing Research to Therapeutics for Healthy Ageing," Nature 571, no. 7764 (2019): 183–192.
5   Steve Horvath, Kavita Singh, Ken Raj et al., "Reversing Age: Dual Species Measurement of Epigenetic Age With a Single Clock," *bioRxiv*(2020), doi:10.1101/2020.05.07.082917.
6   Keng Siang Lee, Shuxiao Lin, David A. Copland et al., "Cellular Senescence in the Aging Retina and Developments of Senotherapies for Age-Related Macular Degeneration," *Journal of Neuroinflammation* 18, no. 32 (2021), doi:10.1186/s12974-021-02088-0.
7   Louisa Chou, Tom A. Ranger, Waruna Peiris et al., "Patients' Perceived Needs for Medical Services for Non-Specific Low Back Pain: A Systematic Scoping Review," *PLoS One* 13, no. 11 (2018), doi:10.1371/journal.pone.0204885.
8   Brian Gehlbach and Eugene Geppert, "The Pulmonary Manifestations of Left Heart Failure," Chest 125 (2004): 669–682.
9   J. L. Kirkland and T. Tchkonia, "Senolytic Drugs: From Discovery to Translation," *Journal of Internal Medicine* 288, no. 5 (November 2020): 518–536, doi:10.1111/joim.13141.
10 Anna Walaszczyk, Emily Dookun, Rachael Redgrave et al., "Pharmacological Clearance of Senescent Cells Improves Survival and Recovery in Aged Mice Following Acute Myocardial Infarction," *Aging Cell* 18, no. 3 (2019): e12945.
11 Sarbari Saha, Debasna P. Panigrahi, Shankargouda Patil et al., "Autophagy in Health and Disease: A Comprehensive Review," *Biomedicine & Pharmacotherapy* 104 (2018): 485–495.
12 Mohammad Bagherniya, Alexandra E. Butler, George E. Barreto et al., "The

Effect of Fasting or Calorie Restriction on Autophagy Induction: A Review of the Literature," *Ageing Research Reviews* 47 (2018): 183–197, doi:10.1016/j.arr.2018.08.004.

13 Laura Poillet-Perez and Eileen White, "Role of Tumor and Host Autophagy in Cancer Metabolism," *Genes & Development* 33 (2019): 610–619, doi:10.1101/gad.325514.119.

14 Laura Poillet-Perez, Xiaoqi Xie, Le Zhan et al., "Autophagy Maintains Tumour Growth Through Circulating Arginine," *Nature* 563 (2018): 569–573, doi:10.1038/s41586-018-0697-7.

15 Melod Mehdipour, Colin Skinner, Nathan Wong et al., "Rejuvenation of Three Germ Layers Tissues by Exchanging Old Blood Plasma With Saline-Albumin," *Aging* 12, no. 10 (2020): 8790–8819, doi:10.18632/aging.103418.

16 David A. Sinclair and Matthew D. LaPlante, Lifespan: Why We Age—and Why We Don't Have To (New York: Thorsons, 2019); 데이비드 A. 싱클레어·매슈 D. 러플랜트 지음, 이한음 옮김,《노화의 종말》(부키, 2020)

● 05 · 편집되는 DNA 운명

1 Zhongqiu Xie, Pawel Ł. Janczyk, Yingg Zhang et al., "A Cytoskeleton Regulator AVIL Drives Tumorigenesis in Glioblastoma," *Nature Communications* 11, article no. 3457 (2020), doi:10.1038/s41467-020-17279-1.

2 The American Association for Cancer Research Human Epigenome Task Force and European Union, Network of Excellence, Scientific Advisory Board, "Moving AHEAD With an International Human Epigenome Project," *Nature* 454 (2008): 711–715, doi:10.1038/454711a.

3 Elissa S. Epel, Elizabeth H. Blackburn, Jue Lin et al., "Accelerated Telomere Shortening in Response to Life Stress," *Proceedings of the National Academy of Sciences* 101, no. 49 (December 2004): 17312–17315, doi:10.1073/pnas.0407162101.

4 Dean Ornish, Mark Jesus M. Magbanua, Gerdi Weidner et al., "Changes in Prostate Gene Expression in Men Undergoing an Intensive Nutrition and Lifestyle Intervention." *Proceedings of the National Academy of Sciences* 105, no. 24 (June 2008): 8369–8374, doi:10.1073/pnas.0803080105.

5 Francisco Martínez-Jiménez, Ferran Muiños, Inés Sentís et al., "A Compendium

of Mutational Cancer Driver Genes," *Nature Reviews Cancer* 20 (2020): 555–572, doi:10.1038/s41568-020-0290-x.

6 Apresio K. Fajrial, Qing Qing He, Nurul I. Wirusanti et al., "A Review of Emerging Physical Transfection Methods for CRISPR/Cas9-Mediated Gene Editing," *Theranostics* 10, no. 12 (2020): 5532–5549.

7 Shao-Shuai Wu, Qing-Cui Li, Chang-Qing Yin et al., "Advances in CRISPR/Cas-based Gene Therapy in Human Genetic Diseases," *Theranostics* 10, no. 10 (2020): 4374–4382, doi:10.7150/thno.43360.

8 Vera Lucia Raposo, "The First Chinese Edited Babies: A Leap of Faith in Science," *JBRA Assisted Reproduction* 23, no. 3 (2019): 197–199, doi:10.5935/1518-0557.20190042.

9 Haydar Frangoul, David Altshuler, M. Domenica Cappellini et al., "CRISPR-Cas9 Gene Editing for Sickle Cell Disease and β-Thalassemia," *New England Journal of Medicine* 384 (2021): 252–260, doi:10.1056/NEJMoa2031054.

10 Eliot Marshall, "Gene Therapy Death Prompts Review of Adenovirus Vector," *Science* 286, no. 5448 (December 17, 1999): 2244–2245.

11 Alejandro Ocampo, Pradeep Reddy, Paloma Martinez-Redondo et al., "In Vivo Amelioration of Age-Associated Hallmarks by Partial Reprogramming," *Cell* 167, no. 7 (December 15, 2016): 1719–1733.E12, doi:10.1016/j.cell.2016.11.052.

12 Antonio Regalado, "A Stealthy Harvard Startup Wants to Reverse Aging in Dogs, and Humans Could Be Next," *MIT Technology Review*, May 9, 2018.

13 Shinya Yamanaka, "Induced Pluripotent Stem Cells: Past, Present, and Future," *Cell Stem Cell* 10, no. 6 (June 14, 2012): 678–684.

14 Jeremy Michael Van Raamsdonk, and Siegfried Hekimi, "FUdR Causes a Twofold Increase in the Lifespan of the Mitochondrial Mutant gas-1," *Mechanisms of Ageing and Development* 132, no. 10 (2011): 519–521.

15 Yuancheng Lu, Benedikt Brommer, Xiao Tian et al., "Reprogramming to Recover Youthful Epigenetic Information and Restore Vision," *Nature* 588 (2020): 124–129, doi:10.1038/s41586-020-2975-4.

16 George M. Martin, Steven N. Austad, and Thomas E. Johnson, "Genetic Analysis of Ageing: Role of Oxidative Damage and Environmental Stresses," *Nature Genetics* 13, no. 1 (May 1996): 25–34.

17 Jianfeng Lan, Jarod A. Rollins, Xiao Zang et al., "Translational Regulation of Non-autonomous Mitochondrial Stress Response Promotes Longevity," *Cell Reports* 28, no. 4 (2019): 1050–1062.e6, doi: 10.1016/j.celrep.2019.06.078.

18 Giacamo Cavalli and Edith Heard, "Advances in Epigenetics Link Genetics to the Environment and Disease," *Nature* 571 (2019): 489–499, doi:10.1038/s41586-019-1411-0.

19 Mohamed M. Ali, Dina Naquiallah, Maryam Qureshi et al., "DNA Methylation Profile of Genes Involved in Inflammation and Autoimmunity Correlates With Vascular Function in Morbidly Obese Adults," *Epigenetics* (2021), doi:10.1080/1559 2294.2021.1876285.

20 David A. Sinclair and Matthew D. LaPlante, Lifespan: Why We Age—and Why We Don't Have To (New York: Thorsons, 2019); 데이비드 A. 싱클레어·매슈 D. 러플랜트 지음, 이한음 옮김, 《노화의 종말》(부키, 2020)

21 RMIT University, "Metal-Organic Frameworks Successfully Deliver CRISPR/Cas9 Into Human Cancer Cells," *Technology Networks*, November 23, 2020.

22 Redouane Aherrahrou, Liang Guo, V. Peter Nagraj et al., "Genetic Regulation of AtherosclerosisRelevant Phenotypes in Human Vascular Smooth Muscle Cells," *Circulation Research* 127 (2020): 1552–1565, doi:10.1161/CIRCRESAHA.120.317415.

● 06 · 당신의 방어 체계

1 K. Esfahani, L. Roudaia, N. Buhlaiga et al., "A Review of Cancer Immunotherapy: From the Past, to the Present, to the Future," *Current Oncology* 27, suppl. 2 (2020) 87–97, doi:10.3747/co.27.5223.

2 Charles N. Serhan and Bruce D. Levy, "Resolvins in Inflammation: Emergence of the Pro-Resolving Superfamily of Mediators," *Journal of Clinical Investigation* 128, no. 7 (2018): 2657–2669, doi:10.1172/JCI97943.

3 Sara Campinoti, Asllan Gjinovci, Roberta Ragazzini et al., "Reconstitution of a Functional Human Thymus by Postnatal Stromal Progenitor Cells and Natural Whole-Organ Scaffolds," *Nature Communications* 11, article no. 6372 (2020), doi:10.1038/s41467-020-20082-7.

4 Jeffrey A. Haspel, Ron Anafi, Marishka K. Brown et al., "Perfect Timing: Circadian Rhythms, Sleep, and Immunity—An NIH Workshop Summary," *JCI Insight* 5, no.

1 (January 16, 2020): e131487, doi:10.1172/jci.insight.131487.

5   Adrian F. Gombart, Adeline Pierre, and Silvia Maggini, "A Review of Micronutrients and the Immune System—Working in Harmony to Reduce the Risk of Infection," *Nutrients* 12, no. 1 (2020): 236, doi:10.3390/nu12010236.

6   Michael F. Roizen and Michael C. Crupain, *What to Eat When: A Strategic Plan to Improve Your Health & Life Through Food* (Washington, D.C.: National Geographic, 2019); 마이클 로이젠·마이클 크러페인·테드 스파이커 지음, 공지민 옮김, 《내 몸은 언제 먹는가로 결정된다》(세종서적, 2021)

7   James P. Allison, "Immune Checkpoint Blockade in Cancer Therapy: The 2015 Lasker-DeBakey Clinical Medical Research Award," *JAMA* 314, no. 11 (2015): 1113–1114, 이 외에 J. P. Allison과 개인적으로 소통한 내용.

8   Michael J. Eppihimer, Jason Gunn, Gordon J. et al., "Expression and Regulation of the PD-L1 Immunoinhibitory Molecule on Microvascular Endothelial Cells," *Microcirculation* 9, no. , 133–145, doi: 10.1038/sj/mn/7800123.

9   Philip C. Calder, "Nutrition, Immunity and COVID-19," *BMJ Nutrition, Prevention & Health* 3, no. 1 (2020), doi:10.1136/bmjnph-2020-000085.

10 Hasan Ejaz, Abdullah Alsrhani, Aizza Zafar et al., "COVID-19 and Comorbidities: Deleterious Impact on Infected Patients," *Journal of Infection and Public Health* 13, no. 12 (December 12, 2020): 1833–1839, doi:10.1016/j.jiph.2020.07.014.

11 Adrian F. Gombart, Adeline Pierre, and Silvia Maggini, "A Review of Micronutrients and the Immune System—Working in Harmony to Reduce the Risk of Infection," *Nutrients* 12, no. 1 (2020): 236, doi:10.3390/nu12010236.

12 Robert J. Mason, "Pathogenesis of COVID-19 From a Cell Biology Perspective," *European Respiratory Journal* 55, no. 4 (April 2020): 2000607, doi:10.1183/13993003.00607-2020.

13 Centers for Disease Control and Prevention, "Understanding How Vaccines Work," https://www.cdc.gov/vaccines/hcp/conversations/understanding-vacc-work.html (최종 접속일: 2021년 11월 28일).

14 David M. Margolis, Richard A. Koup, and Guido Ferrari, "HIV Antibodies for Treatment of HIV Infection," *Immunological Reviews* 275, no. 1 (2017): 313–323, doi:10.1111/imr.12506.

15 Steve Black, David E. Bloom, David C. Kaslow et al., "Transforming Vaccine

Development," *Seminars in Immunology* 50 (August 2020): 101413, doi:10.1016/j.smim.2020.101413.

16 Luca Vangelista and Massimiliano Secchi, "Prepare for the Future: Dissecting the Spike to Seek Broadly Neutralizing Antibodies and Universal Vaccine for Pandemic Coronaviruses," *Frontiers in Molecular Biosciences* 7 (September 1, 2020): 226, doi:10.3389/fmolb.2020.00226.

17 Nir Eyal, Marc Lipsitch, and Peter G. Smith, "Human Challenge Studies to Accelerate Coronavirus Vaccine Licensure," *Journal of Infectious Diseases* 221, no. 11 (June 1, 2020): 1752–1756, doi:10.1093/infdis/jiaa152.

18 Viveksandeep Thoguluva Chandrasekar, Bhanuprasad Vankatesalu, Harsh K. Patel et al., "Systematic Review and Meta-Analysis of Effectiveness of Treatment Options Against SARS-CoV-2 Infection," *Journal of Medical Virology* 93, no. 2 (2021): 775–785. doi:10.1002/jmv.26302.

19 Xueqing Wang and Yuanfang Guan, "COVID-19 Drug Repurposing: A Review of Computational Screening Methods, Clinical Trials, and Protein Interaction Assays," *Medicinal Research Reviews* 41, no. 1 (2021): 5–28, doi:10.1002/med.21728.

20 Juanita Mellet and Michael S. Pepper, "A COVID-19 Vaccine: Big Strides Come With Big Challenges," *Vaccines* 9, no. 1 (2021): 39, doi:10.3390/vaccines9010039.

● 07 · 미래의 신체 에너지

1 Denis P. Blondin, Soren Nielsen, Eline N. Kuipers et al., "Human Brown Adipocyte Thermogenesis Is Driven by β2-AR Stimulation," *Cell Metabolism* 32, no. 2 (August 4, 2020): 287–300.E7, doi:10.1016/j.cmet.2020.07.005.

2 Centers for Disease Control and Prevention, "Adult Obesity Facts," https://www.cdc.gov/obesity/data/adult.html (최종 접속일: 2021년 2월 16일).

3 Ying-Xin Shi, Xiang-Yu Chen, Hui-Na Qiu et al., "Visceral Fat Area to Appendicular Muscle Mass Ratio as a Predictor for Nonalcoholic Fatty Liver Disease Independent of Obesity," *Scandinavian Journal of Gastroenterology* (2021), doi:10.1080/00365521.2021.1879244.

4 Tobias Becher, Srikanth Palanisamy, Daniel J. Kramer et al., "Brown Adipose Tissue Is Associated With Cardiometabolic Health," *Nature Medicine* 27 (2021): 58–65, doi:10.1038/s41591-020-1126-7.

5 Yanhong Shi, Haruhisa Inoue, Joseph C. Wu et al., "Induced Pluripotent Stem Cell Technology: A Decade of Progress," *Nature Reviews Drug Discovery* 16 (2017): 115–130, doi:10.1038/nrd.2016.245.

6 Michael West, Dana Larocca, and Jieun Lee, "Induced Tissue Regeneration Using Extracellular Vesicles," U.S. Patent App. 16/833285, https://uspto.report/patent/app/20200306296 (최종 접속일: 2021년 2월 16일).

7 Alice Rossi, Paola Pizzo, and Riccardo Filadi, "Calcium, Mitochondria and Cell Metabolism: A Functional Triangle in Bioenergetics," *Biochimica et Biophysica Acta (BBA)—Molecular Cell Research* 1866, no. 7 (2019): 1068–1078, doi:10.1016/j.bbamcr.2018.10.016.

8 Sánchez-González, A. Jiménez-Escrig, and F. Saura-Calixto, "In Vitro Antioxidant Activity of Coffees Brewed Using Different Procedures (Italian, Espresso and Filter)," *Food Chemistry* 90, nos. 1–2, (2005): 133–139.

9 Jianmei Zhang, Huixiao Wu, Shizhan Ma et al., "Transcription Regulators and Hormones Involved in the Development of Brown Fat and White Fat Browning: Transcriptional and Hormonal Control of Brown/Beige Fat Development," *Physiological Research* 67, no. 3 (2018): 347–362.

10 Michael D. West, Ching-Fang Chang, Dana Larocca et al., "Clonal Derivation of White and Brown Adipocyte Progenitor Cell Lines From Human Pluripotent Stem Cells," *Stem Cell Research & Therapy* 10 (2019): 1–17.

11 Mathieu Panel, Bijan Ghaleh, and Didier Morin, "Mitochondria and Aging: A Role for the Mitochondrial Transition Pore?" *Aging Cell* 17, no. 4 (2018): e12793, doi:10.1111/acel.12793.

12 Xian Xie, Yi Gao, Min Zeng et al., "Nicotinamide Ribose Ameliorates Cognitive Impairment of Aged and Alzheimer's Disease Model Mice," *Metabolic Brain Disease* 34, no. 1 (2019): 353–366.

● 08 · 생체공학 인간

1 Alyssa M. Flores, Niloufar Hosseini-Nassab, Kai-Uwe Jarr et al., "Pro-Efferocytic Nanoparticles Are Specifically Taken Up by Lesional Macrophages and Prevent Atherosclerosis," *Nature Nanotechnology* 15 (2020): 154–161, doi:10.1038/s41565-019-0619-3.

2 Catherine Saint Louis, "Doctors Experiment With New Way of Fixing the A.C.L.," *New York Times*, March 23, 2016.

3 Bagrat Grigoryan, Samantha J. Paulsen, Daniel C. Corbett et al., "Multivascular Networks and Functional Intravascular Topologies Within Biocompatible Hydrogels," *Science* 364, no. 6439 (2019): 458–464. doi:10.1126/science.aav9750

4 Tamra Sami, "Aussie Startup Inventia Could Revolutionize Skin Regeneration With 3D Bioprinting Robot," *BioWorld*, July 31, 2020.

5 Sangsoon Park, Murat Artan, Seung Hyun Han et al., "VRK-1 Extends Life Span by Activation of AMPK Via Phosphorylation," *Science Advances* 6, no. 27 (2020): eaaw7824, doi:10.1126/sciadv.aaw7824.

6 Mark F. Newman, Joseph P. Mathew, Hilary P. Grocott et al., "Central Nervous System Injury Associated With Cardiac Surgery," *The Lancet* 368, no. 9536 (2006): 694–703, doi:10.1016/S0140-6736(06)69254-4.

7 Augusto D'Onofrio and Gino Gerosa, "Shifting a Paradigm of Cardiac Surgery: From Minimally Invasive to Micro-Invasive," *Journal of Heart Valve Disease* 24, no. 5 (September 2015): 528–530.

8 C. C. J. Alcântara, F. C. Landers, S. Kim et al., "Mechanically Interlocked 3D Multi-Material Micromachines," *Nature Communications* 11, no. 5957 (2020), doi:10.1038/s41467-020-19725-6.

9 Abby Roth, "New Global Ultrasound POCUS Is No Hocus," *Yale Medicine* (Summer 2019).

10 Thomas Franck, "Human Lifespan Could Soon Pass 100 Years Thanks to Medical Tech, Says BofA," CNBC.com, May 8, 2019.

PART 3. 부와 건강이 장수에 미치는 영향

- 09 · 노화 대혁명을 위한 저축

1 Harriet Edleson, "Almost Half of Americans Fear Running Out of Money in Retirement," AARP, May 21, 2019.

2 Steven H. Woolf and Heidi Schoomaker, "Life Expectancy and Mortality Rates in the United States, 1959–2017," *JAMA* 322, no. 20 (2019): 1996–2016, doi:10.1001/

jama.2019.16932.

3 U.S. Census Bureau, 2017 National Population Projection Tables, Table 1: Projected Population Size and Births, Deaths, and Migration, https://www.census.gov/data/tables/2017/demo/popproj/2017-summary-tables.html (최종 접속일: 2021년 2월 17일).

4 John A. Jagerson and Margaret James, "What Is the Formula for Calculating Net Present Value (NPV)?" Investopedia, January 16, 2021, https://www.investopedia.com/ask/answers/032615/what-formula-calculating-net-present-value-npv.asp (최종 접속일: 2021년 2월 17일).

5 Andrew J. Scott, Martin Ellison, and David A. Sinclair, "The Economic Value of Targeting Aging," *Nature Aging* 1 (2021): 616–623, doi: 10.1038/s43587-021-00080-0.

6 U.S. Bureau of Labor Statistics, Monthly Labor Review, "Labor Force Projections to 2022: The Labor Force Participation Rate Continues to Fall," https://www.bls.gov/opub/mlr/2013/article/labor-force-projections-to-2022-the-labor-force-participation-rate-continues-to-fall.htm (최종 접속일: 2021년 2월 17일).

7 Melissa A. Z. Knoll, "Behavioral and Psychological Aspects of the Retirement Decision," *Social Security Bulletin* 71, no. 4 (2011), https://www.ssa.gov/policy/docs/ssb/v71n4/v71n4p15.html (최종 접속일: 2021년 2월 17일).

8 Centers for Disease Control and Prevention, "Health and Economic Costs of Chronic Diseases," https://www.cdc.gov/chronicdisease/about/costs/index.htm (최종 접속일: 2021년 2월 17일).

9 The Week Staff, "The Inheritance Boom," *The Week*, December 7, 2019.

● 10 · 건강으로 향하는 새로운 차원

1 Lilah M. Besser, Merilee A. Teylan, and Peter T. Nelson, "Limbic Predominant Age-Related TDP-43 Encephalopathy (LATE): Clinical and Neuropathological Associations." *Journal of Neuropathology & Experimental Neurology* 79, no. 3 (2020): 305–313, doi:10.1093/jnen/nlz126.

2 Jennaya Christensen, Glenn R. Yamakawa, Sandy R. Shultz et al., "Is the Glymphatic System the Missing Link Between Sleep Impairments and Neurological Disorders? Examining the Implications and Uncertainties," *Progress

in *Neurobiology* 198 (2020): 101917, doi:10.1016/j.pneurobio.2020.101917.

3   Natalie L. Hauglund, Chiara Pavan, and Maiken Nedergaard, "Cleaning the Sleeping Brain—The Potential Restorative Function of the Glymphatic System," *Current Opinion in Physiology* 15 (2020): 1–6, doi:10.1016/j.cophys.2019.10.020.

4   Nicola L. Francis, Nanxia Zhao, Hannah R. Calvelli et al., "Peptide-Based Scaffolds for the Culture and Transplantation of Human Dopaminergic Neurons." *Tissue Engineering Part A* 26, nos. 3–4 (2020): 193–205, doi:10.1089/ten.tea.2019.0094.

5   Mercè Boada, Oscar L. López, Javier Olazarán et al., "Neurophysiological , Neuropsychiatric, and Quality-of-Life Assessments in Alzheimer's Disease Patients Treated With Plasma Exchange With Albumin Replacement From the Randomized AMBAR Study," *Alzheimer's & Dementia* 17 (2021): 1–11, doi:10.1002/alz.12477.

6   Eva Ausó, Violeta Gómez-Vicente, and Gema Esquiva, "Biomarkers for Alzheimer's Disease Early Diagnosis," *Journal of Personalized Medicine* 10, no. 3 (2020): 114, doi:10.3390/jpm10030114.

7   Jessica Mozersky, Sarah Hartz, Erin Linnenbringer et al., "Communicating 5-Year Risk of Alzheimer's Disease Dementia: Development and Evaluation of Materials That Incorporate Multiple Genetic and Biomarker Research Results." *Journal of Alzheimer's Disease* 79, no. 2 (2021): 559–572, doi:10.3233/JAD-200993.

8   Aaron Arvey, Michael Rowe, Joseph Barten Legutki et al., "Age-Associated Changes in the Circulating Human Antibody Repertoire Are Upregulated in Autoimmunity," *Immunity & Ageing* 17 (2020), doi:10.1186/s12979-020-00193-x.

9   Rachel Thomas, Weikan Wang, and Dong-Ming Su, "Contributions of Age-Related Thymic Involution to Immunosenescence and Inflammaging," *Immunity & Ageing* 17 (2020), doi:10.1186/s12979-020-0173-8.

10 Jamal S. Rana, Sadiya S. Khan, Donald M. Lloyd-Jones et al., "Changes in Mortality in Top 10 Causes of Death From 2011 to 2018," *Journal of General Internal Medicine* (2020), doi:10.1007/s11606-020-06070-z.

11 Walter Kempner, "Treatment of Heart and Kidney Disease and of Hypertensive and Arteriosclerotic Vascular Disease With the Rice Diet," *Annals of Internal Medicine* 31, no. 5 (1949): 821–856, doi:10.7326/0003-4819-31-5-821.

12 Andrew M. Freeman, Pamela B. Morris, Neal Barnard et al., "Trending

Cardiovascular Nutrition Controversies," *Journal of the American College of Cardiology* 69, no. 9 (2017): 1172–1187, doi:10.1016/j.jacc.2016.10.086.

13 Paul K. Whelton and Robert M. Carey, "The 2017 Clinical Practice Guideline for High Blood Pressure," JAMA 318, no. 21 (2017): 2073–2074, doi:10.1001/jama.2017.18209.

14 F. M. Sones Jr. and E. K. Shirey, "Cine Coronary Arteriography," *Modern Concepts of Cardiovascular Disease* 31 (1962): 735–738.

15 F. Nijland, O. Kamp, P. M. J. Verhorst et al., "Early Prediction of Improvement in Ejection Fraction After Acute Myocardial Infarction Using Low Dose Dobutamine Echocardiography," Heart 88, no. 6 (2002): 592–596, doi:10.1136/heart.88.6.592.

16 Cleveland Clinic, "Why Diastolic Dysfunction Raises Death Risk," https://health.clevelandclinic.org/death-risk-for-diastolic-dysfunction (최종 접속일: 2021년 2월 21일).

17 Leonardo Bandeira, E. Michael Lewiecki, and John P. Bilezikian, "Romosozumab for the Treatment of Osteoporosis," *Expert Opinion on Biological Therapy* 17, no. 2 (2017): 255–263, doi:10.1080/14712598.2017.1280455.

18 Catherine Saint Louis, "Doctors Experiment With New Way of Fixing the A.C.L.," *New York Times*, March 23, 2016.

19 Yuancheng Lu, Anitha Krishnan, Benedikt Brommer et al., "Reversal of Ageing- and Injury-Induced Vision Loss by Tet-Dependent Epigenetic Reprogramming," *bioRxiv* (2019), doi:10.1101/710210.

20 Jussi J. Paterno, Ali Koskela, Juha M. T. Hyttinen et al., "Autophagy Genes for Wet Age-Related Macular Degeneration in a Finnish Case-Control Study," *Genes* 11, no. 11 (2020): 1318, doi:10.3390/genes11111318.

21 Keng Siang Lee, Shuxiao Lin, David A. Copland et al., "Cellular Senescence in the Aging Retina and Developments of Senotherapies for Age-Related Macular Degeneration," *Journal of Neuroinflammation* 18, article no. 32 (2021), doi:10.1186/s12974-021-02088-0.

22 Arianna Di Stadio, Massimo Ralli, Dalila Roccamatisi et al., "Hearing Loss and Dementia: Radiologic and Biomolecular Basis of Their Shared Characteristics. A Systematic Review," *Neurological Sciences* 42 (2021): 579–588, doi.org/10.1007/s10072-020-04948-8.

23 Frank R. Lin, Kristine Yaffe, Jin Xia et al., "Hearing Loss and Cognitive Decline in Older Adults," *JAMA Internal Medicine* 173, no. 4 (2013): 293–299, doi:10.1001/jamainternmed.2013.1868.

PART 4. 셀프엔지니어링의 과학

● 11 · 결정하고 정복하라

1 David E. Newman-Toker, Adam C. Schaffer, C. Winnie Yu-Moe et al., "Serious MisdiagnosisRelated Harms in Malpractice Claims: The 'Big Three'—Vascular Events, Infections, and Cancers," *Diagnosis* 6, no. 3 (2019): 227–240, doi: 10.1515/dx-2019-0019.
2 Michael F. Roizen and Mehmet C. Oz, *YOU: The Smart Patient. An Insider's Handbook for Getting the Best Treatment* (New York: Scribner, 2006).
3 K. W. Jamieson, *A World in Two Minds: Why We Must Change Our Thinking to Change Our Future* (Edinburgh: Shepheard-Walwyn, 2020).
4 Chris Charyk, "The Pros and Cons of Pros-and-Cons Lists," *Harvard Business Review* (January 6, 2017).
5 Erick Larson, "A Checklist for Making Faster, Better Decisions," *Harvard Business Review* (March 7, 2016).
6 Nadav Even Chorev, "Personalized Medicine in Practice: Postgenomics From Multiplicity to Immutability," *Body & Society* 26, no. 1 (2020): 26–54, doi:10.1177/1357034X19886925.

● 12 · 미래 셀프엔지니어링

1 Dean Ornish, Mark Jesus M. Magbanua, Gerdi Weidner et al., "Changes in Prostate Gene Expression in Men Undergoing an Intensive Nutrition and Lifestyle Intervention," *Proceedings of the National Academy of Sciences* 105, no. 24 (2008): 8369–8374, doi:10.1073/pnas.0803080105.
2 Kaare Christensen, Niels V. Holm, Matt Mcgue et al., "A Danish Population-Based Twin Study on General Health in the Elderly," *Journal of Aging and Health* 11, no. 1 (February 1999): 49–64, doi.org/10.1177/089826439901100103.

3   Michael F. Roizen, *RealAge: Are You as Young as You Can Be?* (New York: Harper Collins, 1999). 마이클 로이젠 지음, 민병진 옮김, 《당신의 '건강나이'는 몇 살입니까》(문학사상사, 2001).

4   Prateek Lohia, Shweta Kapur, Sindhuri Benjaram et al., "Metabolic Syndrome and Clinical Outcomes in Patients Infected With COVID -19: Does Age, Sex, and Race of the Patient With Metabolic Syndrome Matter?" *Journal of Diabetes* (2021), doi.org/10.1111/1753-0407.13157.

5   Terrance L. Albrecht and Mara B. Adelman, "Social Support and Life Stress: New Directions for Communication Research," *Human Communication Research* 11, no. 1 (1984): 3–32, doi:10.1111/j.1468-2958.1984.tb00036.x

6   Nell H. Gottlieb and Lawrence W. Green, "Life Events, Social Network, Life-Style, and Health: An Analysis of the 1979 National Survey of Personal Health Practices and Consequences," *Health Education & Behavior* 11, issue 1 (1984): 91–105, doi:10.1177/109019818401100105.

7   Michael F. Roizen, RealAge Makeover: Take Years Off Your Looks and Add Them to Your Life (New York: Harper Collins, 2004). 마이클 로이젠 지음, 정용원·권오성·홍기훈 옮김, 《당신은 몇 살입니까?: 생체나이 고치기》(따님, 2005)

8   Klodian Dhana, Denis A. Evans, Kumar B. Rajan et al., "Healthy Lifestyle and the Risk of Alzheimer Dementia: Findings From 2 Longitudinal Studies," *Neurology* 95, no. 4 (2020): e374–e383, doi:10.1212/WNL.0000000000009816.

9   Michael F. Roizen, *This Is Your Do-Over: The 7 Secrets to Losing Weight, Living Longer, and Getting a Second Chance at the Life You Want* (New York: Scribner, 2016).

10   엑소스사의 CEO와 개인적으로 대화한 내용.

- **13 · 몸 셀프엔지니어링**

1   Didier Allexandre, Adam M. Bernstein, Esteban Walker et al., "A Web-Based Mindfulness Stress Management Program in a Corporate Call Center: A Randomized Clinical Trial to Evaluate the Added Benefit of Onsite Group Support," *Journal of Occupational and Environmental Medicine* 58, no. 3 (March 2016): 254–264, doi:10.1097/JOM.0000000000000680.

2   Jean Chatzky and Michael F. Roizen, *Age Proof: Living Longer Without Running Out of Money or Breaking a Hip* (New York: Grand Central Publishing, 2017).

3   Tavia E. Evans, Hieab H. H. Adams, Silvan Licher et al., "Subregional Volumes of the Hippocampus in Relation to Cognitive Function and Risk of Dementia," *Neuroimage* 178 (September 2018): 129–135, doi:10.1016/j.neuroimage.2018.05.041.

4   Juga Lee, "The Relationship Between Physical Activity and Dementia: A Systematic Review and Meta-Analysis of Prospective Cohort Studies," *Journal of Gerontological Nursing* 44, no. 10 (2018): 22–29, doi:10.3928/00989134-20180814-01.

5   Gill Livingston, Andrew Sommerlad, Vasiliki Orgeta et al., "Dementia Prevention, Intervention, and Care," *The Lancet* 390, no. 10113 (2017): 2673–2734, doi:10.1016/S0140-6736(17)31363-6.

6   Natan Feter, Gregore I. Mielke, Jayne S. Leite et al., "Physical Activity in Later Life and Risk of Dementia: Findings From a Population-Based Cohort Study," *Experimental Gerontology* 143 (2021): 111145, doi:10.1016/j.exger.2020.111145.

7   Aishat T. Bakre, Ruoling Chen, Ranjit Khutan et al., "Association Between Fish Consumption and Risk of Dementia: A New Study From China and a Systematic Literature Review and Meta-Analysis," *Public Health Nutrition* 21, no. 10 (2018): 1921–1932, doi:10.1017/S136898001800037X.

8   Karin Yurko-Mauro, Deanna McCarthy, Dror Rom et al., "Beneficial Effects of Docosahexaenoic Acid on Cognition in Age-Related Cognitive Decline." *Alzheimer's & Dementia* 6, no. 6 (2010): 456–464, doi:10.1016/j.jalz.2010.01.013.

9   Yang Hu, Frank B. Hu, and JoAnn E. Manson,"Marine Omega-3 Supplementation and Cardiovascular Disease: An Updated Meta-Analysis of 13 Randomized Controlled Trials Involving 127 477 Participants," *Journal of the American Heart Association* 8, no. 19 (2019): e013543, doi:10.1161/JAHA.119.013543.

10 Aldo A. Bernasconi, Michelle M. Wiest, Carl J. Lavie et al., "Effect of Omega-3 Dosage on Cardiovascular Outcomes," *Mayo Clinic Proceedings* 96, no. 2 (2021): 304–31, doi:10.1016/j.mayocp.2020.08.034.

11 Neal D. Barnard, Jihad Alwarith, Emilie Rembert et al., "A Mediterranean Diet and Low-Fat Vegan Diet to Improve Body Weight and Cardiometabolic Risk Factors: A Randomized, Cross-over Trial," *Journal of the American College of Nutrition* (2021), doi:10.1080/07315724.2020.1869625.

12 Klodian Dhana, Denis A. Evans, Kumar B. Rajan et al., "Healthy Lifestyle and the

Risk of Alzheimer Dementia: Findings From 2 Longitudinal Studies." *Neurology* 95, no. 4 (July 2020): e374–e383, doi:10.1212/WNL.0000000000009816.

13 Seema Mihrshahi, Ding Ding, Joanne Gale et al., "Vegetarian Diet and All-Cause Mortality: Evidence From a Large Population-Based Australian Cohort—The 45 and Up Study," *Preventive Medicine* 97 (April 2017): 1–7, doi:10.1016/j.ypmed.2016.12.044.

14 George W. Rebok, Karlene Ball, Lin T. Guey et al., "Ten-Year Effects of the Advanced Cognitive Training for Independent and Vital Elderly Cognitive Training Trial on Cognition and Everyday Functioning in Older Adults," *Journal of the American Geriatrics Society* 62, no. 1 (2014): 16–24, doi:10.1111/jgs.12607.

15 Bruno Bonnechère, Christelle Langley, and Barbara Jacquelyn Sahakian, "The Use of Commercial Computerised Cognitive Games in Older Adults: A Meta-Analysis," *Scientific Reports* 10, article no. 15276 (2020), doi:10.1038/s41598-020-72281-3.

16 P. Pazos, Y. Leira, C. Domínguez et al., "Association Between Periodontal Disease and Dementia: A Literature Review," *Neurología* 33, issue 9 (November–December 2018): 602–613, doi:10.1016/j.nrleng.2016.07.007.

17 Marjo H. Eskelinen, Tiia Ngandu, Jaakko Tuomilehto et al., "Midlife Coffee and Tea Drinking and the Risk of Late-Life Dementia: A Population-Based CAIDE Study," *Journal of Alzheimer's Disease* 16, no. 1 (2009): 85–91, doi: 10.3233/JAD-2009-0920. 다음도 보라. Oregon State University, Linus Pauling Institute, Micronutrient Information Center, "Coffee," https://lpi.oregonstate.edu/mic/food-beverages/coffee#adverse-effects.

18 Wojciech Grodzicki and Katarzyna Dziendzikowska, "The Role of Selected Bioactive Compounds in the Prevention of Alzheimer's Disease," *Antioxidants* 9, no. 3 (2020): 229, doi:10.3390/antiox9030229.

19 Michael F. Roizen and Michael C. Crupain, What to Eat When: A Strategic Plan to Improve Your Health & Life Through Food (Washington, D.C.: National Geographic, 2019); 마이클 로이젠·마이클 크루페인·테드 스파이커 지음, 공지민 옮김,《내 몸은 언제 먹는가로 결정된다》(세종서적, 2021)

20 Min Wei, Sebastian Brandorst, Mahshid Shelehchi et al., "Fasting-Mimicking Diet and Markers/Risk Factors for Aging, Diabetes, Cancer, and Cardiovascular

Disease," *Science Translational Medicine* 9, no. 377 (2017): eaai8700, doi:10.1126/scitranslmed.aai8700.

21 Rafael de Cabo and Mark P. Mattson, "Effects of Intermittent Fasting on Health, Aging, and Disease," *New England Journal of Medicine* 381, no. 26 (2019): 2541–2551, doi:10.1056/NEJMra1905136.

22 Timo E. Strandberg, Arto Strandberg, Kaisu Pitkälä et al., "Sauna Bathing, Health, and Quality of Life Among Octogenarian Men: The Helsinki Businessmen Study," *Aging Clinical and Experimental Research* 30, no. 9 (2018): 1053–1057, doi:10.1007/s40520-017-0855-z.

23 Maria D. Bernat-Adell, Eladio J. Collado-Boira, Pilar Moles-Julio et al., "Recovery of Inflammation, Cardiac, and Muscle Damage Biomarkers After Running a Marathon," *The Journal of Strength & Conditioning Research* 35, no. 3 (2021): 626–632, doi:10.1519/JSC.0000000000003167.

24 Ming-Hsien Chiang, Hau-Hsin Wu, Chia-Jen Shih et al., "Association Between Influenza Vaccination and Reduced Risks of Major Adverse Cardiovascular Events in Elderly Patient," *American Heart Journal* 193 (November 2017): 1–7, doi:10.1016/j.ahj.2017.07.020.

25 Hamid Mohseni, Amit Kiran, Reza Khorshidi et al., "Influenza Vaccination and Risk of Hospitalization in Patients With Heart Failure: A Self-Controlled Case Series Study," *European Heart Journal* 38, no. 5 (February 2017): 326–333, doi:10.1093/eurheartj/ehw411.

26 Philip C. Calder, Anitra C. Carr, Adrian F. Gombart et al., "Optimal Nutritional Status for a Well-Functioning Immune System Is an Important Factor to Protect Against Viral Infections," *Nutrients* 12, no. 4 (2020): 1181, doi:10.3390/nu12041181.

27 Karine Spiegel, John F. Sheridan, and Eve Van Cauter, "Effect of Sleep Deprivation on Response to Immunization," *JAMA* 288, no. 12 (2002): 1471–1472.

28 Michael F. Roizen, *This Is Your Do-Over: The 7 Secrets to Losing Weight, Living Longer, and Getting a Second Chance at the Life You Want* (New York: Scribner, 2016).

29 S. Fu, C. L. Thompson, A. Ali et al., "Mechanical Loading Inhibits Cartilage Inflammatory Signalling Via an HDAC6 and IFT-Dependent Mechanism Regulating Primary Cilia Elongation," *Osteoarthritis and Cartilage* 27, no. 7 (July 1, 2019): 1064–1074, doi:10.1016/j.joca.2019.03.003.

30 Arch G. Mainous III, Rebecca J. Tanner, Kiarash P. Rahmanian et al., "Effect of Sedentary Lifestyle on Cardiovascular Disease Risk Among Healthy Adults With Body Mass Indexes 18.5 to 29.9 kg/m2," *The American Journal of Cardiology* 123, no. 5 (March 1, 2019): 764–768, doi:10.1016/j.amjcard.2018.11.043.

31 Francesca Saladini and Paolo Palatini, "Arterial Distensibility, Physical Activity, and the Metabolic Syndrome," *Current Hypertension Reports* 20, article no. 39 (2018), doi:10.1007/s11906-018-0837-3.

32 Brett R. Gordon, Cillian P. McDowell, Mats Hallgren et al., "Association of Efficacy of Resistance Exercise Training With Depressive Symptoms: Meta-Analysis and Meta-Regression Analysis of Randomized Clinical Trials," *JAMA Psychiatry* 75, no. 6 (2018): 566–576, doi:10.1001/jamapsychiatry.2018.0572.

33 Magdalena I. Tolea and James E. Galvin, "Sarcopenia and Impairment in Physical and Cognitive Functionality," *Clinical Interventions in Aging* 10 (2015): 663-671, doi:10.2147/CIA.S76275.

34 Kyle Mandsager, Serge Harb, Paul Cremer et al., "Association of Cardiorespiratory Fitness With Long-Term Mortality Among Adults Undergoing Exercise Treadmill Testing," *JAMA Network Open* 1, no. 6 (2018): e183605, doi:10.1001/jamanetworkopen.2018.3605.

35 Larry A. Tucker, J. Eric Strong, James D. LeCheminant et al., "Effect of Two Jumping Programs on Hip Bone Mineral Density in Premenopausal Women: A Randomized Controlled Trial," *American Journal of Health Promotion* 29, no. 3 (2015): 158–164, doi:10.4278/ajhp.130430-QUAN-200.

36 Alexander G. Robling, Felicia M. Hinant, David B. Burr et al., "Shorter, More Frequent Mechanical Loading Sessions Enhance Bone Mass," *Medicine & Science in Sports & Exercise* 34, no. 2 (2002):196–202, doi:10.1097/00005768-200202000-00003.

37 Rubina Manuela Trimboli, Marina Codari, Marco Guazzi et al., "Screening Mammography Beyond Breast Cancer: Breast Arterial Calcifications as a Sex-Specific Biomarker of Cardiovascular Risk," *European Journal of Radiology* 119 (2019): 108636.

38 Sofie Pardaens, Anne-Marie Willems, Els Clays et al., "The Impact of Drop-Out in Cardiac Rehabilitation on Outcome Among Coronary Artery Disease

Patients," *European Journal of Preventive Cardiology* 24, no. 14 (2017): 1490–1497. doi:10.1177/2047487317724574.

39 Andrea Gurmankin Levy, Aaron M. Scherer, Brian J. Zikmund-Fisher et al., "Prevalence of and Factors Associated With Patient Nondisclosure of Medically Relevant Information to Clinicians," *JAMA Network Open* 1, no. 7 (2018): e185293, doi:10.1001/jamanetworkopen.2018.5293.

40 Nicholas J. Thomas, Anita L. Lynam, Anita V. Hill et al., "Type 1 Diabetes Defined by Severe Insulin Deficiency Occurs After 30 Years of Age and Is Commonly Treated as Type 2 Diabetes," *Diabetologia* 62 (2019): 1167–1172, doi: 10.1007/s00125-019-4863-8.

41 Michael F. Roizen and Mehmet C. Oz, *YOU: The Smart Patient. An Insider's Handbook for Getting the Best Treatment* (New York: Scribner, 2006).

42 Katherine Eban, *Bottle of Lies: The Inside Story of the Generic Drug Boom, reprint edition* (New York: Ecco Press / HarperCollins, 2020); 캐서린 에반 지음, 조은아 옮김, 《라벨 뒤의 진실》(시공사, 2023)

14 · 인생 셀프엔지니어링

1 David Brooks, "The Moral Bucket List," *New York Times*, April 11, 2015.

2 M. E. Camacho and C. A. Reyes-Ortiz, "Sexual Dysfunction in the Elderly: Age or Disease?" *International Journal of Impotence Research* 17 (2005): S52–S56, doi: 10.1038/sj.ijir.3901429.

3 Naveen R. Parva, Satish Tadepalli, Pratiksha Singh et al., "Prevalence of Vitamin D Deficiency and Associated Risk Factors in the US Population (2011–2012)," *Cureus* 10, no. 6 (2018): e2741, doi: 10.7759/cureus.2741.

4 William B. Grant, Fatme Al Anouti, and Meis Moukayed, "Targeted 25-Hydroxyvitamin D Concentration Measurements and Vitamin D3 Supplementation Can Have Important Patient and Public Health Benefits," *European Journal of Clinical Nutrition* 74 (2020): 366–376, doi:10.1038/s41430-020-0564-0.

5 Amir S. Heravi and Erin D. Michos, "Vitamin D and Calcium Supplements: Helpful, Harmful, or Neutral for Cardiovascular Risk?" *Methodist Debakey Cardiovascular Journal* 15, no. 3 (July–September 2019): 207–213.

6   J. Michael Gaziano, Howard D. Sesso, William G. Christen et al., "Multivitamins in the Prevention of Cancer in Men: The Physicians' Health Study II Randomized Controlled Trial," *JAMA* 308, no. 18 (2012): 1871–1880, doi:10.1001/jama.2012.14641.

7   Kimberly Y. Z. Forrest and Wendy L. Stuhldreher, "Prevalence and Correlates of Vitamin D Deficiency in US Adults," *Nutrition Research* 31, no. 1 (2011): 48–54, doi:10.1016/j.nutres.2010.12.001.

8   Susanne Rautiainen, Pamela M. Rist, Robert J. Glynn et al., "Multivitamin Use and the Risk of Cardiovascular Disease in Men." *Journal of Nutrition* 146, no. 6 (June 2016): 1235–1240, doi:10.3945/jn.115.227884.

9   Mariann Fagernaes Hansen, Sarah Østrup Jensen, Ernst-Martin Füchtbauer et al., "High Folic Acid Diet Enhances Tumour Growth in PyMT-Induced Breast Cancer," *British Journal of Cancer* 116 (2017): 752–761, doi:10.1038/bjc.2017.11.

10 Jose L. Flores- Guerrero, Isidor Minović, Dion Groothof et al., "Association of Plasma Concentration of Vitamin B12 With All-Cause Mortality in the General Population in the Netherlands." *JAMA Network Open* 3, no. 1 (2020): e1919274, doi:10.1001/jamanetworkopen.2019.19274.

11 Edward Giovannucci, Yan Liu, Meir J. Stampfer et al., "A Prospective Study of Calcium Intake and Incident and Fatal Prostate Cancer," *Cancer Epidemiology, Biomarkers & Prevention* 15, no. 2 (2006): 203–210, doi:10.1158/1055-9965.EPI-05-0586.

12 Mohammad Al Qadire, Murad Alkhalaileh, and Hedaya Hina, "Risk Factors for Breast Cancer Among Jordanian Women: A Case-Control Study," *Iran Journal of Public Health* 47, no. 1 (January 2018): 49–56.

13 Jürgen Kern, Silke Kern, Kaj Blennow et al., "Calcium Supplementation and Risk of Dementia in Women With Cerebrovascular Disease," *Neurology* 87, no. 16 (October 2016): 1674–1680, doi:10.1212/WNL.0000000000003111.

14 Karin Yurko-Mauro, Deanna McCarthy, Dror Rom et al., "Beneficial Effects of Docosahexaenoic Acid on Cognition in Age-Related Cognitive Decline," *Alzheimer's & Dementia* 6, no. 6 (2010): 456–464, doi:10.1016/j.jalz.2010.01.013.

15 Ian Yat Hin Wong, Simon Chi Yan Koo, and Clement Wai Nangg Chan, "Prevention of Age-Related Macular Degeneration," *International Ophthalmology* 31 (2011):

73–82, doi:10.1007/s10792-010-9397-5.

16 Kelvin Tsoi, Jason M. W. Ho, Felix C. H. Chan et al., "Long-Term Use of Low-Dose Aspirin for Cancer Prevention: A 10-Year Population Cohort Study in Hong Kong," *International Journal of Cancer* 145, no. 1 (2019): 267–273, doi:10.1002/ijc.32083.

17 Michael F. Roizen and Mehmet C. Oz, *YOU: Staying Young: The Owner's Manual to Extending Your Warranty* (New York: Scribner, 2008); 마이클 로이젠·메멧 오즈 지음, 유태우 옮김, 《내몸 젊게 만들기》(김영사, 2009)

18 Raymond John Playford and Michael James Weiser, "Bovine Colostrum: Its Constituents and Uses," *Nutrients* 13, no. 1 (2021): 265, doi:10.3390/nu13010265.

19 In-Bong Song, Hyejung Gu, Hye-Ju Han et al., "Omega-7 Inhibits Inflammation and Promotes Collagen Synthesis Through SIRT1 Activation," *Applied Biological Chemistry* 61 (2018): 433–439, doi:10.1007/s13765-018-0377-1.

20 Zeneng Wang, Nathalie Bergeron, Bruce S Levison et al., "Impact of Chronic Dietary Red Meat, White Meat, or Non-Meat Protein on Trimethylamine N-Oxide Metabolism and Renal Excretion in Healthy Men and Women," *European Heart Journal* 40, no. 7 (February 14, 2019): 583–594, doi:10.1093/eurheartj/ehy799.

21 W. H. Wilson Tang, Xinmin S. Li, Yuping Wu et al., "Plasma Trimethylamine N-oxide (TMAO) Levels Predict Future Risk of Coronary Artery Disease in Apparently Healthy Individuals in the EPIC-Norfolk Prospective Population Study," *American Heart Journal* (2021), doi:10.1016/j.ahj.2021.01.020.

22 Feilong Deng, Ying Li, and Jiangchao Zhao, "The Gut Microbiome of Healthy Long-Living People," *Aging* 11, no. 2 (January 15, 2019): 289–290, doi:10.18632/aging.101771.

23 Francisco M. Gutierrez-Mariscal, Elena M. Yubero-Serrano, Jose M. Villalba et al., "Coenzyme Q10: From Bench to Clinic in Aging Diseases, a Translational Review," *Critical Reviews in Food Science and Nutrition* 59, no. 14 (2019): 2240–2257, doi:10.1080/10408398.2018.1442316.

24 Alma Martelli, Lara Testai, Alessandro Colletti et al., "Coenzyme Q10: Clinical Applications in Cardiovascular Diseases," *Antioxidants* 9, no. 4 (2020): 341, doi.org/10.3390/antiox9040341.

25 Mukesh K. Jain and Paul M. Ridker, "Anti-Inflammatory Effects of Statins: Clinical Evidence and Basic Mechanisms," *Nature Reviews Drug Discovery* 4 (2005):

977–987, doi:10.1038/nrd1901.

26 Emmanuel Maheu, Christian Cadet, Marc Marty et al., "Randomised, Controlled Trial of AvocadoSoybean Unsaponifiable (Piascledine) Effect on Structure Modification in Hip Osteoarthritis: The ERADIAS Study," *Annals of the Rheumatic Diseases* 73, no. 2 (February 2014): 376–384, doi:10.1136/annrheumdis-2012-202485.

27 Blaine A. Christiansen, Simrit Bhatti, Ramin Goudarzi et al., "Management of Osteoarthritis With Avocado/Soybean Unsaponifiables," *Cartilage* 6, no. 1 (2015): 30–44, doi:10.1177/1947603514554992.

28 Keisuke Hikosaka, Keisuke Yaku, Keisuke Okabe et al., "Implications of NAD Metabolism in Pathophysiology and Therapeutics for Neurodegenerative Diseases," *Nutritional Neuroscience* (2019): 1–13, doi:10.1080/1028415X.2019.1637504.

29 Ozlem Altay, Muhammad Arif, Xiangyu Li et al., "Combined Metabolic Activators Accelerates Recovery in Mild-to-Moderate COVID-19," *medRxiv* (2020), doi:10.1101/2020.10.02.20202614.

30 Mahsa Hatami, Mina Abdolahi, Neda Soveyd et al., "Molecular Mechanisms of Curcumin in Neuroinflammatory Disorders: A Mini Review of Current Evidences," *Endocrine, Metabolic & Immune Disorders—Drug Targets* 19, no. 3 (2019): 247–258, doi:10.2174/1871530319666181129103056.

31 Javad Sharifi-Rad, Youssef El Rayess, Alain Abi Rizk et al., "Turmeric and Its Major Compound Curcumin on Health: Bioactive Effects and Safety Profiles for Food, Pharmaceutical, Biotechnological and Medicinal Applications," *Frontiers in Pharmacology* 11 (2020): 01021, doi:10.3389/fphar.2020.01021.

32 WebMD, "Turmeric," https://www.webmd.com/vitamins/ai/ingredientmono-662/turmeric (최종 접속일: 2021년 2월 24일).

33 Kiran Chaudhari, Conner D. Reynolds, and Shao-Hua Yang, "Metformin and Cognition From the Perspectives of Sex, Age, and Disease," *GeroScience* 42 (2020): 97–116, doi:10.1007/s11357-019-00146-3.

34 Ameya S. Kulkarni, Siram Gubbi, and Nir Barzilai, "Benefits of Metformin in Attenuating the Hallmarks of Aging," *Cell Metabolism* 32, no. 1 (2020): 15–30, doi:10.1016/j.cmet.2020.04.001.

35   Adam R. Konopka, Jaime L. Laurin, Hayden M. Schoenberg et al., "Metformin Inhibits Mitochondrial Adaptations to Aerobic Exercise Training in Older Adults," *Aging Cell* 18, no. 1 (2019): e12880, doi:10.1111/acel.12880.

36   Ralph DeFronzo, G. Alexander Fleming, Kim Chen et al., "Metformin-Associated Lactic Acidosis: Current Perspectives on Causes and Risk," *Metabolism* 65, no. 2 (2016): 20–29, doi:10.1016/j.metabol.2015.10.014.

37   Duncan Chambers, Anna J. Cantrell, Maxine Johnson et al., "Digital and Online Symptom Checkers and Health Assessment/Triage Services for Urgent Health Problems: Systematic Review," *BMJOpen* 9, no. 8 (2019): e027743, doi:10.1136/bmjopen-2018-027743.

38   Michael F. Roizen and Mehmet C. Oz, *YOU: Being Beautiful. The Owner's Manual to Inner and Outer Beauty* (New York: Free Press, 2008); 마이클 로이젠·메멧 오즈 지음, 유태우 옮김, 《내몸 아름답게 만들기》(김영사, 2010)

39   U.S. Food and Drug Administration, "FDA Advances New Proposed Regulation to Make Sure That Sunscreens Are Safe and Effective," February 21, 2019, https://www.fda.gov/news-events/press-announcements/fda-advances-new-proposed-regulation-make-sure-sunscreens-are-safe-and-effective.

40   Bagus Komang Satriyasa, "Botulinum Toxin (Botox) A for Reducing the Appearance of Facial Wrinkles: A Literature Review of Clinical Use and Pharmacological Aspect," *Clinical, Cosmetic and Investigational Dermatology* 12 (April 10, 2019): 223–228, doi:10.2147/CCID.S202919.

41   Larissa Rocha Bertelli Cabral, Lucas Novaes Teixeira, Rodrigo Pinto Gimenez et al., "Effect of Hyaluronic Acid and Poly-L-Lactic Acid Dermal Fillers on Collagen Synthesis: An In Vitro and In Vivo Study," *Clinical Cosmetic and Investigational Dermatology* 13 (September 29, 2020): 701–710, doi:10.2147/CCID.S266015.

42   Lloyd F. Rose and Rodney K. Chan, "The Burn Wound Microenvironment," *Advances in Wound Care* 5, no. 3 (2016): 106–118, doi:10.1089/wound.2014.0536.

43   Benjamin C. Marcus and David Hyman, "Evidence-Based Medicine in Laser Medicine for Facial Plastic Surgery," *Facial Plastic Surgery Clinics of North America* 23, no. 3 (2015): 297–302, doi:10.1016/j.fsc.2015.04.003.

44   Fabio Santanelli di Pompeo, Michail Sorotos, Mark W. Clemens et al., "Breast Implant–Associated Anaplastic Large Cell Lymphoma (BIA-ALCL): Review of

Epidemiology and Prevalence Assessment in Europe," *Aesthetic Surgery Journal* (2020): sjaa285, doi:10.1093/asj/sjaa285.

45 Vasileios Theocharidis, Ioannis Katsaros, Emmanouil Sgouromallis et al., "Current Evidence on the Role of Smoking in Plastic Surgery Elective Procedures: A Systematic Review and MetaAnalysis," *Journal of Plastic, Reconstructive & Aesthetic Surgery* 71, no. 5 (2018): 624–636, doi:10.1016/j.bjps.2018.01.011.

46 Robert Singer, "Commentary On: Improvement in Brazilian Butt Lift (BBL) Safety With the Current Recommendations From ASERF, ASAPS, and ISAPS," *Aesthetic Surgery Journal* 40, no. 8 (2020): 871–873, doi:10.1093/asj/sjaa090.

나가며: 코로나19에 관한 짧은 이야기

1 Prateek Lohia, Shweta Kapur, Sindhuri Benjaram et al., "Metabolic Syndrome and Clinical Outcomes in Patients Infected With COVID-19: Does Age, Sex, and Race of the Patient With Metabolic Syndrome Matter?" *Journal of Diabetes* (2021), doi:10.1111/1753-0407.13157.

안티에이징 레볼루션

초판 1쇄 인쇄 2025년 4월 16일
초판 1쇄 발행 2025년 4월 30일

지은이 마이클 F. 로이젠, 피터 린네만, 앨버트 레트너
옮긴이 장혜인
펴낸이 고영성

책임편집 유형일
저작권 주민숙, 한연

펴낸곳 (주)상상스퀘어
출판등록 2021년 4월 29일 제2021-000079호
주소 경기 성남시 분당구 성남대로43번길 10, 하나EZ타워 307호
팩스 02-6499-3031
이메일 publication@sangsangsquare.com
홈페이지 www.sangsangsquare-books.com

ISBN 979-11-94368-21-2 (03520)

- 상상스퀘어는 출간 도서를 한국작은도서관협회에 기부하고 있습니다.
- 이 책은 저작권법에 따라 보호를 받는 저작물이므로 무단 전재와 복제를 금지하며,
  이 책 내용의 전부 또는 일부를 사용하려면 반드시 저작권자와 상상스퀘어의 서면 동의를 받아야 합니다.
- 파손된 책은 구입하신 서점에서 교환해드리며 책값은 뒤표지에 있습니다.